Лучшее лекарство от скуки – авантюрные детективы
Татьяны Поляковой

1. Деньги для киллера
2. Тонкая штучка
3. Я – ваши неприятности
4. Строптивая мишень
5. Как бы не так
6. Чего хочет женщина
7. Сестрички не промах
8. Черта с два
9. Невинные дамские шалости
10. Жестокий мир мужчин
11. Отпетые плутовки
12. Ее маленькая тайна
13. Мой любимый киллер
14. Моя любимая стерва
15. Последнее слово за мной
16. Капкан на спонсора
17. На дело со своим ментом
18. Чумовая дамочка
19. Ставка на слабость
20. Интим не предлагать
21. Овечка в волчьей шкуре
22. Барышня и хулиган
23. У прокурора век недолог
24. Мой друг Тарантино
25. Охотницы за привидениями
26. Чудо в пушистых перьях
27. Любовь очень зла
28. Неопознанный ходячий объект
29. Час пик для новобрачных
30. Все в шоколаде
31. Фитнес для Красной Шапочки
32. Брудершафт с терминатором

Татьяна Полякова

Фитнес для Красной Шапочки

Москва
ЭКСМО
2002

УДК 882
ББК 84(2Рос-Рус)6-4
П 54

Серийное оформление художника *Н. Кудря*

Серия основана в 2002 году

Полякова Т. В.
П 54 Фитнес для Красной Шапочки: Повесть. — М.: Изд-во Эксмо-, 2002.— 352 с. (Серия «Авантюрный детектив»).

ISBN 5-699-00233-2

Жила-была Красная Шапочка. И спасла она от верной гибели серого волка. А волк возьми да и влюбись в нее. Вот тут-то и началось самое страшное... Полина Лунина порой впрямь ощущает себя героиней сказки. Только сказка какая-то жуткая получается: все охотятся друг на друга, а ее используют то ли как приманку, то ли как слепое орудие. И при этом все желают ей добра и счастья — и бандиты, и милиция, и друзья. Правда? Полине от этого не легче: сказка чем дальше, тем страшнее. Придется самой сочинять хороший конец. А конец — делу венец. Возможно, венцом и кончится...

УДК 882
ББК 84(2Рос-Рус)6-4

ISBN 5-699-00233-2   © ООО «Издательство «ЭКСМО», 2002

— Очень сожалею, — сказал он и виновато улыбнулся, а я торопливо поднялась и шагнула к двери. — Полина Владимировна, — окликнул он, я повернулась, и мой шеф, пряча глаза, со вздохом добавил: — Я действительно очень сожалею.

Я пожала плечами и вышла, стараясь выглядеть довольной жизнью, дошла до своего кабинета, захлопнула дверь и грязно выругалась. Я только что лишилась работы.

Шеф вызвал меня десять минут назад и, чувствуя себя, как уж на сковородке, заявил, что фирма испытывает трудности и сокращение штата неизбежно, а так как я пришла к ним недавно... ну, и прочее в том же духе. Говорить все это ему было неловко, и он, скорее всего, действительно сожалел, только мне от его сожалений радость небольшая.

— Вот дерьмо, — пробормотала я, достала из шкафа коробку и принялась складывать в нее свои вещи.

Дела в фирме шли прекрасно, и никаких сокращений не предвиделось. Меня выставили просто потому, что я в этом городе в черном списке. Возможно, никакого списка вовсе и нет или он состоит из одной моей фамилии, но то, что работы в родном городе я не получу, совершенно очевидно. А я-то надеялась, что после пятилетнего отсутствия смогу жить спокойно. И вот такое многообещающее начало...

Коробка заполнилась наполовину, когда дверь

приоткрылась и в кабинет заглянула Ольга Шевцова. За три недели, что я здесь работала, мы успели подружиться, и выражение тихой печали пополам с недоумением на ее лице меня ничуть не удивило.

— Ты куда собираешься? — почему-то шепотом спросила она.

— Меня уволили, — ответила я, продолжая сборы.

— За что?

— По сокращению штатов. Фирма испытывает трудности... И все такое...

— Он так сказал? — нахмурилась Ольга.

— Ага.

— Он спятил. Какие трудности? Что за бред?

— Если очень интересно, спроси у него.

Ольга присела на краешек стула и, все еще хмурясь, заявила:

— Ты хороший специалист.

— Надеюсь.

— И у нас нет трудностей.

— Наверное.

— Но тебя уволили. Он что, приставал к тебе?

— Нет.

— Нет? Тогда с какой стати...

— Слушай, — разворачиваясь к ней, сказала я, — меня уволили. Официальную версию ты знаешь, а обо всем остальном мне ничего не известно. — Я, конечно, лукавила, ибо истинную причину увольнения знала наверняка, а не просто догадывалась. Но посвящать в свои дела Ольгу я не желала, не потому, что очень скрытная по натуре, а по той простой причине, что помочь Ольга мне не сможет, чего ж тогда понапрасну загружать человека своими проблемами. Сборы я закончила, накинула куртку и, подхватив коробку, шагнула к двери.

— Что, вот так сразу и уйдешь? — спросила Ольга.

— Если меня уволили, я не обязана сидеть здесь целый день. Пока.

— Я к тебе после работы зайду. Ладно?

— Заходи. — Держа коробку под мышкой, я вышла в коридор и, на прощание кивнув Ольге, направилась к выходу.

Оказавшись на улице, я преодолела несколько десятков метров до парка и хлопнулась на ближайшую скамью. Тяжко вздохнула и потянулась за сигаретами. Очень хотелось зареветь, говорят, слезы приносят облегчение, только выглядеть это будет довольно нелепо: сидит девица в парке в обнимку с коробкой и рыдает.

— Ну и черт с ним, — пробормотала я, но относилось это не к моему внешнему виду, а к открывающимся передо мной перспективам.

В другой ситуации я бы особо переживать не стала, потому что специалист я действительно хороший и работу непременно бы нашла, только что толку, если недели через три-четыре после этого все, что произошло сейчас, повторится? Очередной шеф вызовет меня и заявит, что ему очень жаль. Я опять вздохнула, бросила сигарету и, подхватив коробку, побрела домой.

Неужели вновь придется уезжать из родного города? Скорее всего так оно и будет...

Несчастья мои начались семь лет тому назад. В то время я была юной девушкой с нездоровой склонностью к романтизму, этакой Красной Шапочкой. Склонность эта сыграла со мной злую шутку. В дождливый сентябрьский вечер я отправилась на прогулку со своей собакой по кличке Молчун, толкнула железную дверь подъезда и в то же мгновение услышала автоматную очередь. Само собой, тогда я еще не знала, что это такое, и, честно скажу, слегка обалдела, наблюдая, как в дверном проеме передо мной, точно на экране, разыгрывалась классическая сцена из боевика: в трех метрах от двери «Мерседес», изрешеченный пулями, влетел в дерево, а по соседству — мотоцикл и двое парней на нем. У того, что сидел сзади, как раз и был в руках автомат. Надо сказать, что рядом с нашим домом находился ночной клуб и во дворе устроили стоянку для автомашин, после чего назвать двор спокойным никому бы в голову не пришло. Но *это* было все-таки слишком.

Разумный человек поспешил бы скрыться в подъезде или завизжал бы, на худой конец, от ужаса и неожиданности, а я... я рявкнула: «Молчун, вперед!», и собака, появившись из темноты, прыгнула на автоматчика и вышибла его из седла.

Водитель рванул с места, но, как видно, не хотел бросать товарища и, достигнув угла дома, начал разворачиваться. Можно с уверенностью сказать, что в тот момент я действовала абсолютно бессознательно, потому что даже страха не чувствовала. Я просто надеялась, что выстрелы услышали и сию минуту, точно по волшебству, появится милиция и все это моментально прекратится. Милиция не появлялась, зато дверь «Мерседеса» распахнулась, и я увидела мужчину, он сделал шаг, упал, с трудом приподнялся, а я бросилась к нему. Пока Молчун сидел верхом на стрелке, водитель мотоцикла стремительно приближался, а я оказалась рядом с раненым и попыталась помочь ему добраться до подъезда. Однако роль санинструктора оказалась мне не по силам: парень был слишком тяжелым, и дотащить его до подъезда прежде, чем мотоциклист окажется в опасной близости, я не могла и опять же в беспамятстве подхватила автомат, который валялся у моих ног, и, не раздумывая, пальнула. От грохота заложило уши, а я едва удержала автомат в руках. Но толк от всего этого был — парень на мотоцикле поспешил удалиться, а я, с автоматом в одной руке, второй поддерживая раненого, ринулась к подъезду. Лишь только мы достигли убежища, я крикнула: «Молчун, ко мне!», собака влетела в подъезд, и я захлопнула железную дверь.

И тут силы меня оставили. Раненый сполз по стене, и я вместе с ним. Вцепившись Молчуну в ошейник, я отчаянно завопила: «Помогите!», а Молчун завыл. Когда из квартир высыпали соседи, их ожидало дикое зрелище: окровавленный парень без сознания, я в столбняке, в грязи и чужой кровище и мой верный пес с пеной у пасти. Вызвали милицию, «Скорую»... Меня увезли вместе с раненым, впопыхах не разобрав, что я жива-здорова, сама я пребывала в шоке и внятно объяснить, что произошло, не могла. Молчуна моя мама, прибежавшая на крики, заперла в квартире, а сама поехала с нами. Позднее выяснилось, что у «Скорой» в тот вечер был еще один пациент, тот самый стрелок, изрядно помятый Молчуном. Вот в такой компании я и оказалась в больнице.

Милицейские чины пребывали в недоумении, потому что ничего объяснить я так и не смогла, меня отправили в палату, не обнаружив, к радости моей мамы, никаких увечий. Но тем не менее состояние мое, несмотря на это обстоятельство, было хуже некуда. Я таращила глаза и не могла произнести ни слова. Однако к утру пришла в себя, и в палате появился молодой мужчина в штатском, представился и начал задавать вопросы. Когда все понемногу прояснилось, он выглядел не лучше, чем я накануне, — так его потрясло мое поведение. В милиции-то поначалу решили, что дело выглядело так: я пошла гулять с собакой и, услышав выстрелы, из подъезда не выходила, а вот Молчун выскочить успел, раненый же добрался до подъезда сам, прихватив автомат. Мне бы следовало придерживаться этой версии, но я оказалась не только глупой, но и правдивой, и рассказала, как все оно было, вызвав у молодого человека подозрение в моей нормальности.

К обеду я пришла в себя настолько, что было решено: надобность в моем пребывании в больнице отсутствует. И тут моя мама, которая, несмотря на возраст, тоже тяготела к романтизму, заявила, что я просто обязана навестить спасенного мною мужчину, тем более что он находится в реанимации по соседству. И я пошла. В общем-то, в реанимации посещения запрещены, но для меня сделали исключение.

Я вошла и увидела на постели парня лет двадцати семи с бескровным лицом, тонкими губами и тяжелым подбородком. Не испытывая никаких чувств, я приблизилась, постояла немного и, решив, что выполнила свой долг, собралась уходить. Он вдруг открыл глаза, посмотрел на меня, губы его дрогнули, он вроде бы улыбнулся и с трудом протянул мне руку. Я ее пожала, а он прошептал:

— Привет.

После чего отключился.

Я поторопилась покинуть палату. В нескольких метрах от нее в похожей палате лежал вчерашний стрелок, возле двери дежурил мужчина в форме. Он сидел на стуле, листая журнал, а увидев меня, весело заметил:

— Ну ты даешь...

— Ага, — кивнула я и побрела к выходу, где меня ждала мама.

Сутки я спала и еще двое мало реагировала на окружающую действительность, а потом начала проявлять к ней интерес. Первым делом выяснилось, что стрелок скончался. Это здорово напугало и меня, и маму, маму даже больше, коли в больнице парень оказался благодаря нашему Молчуну. Но претензий нам никто не предъявил, более того, милиция встреч с нами не искала, а сосед Пашка Демьяненко, которому до всего было дело, трагическим шепотом поведал мне, что киллера «кокнули», и собачка здесь вовсе ни при чем.

— Кто его кокнул? — возмутилась я.
— Кто послал, тот и кокнул. Соображать надо.
— Его же охраняли, — не унималась я, припомнив дядьку с журналом.
— Не смеши, — хмыкнул он презрительно. — Охраняли... вот и доохранялись. Короче, парень скончался, и теперь концов не найдешь.
— Каких концов? — перепугалась я.
— Ну, это так говорится...

Его слова мне ужас как не понравились и я хотела побыстрее забыть о происшедшем, однако, когда мама сказала: «Надо бы тебе его навестить», я покорно побрела в больницу, хоть и не сразу поняла, о ком идет речь, и даже спросила:

— Кого?
— Как кого? Этого молодого человека. В конце концов, ты ему жизнь спасла и просто обязана...

Это было не очень понятно: раз я спасла ему жизнь, а не он мне, чем же я тогда обязана? Но с мамой я никогда не спорила, у нее своя логика.

Парня после двух операций успели перевести из реанимации в палату, возле которой расхаживали два неприятных молодых человека, которые, однако, без вопросов пропустили меня к больному. «Видно, Пашка не совсем дурак, — подумала я, — одного милиционеры прошляпили, теперь и этого сторожат».

Я постучала в дверь, вошла и увидела еще одного молодца, который сидел на стуле, но, заметив меня, поднялся и, кивнув, покинул палату. Я перевела взгляд на спасенного. Выглядел он неважно, но смотрел весело. Улыбнулся и как в первый раз сказал:

— Привет.

Протянул руку, и я ее пожала, ответив:

— Привет. — И вдруг подумала, что не знаю, как его зовут. То есть мне говорили, конечно, да я не запомнила. Вроде бы бизнесмен и богатый человек, хотя у Пашки была своя версия, не насчет богатства, а насчет бизнеса, но и он об этом говорил весьма туманно, так что я сразу заподозрила: ничего он толком не знает, а просто выдумывает.

Между тем парень смотрел на меня и улыбался, а я чувствовала себя крайне неловко. Ну вот я пришла, и что дальше? Сказать мне ему нечего, да и вообще... Я определила цветы, которые принесла, в вазочку, а кисть винограда на тарелку и собралась прощаться, но уйти сразу было как-то неловко, и я спросила:

— Как ваше здоровье?

— Нормально. Скоро выберусь отсюда.

— Замечательно, — промямлила я, — очень рада.

Он улыбнулся шире и вновь взял меня за руку, минуты две таращился на меня, вгоняя в тоску, а потом заявил:

— Спасибо тебе.

— За что? — не придумала я ничего лучшего.
— Как за что? — засмеялся он. — Ты мне жизнь спасла. Долг платежом красен.

— Ничего вы мне не должны, — ответила я испуганно. — Я вообще не хотела... то есть все нечаянно получилось...

— Ты сядь, — кивнул он на стул рядом. — Расскажи о себе.

— Да мне уже пора, — заволновалась я. — Я только на минутку, узнать, как у вас дела. Я пойду, ладно?

— Тебя Полиной зовут? — спросил он, все еще держа мою руку.

— Да.
— А меня Николай.
— Очень приятно.
— Мне тоже, — засмеялся он.
— Я пойду, мне в институт.
— Где учишься?

— В экономическом. Вы извините, мне правда пора идти. До свидания, — неловко высвободив свою ладонь, я попятилась к двери.

— До свидания, — сказал он и добавил: — А ты отчаянная.

— Это не я, это Молчун. Собака. Это он вас спас.

— Привет ему.
— Обязательно. Выздоравливайте.
— Скоро встретимся, — заверил он.

Я выскользнула в коридор, испытывая странные чувства. В основном они сводились к злости на маму. Ну с какой стати она решила, что я должна его навещать? По-моему, выглядело это по-дурацки... К досаде на себя примешивалось беспокойство: парень мне не нравился. Было в нем нечто насторнаживающее, что ли... И я дала себе слово, что ноги моей больше здесь не будет, что бы там мама ни говорила.

Время шло, и я понемногу начала забывать о случившемся, то есть я, конечно, все прекрасно помнила, но теперь думала о происшедшем без дрожи душевной, как-то отстраненно, будто и не со мной все это произошло. Так продолжалось около месяца, пока однажды, подходя к своему дому, я не заметила возле подъезда новенький «Мерседес». Дверь его открылась, и очам моим предстал спасенный Николай с сияющей улыбкой на устах. На недавнее нездоровье в его облике ничто не намекало, бледность сменил румянец, но физиономия от этого приятнее мне не показалась, а беспокойство лишь усилилось, потому что стало ясно: здесь он появился неспроста.

— Привет, — по привычке сказал он, шагнув навстречу, и протянул руку, я протянула свою, но он не пожал ее, а поцеловал, я же покраснела, злясь на себя за это, но тут уж ничего не поделаешь: ранее к моей руке никто не прикладывался, было это мне в диковинку и оттого смутило.

— Здравствуйте, — ответила я, пряча руку в карман пальто.

— Рад тебя видеть.

Я рада не была и поэтому ничего не ответила. Парень смотрел и проникновенно улыбался. Стоять столбом посреди двора было нелепо, и я спросила:

— Как вы себя чувствуете?

— Отлично. Вот приехал в гости. В квартиру пригласишь?

— Пойдемте, — пожала я плечами.

Мама должна прийти только в пять, и гость мне был ни к чему, но отказать ему я сочла невежливым. Мы поднялись на третий этаж, я открыла дверь и вошла первой. Молчун бросился мне навстречу, увидев гостя, он замер, настороженно поглядывая на него.

— Спокойно, — сказала я и потрепала пса по загривку.

— Шикарный зверюга, — заметил Николай, опускаясь на корточки. — Так это ты проявил чудеса героизма?

— Он. Идемте на кухню, я вас чаем напою.

Мы прошли на кухню, я поставила чайник на плиту и собрала на стол, не сказав при этом ни слова. Молчание гостя меня отнюдь не тяготило, он чувствовал себя вполне комфортно, смотрел на меня, продолжая улыбаться.

— Расскажи о себе, — попросил он, когда мы выпили по чашке чая.

— Что рассказывать? — пожала я плечами. — Учусь, живу с мамой и братом. Брат старше меня, пришел из армии, сейчас работу ищет...

— Работу мы ему найдем без проблем. — Николай достал из кармана визитку, положил на стол. — Пусть позвонит вечером, договоримся.

— Спасибо, — вяло поблагодарила я. — А у вас как дела?

— Прекрасно. Знаешь что, давай отметим мое выздоровление, закатимся в ресторан...

— У меня времени нет, я по вечерам работаю.

— Как работаешь? — удивился он. — Ты же учишься.

— Учусь. А по вечерам работаю. Мне к шести. Сейчас обед сготовлю и побегу.

— Ясно, — не очень-то обрадовался он. — А где трудишься?

— В одной фирме...

— Бухгалтером, что ли?

— Нет. Я там убираюсь. — Видя по его лицу, что он, похоже, не понимает, о чем речь, я пояснила: — Полы мою. Восемь кабинетов, на все уходит часа два, но добираться далековато, возвращаюсь поздно, а надо еще к занятиям готовиться.

— А в выходной?

— В выходные мы обычно у бабушки. Она плохо себя чувствует, а к нам переезжать не хочет.

— Красиво живешь, — немного подумав, заявил он.

— Нормально живу, — обиделась я.

— А парень у тебя есть?

— Нет, — ответила я неохотно, так как считала, что это не его дело.

— Конечно, откуда ж ему взяться, если ты то дома сидишь, то полы моешь. Сколько тебе в этой фирме платят?

— Тысячу, плюс стипендия... в общем, неплохо получается.

— Неплохо? — вроде бы не поверил он. — Это за год двенадцать тысяч? — Он извлек из кармана бумажник, отсчитал двадцать банкнот по сто долларов и придвинул их ко мне. — Держи. Здесь твой заработок за пять лет. Бросай свою фирму и учись спокойно.

Это меня здорово разозлило, и то, как небрежно он отсчитывал доллары, и то, что всерьез решил, что я могу их взять.

— Вы мне ничем не обязаны. Я не хотела вас спасать, у меня нечаянно получилось. Если честно, мне бы поскорее забыть обо всем этом, так что встречаться нам ни к чему, и вообще...

— Я тебя обидел? — нахмурился он.

— Вы меня не обидели. Я верю, вы действительно хотите помочь, только у меня все в порядке и в помощи я не нуждаюсь. Вы извините, мне готовить надо, а то не успею.

Он таращился на меня не меньше минуты, но деньги забрал и, к моему облегчению, потопал к выходу.

— Ну что ж, до свидания.
— До свидания.
— Брату скажи, чтоб позвонил, я помогу.
— Спасибо, — кивнула я, и он наконец убрался восвояси.

Вечером, когда мы пили чай, я рассказала маме о визите Николая.

— Андрюшке помочь обещал? А где визитка?
— На холодильнике.

Мама принялась изучать ее.

— Я об этой фирме слышала. Очень серьезная фирма.

— А Пашка говорит — сплошной криминал, оттого-то хозяина чуть и не убили.

— Много твой Пашка знает. Думаю, Андрюшке стоит позвонить. — Я поморщилась, а мама насторожилась: — Что?

— Он мне деньги предлагал. Две тысячи баксов.
— Зачем?
— Не зачем, а за что. За спасение, должно быть.
— Ты не взяла?
— Конечно, нет.
— Правильно, за спасение брать деньги неприлично. Хотя, если человек от чистого сердца...
— Мама...
— Что мама? Думаешь, мне легко видеть, как ты надрываешься? Бегаешь с института на работу, полы моешь. У нас в отделе девчонки расфуфыренные, а ты в сапогах, которые тебе в десятом классе покупали. Джинсы и две кофты — вот и все наряды.

— Мама... — повторила я и добавила мягче: — Я не надрываюсь. И сапоги вполне приличные, мне их еще на пару лет хватит. Кофту я себе куплю...

— Ага. У нас долг за квартиру полторы тысячи, Андрюшке куртку надо, он же раздетый...

— Он на работу устроится и куртку купит.

— Ох, как без отца плохо... — Мама подошла ко мне, обхватила мою голову руками и прижала к себе. Я испугалась, что она заплачет, но в этот раз обошлось, мама гладила мои волосы и только вздыхала, а потом спросила: — А этот Николай, он как вообще, молодой?

— Вроде бы...

— Что значит вроде бы? Сколько ему: тридцать, сорок, пятьдесят?

— Лет двадцать семь. Я не уточняла.

— Не женат?

— Мама... Мне неинтересно, женат он или нет.

— Он что, урод?

— Глаза, нос, уши... все на месте.

Мама хихикнула, покачала головой и вновь спросила:

— Но он тебе не нравится?

— Ни капельки.

— Почему?

— Просто не нравится.

— Знаешь, что я тебе скажу, — главное, чтобы женщина нравилась мужчине, а все остальное... можно привыкнуть. Ну, вышла я за твоего отца по большой любви. И что? Осталась в тридцать лет с двумя детьми. Папаша копейки не прислал и ни разу не поинтересовался, как мы? Дохни с голоду, а ему и горя мало... вот и вся любовь. Ладно, — мама махнула рукой, — не взяла денег, и правильно. У бедных тоже есть гордость.

О гордости я особо не размышляла, но Мелех Николай Петрович, как значилось на визитке, мне не нравился, и с этим, как говорится, ничего не поделаешь.

На следующий день, вернувшись из института, я застала на кухне невероятную сцену: мама с Андреем пили шампанское, на столе стоял торт, разнообразная закуска, а лица обоих просто сияли от счастья.

— Что за праздник? — насторожилась я.

— Андрей работу нашел. Отгадай, сколько ему будут платить? Триста долларов, и это только в первое время.

Андрей подмигнул мне, я опустилась на табуретку рядом.

— Что за работа?

— Экспедитором. Конечно, командировки, но это ерунда, привыкну. Завтра выхожу.

— Как фирма называется? — Они переглянулись, не торопясь с ответом. Мне стало ясно, в чем дело, я кивнула и со вздохом заметила: — Ты ему звонил.

— Кому? — нахмурился Андрей, но тут заговорила мама:

— Звонил, и что такого? Мы не милостыню просим, а работу. В этом нет ничего зазорного. Сейчас на хорошую работу просто так не устроишься. И вообще, я не понимаю, почему ты так против него настроена? Андрюша говорит, он приятный человек. Правда, Андрей?

— Да. Классный мужик, такими бабками ворочает, а разговаривал со мной запросто и даже до двери проводил.

— Ладно, — кивнула я, — наливайте шампанского, будем праздновать.

Позднее, лежа в постели и укрывшись с головой одеялом, я попыталась понять, отчего я в самом деле настроена против этого Мелеха, но ответа так и не нашла. Возможно, сработало предчувствие, хотя тогда я еще не знала и не могла знать, что пройдет немного времени — и моя жизнь, пусть не очень веселая, но привычная и размеренная, полетит под откос и я не раз вспомню дождливый осенний вечер, свой дурацкий героизм, а точнее, глупость, и буду очень сожалеть, что нелегкая понесла меня гулять с Молчуном, сидела бы дома, глядишь, до сих пор жили бы спокойно...

Андрей начал работать у Мелеха, а тот стал частым гостем у нас в доме. Дошло до того, что прежде, чем идти домой, я непременно звонила маме, желая знать, не засиделся ли у нас благодетель, а если оказывалось, что и в самом деле засиделся, под любым предлогом отлынивала от дома. Разумеется, чем чаще приходилось придумывать поводы для того, чтобы избежать встречи с ним, тем больше он меня раздражал, пока дело не дошло до тихой ненависти.

Понимания в родном доме я не находила. И Андрей, и мама в один голос твердили, какой Николай Петрович замечательный, думаю, они лелеяли мечту о том, что я выйду замуж за богатого человека. За богатого я была не против, при условии, что он не будет вызывать у меня отвращения, так что случай с Мелехом был безнадежным, но родственники об этом не догадывались, а я старалась с ними данный вопрос не обсуждать.

Тут подошел мой день рождения. Сообразив, что визита дорогого гостя не избежать, я заявила, что тратить понапрасну деньги не хочу и отмечать день рождения не буду. Но мама с братом опять-таки в один голос твердили, что отметить его просто необходимо, а с деньгами проблем нет, так что экономить ни к чему. (Андрей действительно стал зарабатывать приличные деньги, а по нашим меркам, просто сумасшедшие.) Было ясно: родственники чего-то ждут от этого праздника, то есть надежды не теряют. Николай Петрович к тому моменту у нас так прижился, что разве только ночевать не оставался, называл мою маму «мамулей», отчего та радостно хихикала и целовала его бритую головушку, а он начал заводить разговор о том, что нам надо менять квартиру, наша никуда не годится, и в самом деле принялся что-то там подыскивать. Соответственно, я так распланировала свой день, что домой являлась только на ночлег и счастливо избегала встреч со спасенным. Это положение ни родственников, ни его самого, как видно, не устраивало, и теперь они делали ставку на торжество. Я им немного подпортила игру: отказалась от ресторана и пригласила институтскую группу в полном составе, девчонки у нас трещотки, и болтали мы только о своем, так что Николай Петрович сидел вроде свадебного генерала и, подозреваю, скучал, зато мне было весело. В подарок от него я получила золотые часы, что вызвало бурную радость у мамы и легкий шок у подруг. Николай Петрович, как всегда, никуда не торопился, гости разошлись, а он все сидел в кресле с постным видом. Я отправилась мыть посуду, и он появился в кухне следом за мной, а мама удалилась. Николай Петрович (из вредности я называла его только так, хотя разница в возрасте не была столь уж существенной и позволяла вполне демократично говорить ему «ты» и называть, соответственно, Колей), так вот, Николай Петрович устроился возле подоконника, закурил, а я мыла посуду и делала вид, что его присутствие меня не раздражает.

— Ты довольна? — спросил он, имея в виду празднество.

— По-моему, все прошло отлично, — отозвалась я. — Как вы считаете?

— Лишь бы тебе понравилось. — Он сунул руки в карманы брюк и уставился на меня, да так, что мертвого проймет. Я поспешила вернуться к посуде, но его взгляд жег мне затылок. Я мысленно чертыхалась и думала о том, что не худо бы ему провалиться вместе с часами и взглядами. Ночевать он остался у нас, правда, инициатива исходила от мамы.

— Куда ты поедешь на ночь глядя? — заявила она. — Андрюшка не придет (Андрей отправился провожать девчонок). К Надьке своей завернул, значит, до утра.

Николай Петрович согласился. Я хоть и не пришла в восторг, однако и пакостей от судьбы не ждала. Спали мы в одной комнате с мамой, а Николая Петровича определили на место Андрея.

Выпила я в тот вечер довольно основательно и оттого уснула как убитая, а когда проснулась, обнаружила рядом с собой Николая Петровича, который пытался слиться со мной в жарких объятиях. Поначалу я даже не испугалась, меня прямо-таки потрясла его наглость, и я подумала: теперь-то мои поймут, какую пакость пригрели, и ноги Николая Петровича в нашем доме не будет.

— Вы что, спятили? — сурово и громко спросила я.

— Да брось ты, — ответил он, намереваясь продолжить в том же духе, а я позвала:

— Мама...

— Ее нет, — усмехнулся он. — Ушла куда-то по срочному делу.

С полминуты я приходила в себя, ну а потом живо напомнила ему, что характер у меня с момента нашего трагического знакомства ничуть не изменился: изловчилась и съездила ему по физиономии, и не по-бабьи ладошкой, а так, как меня учил драться старший брат. А когда Николай Петрович, слегка обалдев от неожиданности, откатился в сторону, добавила ему ногой и заорала:

— Молчун, ко мне...

Песик тут же возник рядом, грозно рыча, хотя к моему врагу он успел привыкнуть, раз уж тот буквально жил у нас в доме, но, в отличие от родственников, сориентировался быстро.

— Катись отсюда, — сказала я дорогому гостю, — и чтоб я тебя больше не видела, не то собаку спущу.

— Вот так, да? — спросил он, поднимаясь с пола, где отдыхал некоторое время.

— Вот так, — ответила я.

— Значит, не нравлюсь, — хмыкнул он, натягивая брюки.

— Не нравишься.

— И кто же из этих прыщавых твой дружок? — продолжал резвиться Николай Петрович.

— Не твое дело. А про собаку я не шутила. Ей-богу спущу.

— Посмотрим, — ответил он, но из квартиры убрался.

Мама появилась под утро и, пряча глаза, сообщила, что звонила тетя Валя, ей вдруг среди ночи стало плохо, и мама побежала к подруге, сильно беспокоясь о ее здоровье. Предательство близкого человека потрясло меня гораздо больше поведения

Мелеха. От него-то я ничего хорошего не ожидала, но мама... Ненавидеть и презирать родную мать я была не в состоянии, и вся моя ненависть обратилась на Мелеха. Собравшись с силами, я поставила родных в известность, что не желаю его видеть, и если он еще раз появится у нас, уйду из дома. Это произвело впечатление. Впрочем, Николай Петрович встреч со мной не искал. На этом бы и успокоиться, но жизнь, начав катиться под гору, продолжала свое движение. Андрей ошалел от больших денег, много пил, а вел себя в пьяном угаре так, что с души воротило. Ясно было, добром это не кончится.

— Уходить ему надо от этого Мелеха, — не выдержала я. Мама молчала, а Андрей презрительно фыркал, к тому времени он уже купил квартиру, жил отдельно и мои увещевания ему были безразличны.

Однажды вечером я вернулась с работы и застала маму в слезах, Андрей маялся с перепоя, злой, с красными глазами и опухшей физиономией, а Молчун отсутствовал.

— Где собака? — испугалась я. Мама зарыдала и скрылась в ванной, а Андрей заявил:

— Под машину попал. Я с ним погулять вышел, и вдруг какой-то придурок...

Я опустилась на стул, сверля брата взглядом, он его выдержал и зло сказал:

— Чего уставилась? Я, что ли, виноват?
— Ты врешь, — ответила я.
— Тебе что, собака дороже брата?
— Куда ты его дел?
— Закопал возле помойки. Хочешь — проверь, — усмехнулся он.
— Идем, покажешь, где зарыл, — кивнула я.

— Не дергайся. Сдох твой пес. Сдох.

— Сволочь ты, Андрюшка, — вздохнула я. Он заорал, прибежала мама и принялась нас увещевать. А я собрала кое-какие вещи и отправилась к девчонкам в общежитие, где и прожила неделю.

Каждый день ко мне приходила мама и плакала. Домой мне пришлось вернуться, а через месяц, в течение которого мы так ни разу и не встретились, Андрей погиб. В городе болтали разное, мне было не до досужих разговоров, но и в мамину версию об ограблении три огнестрельных ранения не вписывались. Похоронами занялся Мелех и денег не пожалел. На поминках подошел к нам, обнял маму, пообещал, что не оставит ее в беде, говорил трогательно и даже со слезой, а потом сграбастал мою руку и пробормотал сочувственно:

— Сожалею. — Но в его взгляде мне чудилась насмешка. От горя и растерянности я плохо справлялась с эмоциями и сделала то, что в любом случае делать не следовало: плюнула ему в физиономию. Не думаю, что он был виноват в смерти брата. В конце концов, Андрей сам сделал свой выбор, но тогда я склонна была во всех несчастьях винить Мелеха. Он вытер лицо, усмехнулся, пожал плечами, ничуть не смущаясь, и на некоторое время исчез из моей жизни. Правда, раз в месяц от него приезжал человек и привозил маме деньги. Иногда Николай Петрович звонил ей, и она с ним подолгу разговаривала.

— Зря ты к нему так относишься, — со вздохом увещевала она.

— Мама, он втравил Андрея в гнусную историю...

— С ума сошла, в какую еще историю? Андрюша...

— Я не знаю, чем занимается этот Мелех, но одно ясно: Андрей...

— Замолчи, — прикрикнула мама, — не смей говорить гадости о брате. Мне плевать, что люди болтают. Я знаю одно: когда случилась беда, помог нам только Коля и до сих пор помогает.

— Он помогает, потому что прекрасно знает, что виноват.

— Он помогает, потому что дружил с Андреем и мы ему не безразличны. А ты брату собаки простить не можешь, даже мертвому.

После этого разговоров о Мелехе я избегала и, честно говоря, перестала о нем думать, благо он себя не проявлял до тех самых пор, пока я не влюбилась.

Как водится, чувство поглотило меня целиком, я радовалась жизни, потому что моя любовь не осталась безответной. Сережа сделал мне предложение, я с готовностью согласилась, а вот мама в восторг не пришла.

— На что жить будете? — спросила она сурово.

— Проживем, — оптимистично заверила я.

— Проживете... — презрительно фыркнула она. — А если ребенок? О, господи, о чем ты только думаешь?

Вскоре, однако, думать пришлось не о свадьбе, а о здоровье. Как обычно, проводив меня до дома, Сережа возвращался к себе, но в трех шагах от остановки его встретили трое подонков и жестоко избили. Из больницы он вышел только через месяц, и свадьбу пришлось отложить. Напавших на него парней, конечно, не нашли, что никого не удивило.

Мы вновь назначили день свадьбы. Не успели раны зажить как следует, а Сергея избили вторично, на этот раз прямо возле института. Когда подобное произошло в третий раз, стало ясно: это не случайные хулиганы. Я рассказала Сергею о Мелехе, но он в ответ только усмехнулся. День свадьбы назначили уже в четвертый раз, а я пошла в милицию, потому что внутренний голос подсказывал мне: ждать, что Мелех угомонится, — дело зряшное. Беседовал со мной симпатичный дядька, выслушал, покивал и даже посочувствовал, а потом сказал:

— Вам лучше уехать.
— Куда? — растерялась я.
— В другой город.
— А институт?
— Ну что я могу сказать... если все так, как вы говорите...
— Что значит «если»? — возмутилась я.
— Если — это значит, что доказать ничего нельзя. Конечно, то, что ваш молодой человек оказывается в больнице с интервалом в полтора месяца, делает вашу историю правдоподобной. Но сам Мелех никого не бил, следовательно...
— Следовательно, он будет продолжать измываться над нами, а вы и пальцем не пошевелите, — закончила я.
— А на каком основании я смогу его привлечь? У него свора адвокатов, а у меня что? Ваше заявление? Так он мне в глаза рассмеется. И еще вас за клевету к суду привлечет. Так что забирайте заявление и... думайте.
— Спасибо, — кивнула я. — Заявление я у вас оставлю. Если эта сволочь еще раз тронет моего парня, я его убью. Потом не говорите, что не предупреждала.
— Ты не дури, — покачал головой дядька, — убьешь, так в тюрьму сядешь.

Я покинула кабинет, громко хлопнув дверью.

Со свадьбой мы теперь не торопились. Сережины родители ко мне охладели, что было, в общем-то, понятно, и я не обижалась. Дальше стало совсем скверно: пару раз ему звонили по телефону с угрозами, и я, и Сережа жили, как на вулкане. До института его провожал отец, а домой возвращались большой компанией. Сколько так выдержишь? Он и не выдержал. Однако гордость не позволяла просто взять да и бросить меня, он бросил институт и с первым призывом оказался в армии, откуда не вернулся, то есть вернулся, но много раньше положенного срока, удостоившись трогательной речи военкома и памятника за счет общества ветеранов-«афганцев».

Мелех явился ко мне на следующий день после похорон, выразил сочувствие и душевно спросил, не может ли чем помочь. Ясно было, плевать ему в физиономию можно до бесконечности, впечатления это не произведет, да и я к тому моменту научилась держать себя в руках, даже если для этого приходилось сцепить зубы, и вежливо ответила, что горю моему не поможешь.

— Ерунда, — беспечно отозвался Николай Петрович, — все забывается и горе тоже. А о парне твоем, по большому счету, и сожалеть не стоит, если б он тебя любил, не сбежал бы в армию.

Комментировать это утверждение я не стала, лишь взглянула в серые глаза спасенного мною. Мама, наблюдавшая эту сцену, слабо охнула, а сам Мелех, хоть глаз не отвел, но впечатлился, нервно дернул щекой, после чего улыбнулся широко и безмятежно. Стало ясно, нам в одном городе не жить: не он меня, так я его. Ситуация, в которой «я его», виделась смутно, хотя ненависть переполняла меня и, сказать по чести, мне очень хотелось, чтоб земное его существование как-нибудь поскорее бы пресеклось и не без моей помощи (но и несчастный случай меня бы вполне устроил). Словом, выходило по-любому — «он меня», и убираться из города мне надо было незамедлительно. Однако я еще немного поупрямилась. Закончила институт и устроилась на работу, а через неделю меня уволили, даже не потрудившись придумать предлог. Мама вечером жаловалась по телефону Мелеху, и я слышала, как он сладенько отвечал:

— Ничего, Полина девушка серьезная, что-нибудь подыщет. Я бы с радостью помог ей, но ведь она этого не хочет. Невзлюбила, а вот за что, не пойму.

Но последней каплей стало не это. Друзья, которых, кстати сказать, было у меня немало, в трудное время старались меня поддержать. Был среди них и однокурсник Сережи Володя. Чужой пример, как известно, людей ничему не учит, Володя начал запросто к нам заглядывать, хоть я это особо не приветствовала прежде всего потому, что рана после гибели Сережи не затянулась настолько, чтобы возник интерес к кому-то другому, а еще и потому, что добра от этого не ждала. Так что когда Володю встретили возле моего дома и, не вступая в разговоры, отдубасили, я не очень-то удивилась. Зато число моих друзей заметно убавилось. Сначала отпали представители мужской половины человечества, а потом и девчонки стали сторониться меня, точно чумной. Стиснув зубы, я еще некоторое время терпела, пока однажды не обнаружила возле своего подъезда двух здоровячков — они курили, поджидая, когда я подойду, а я замерла в нескольких метрах от подъезда. Возможно, парням я была нужна так же, как прошлогодний снег, и ждали они кого-то другого или просто остановились покурить, но я при виде их физиономий почувствовала животный ужас. Не помню, как я подошла к подъезду, и вдруг неожиданно для себя спросила:

— Ну что, по мою душу? Кости ломать будете?

— Ты что, чокнутая? — удивился один из парней, но удивлялся он фальшиво, а его дружок откровенно хохотнул. Я поднялась в квартиру и тогда поняла: все, надо сматываться. Жизни здесь мне не будет. Не этот гад, так я сама себя сведу с ума лютым страхом.

На следующий день я уехала за триста километров от родного города, туда, где у меня не было никого, кроме старенькой маминой тетки, больной, капризной, хоть и доброй. Через три года старушка умерла, объявился ее сын, троюродный брат мамы, теткин дом продал, и мне пришлось перебраться на квартиру. К тому моменту я уже освоилась в новом для меня городе, работала в солидной фирме и переезду не огорчилась, скорее наоборот. Стала звать к себе маму. Согласись она переехать, проблем с жильем вовсе бы не стало: продали бы квартиру там, а здесь купили, но мама упорно отказывалась переезжать. В родной город я не наведывалась, а мама, приезжая ко мне, вела себя как-то странно, по большей части спала, раздражалась по пустякам и торопилась уехать. Мне бы уже тогда насторожиться, но я не насторожилась, и, когда мама говорила, что у нее все в порядке, верила на слово, звонила ей трижды в неделю и с чувством выполненного долга продолжала жить не скажу, чтобы припеваючи, но и неплохо, оттого последующие события явились громом среди ясного неба.

Мне позвонили на работу и сообщили, что мама в тяжелом состоянии лежит в больнице. Звонила соседка, но толком ничего не объяснила. С первым же поездом я отправилась в родной город, терзаясь неизвестностью. Действительность оказалась куда хуже любой фантазии. Мама, оставшись в одиночестве, нашла для себя действенное лекарство от тоски, хоть и не особо оригинальное. Говоря проще, уже несколько лет основательно прикладывалась к бутылке, так что ее маета у меня в гостях, раздражение и сонливость стали мне понятны, правда, слишком поздно.

Находясь в подпитии, она решила сварить кофе, поставила турку с водой на плиту, ушла в комнату и задремала перед телевизором. История банальная, но мне от этого легче не было. Случился пожар, маму едва спасли, в больнице она находилась в очень тяжелом состоянии. Конечно, оставить ее я не могла, позвонила на работу, объяснила ситуацию и занялась насущными проблемами. Ночевала я в больнице, потому что обойтись без меня мама не могла, а остановилась, то есть оставила свои вещи, у соседки, так как квартира здорово пострадала в результате пожара. От соседки я и узнала, что Мелех и после моего отъезда продолжал принимать участие в нашей семье и регулярно снабжал маму деньгами, в которых она, в силу сложившейся ситуации, остро нуждалась. Нет, я не хочу сказать, что он ее сознательно спаивал, но выходило, что Мелех играет в моей жизни роль злого демона. Любви к нему это не прибавило.

Вернувшись однажды из больницы помыться и переодеться, я между делом обнаружила в своей квартире бригаду мастеров, которая благополучно заменила рамы и теперь занималась побелкой. Само собой, я решила узнать, откуда взялись добрые волшебники, ответ меня не порадовал, так как сводился к тому, что они и сами толком ничего не знают, послал их мастер и деньги им платит он, а также следит за работой.

Я попыталась встретиться с мастером и, в конце концов, встретилась, он сопел, хмурился, переминался с ноги на ногу, после чего заявил, что его дело маленькое, ему сказали, он делает, а кто да что... «Вам бы радоваться, а не вопросы задавать», — закончил он свое небольшое выступление. Я попыталась найти человека, который дал задание (и деньги) мастеру, и началась сказка про белого бычка, никто ничего вроде бы не знал. Квартиру между тем отремонтировали, а рабочие от меня попросту сбежали, когда я начала выяснять, кому должна за ремонт. Впрочем, особо напрягаться не стоило, я и так знала. И однажды, собравшись с духом, позвонила этому сукиному сыну.

— Привет, — отозвался он лениво. — Как дела?
— Скверно.
— Что, матери не лучше? Выберу время, заеду в больницу.
— Слушай, — задушевно попросила я, — оставь нас в покое.
— Я хочу помочь, — с заметным удивлением сказал он.
— Ты уже помог, — сказала я, — больше не надо.

Не знаю, подействовали мои слова или нет, но в больнице он не появился, что я расценила как первый успех. Через месяц маму выписали, но оставлять ее одну было нельзя, и я, договорившись с соседкой, отправилась к себе, чтобы решить вопрос с работой и квартирой, и через три дня вернулась в отчий дом, стараниями Мелеха неплохо обустроенный. Деньги, те что еще оставались, вскоре кончились, надо было устраиваться на работу, и тут новая беда — у мамы двухстороннее воспаление легких, что, как мне объяснили, случается довольно часто у лежачих больных. Через несколько дней мамы не стало. Опомнившись от горя, я оказалась перед выбором: либо попытаться жить здесь, либо вернуться к себе, где и место на работе, и квартира были уже давно заняты. Покладистость Мелеха вызвала у меня робкую надежду, что он наконец угомонился и я смогу жить здесь, особо ничем не рискуя. На похороны он не явился и мне не досаждал, так что выходило, что в самом деле успокоился. За пять лет, что меня не было в городе, он успел дважды жениться, правда, и развестись тоже успел, но я всерьез верила, что старые игры ему надоели. И вот вам, пожалуйста: за полгода третье место работы, с которого я вылетаю без видимой причины...

Я достала ключи из сумки, открыла дверь, сняла туфли, плащ и босиком прошлепала в кухню, включила чайник и ненадолго уставилась в окно. Чайник с резким щелчком отключился, я повернулась на звук и тут увидела нечто такое, что заставило меня до неприличия широко открыть рот. В комнате прямо напротив меня в кресле сидел мужчина, закинув ногу на ногу и положив руки на подлокотники кресла, он с интересом разглядывал меня. Первой мыслью было: «Ничего себе...», второй: «Вот скотина...» Последнее относилось к моему врагу, то есть к Мелеху. Я ни минуты не сомневалась, что это его рук дело, поэтому устремилась в комнату, пылая праведным гневом.

— Вы как вошли? — рявкнула я.
Мужчина слегка пожал плечами и ответил:

— Через дверь.

Голос его звучал как-то странно, точно парню накинули удавку на шею и по забывчивости не потрудились снять. Впрочем, странным был не только голос. Теперь, когда я была убеждена, что это не грабитель и не галлюцинация, и успокоилась, точнее, разозлилась настолько, что совершенно не боялась, так вот, теперь я могла как следует разглядеть парня. Его внешность оказалась под стать голосу. Бледная до синевы физиономия, узкая, с запавшими щеками и тонким носом, острый подбородок, губы тоже узкие и почти бесцветные. Лицо покойника. Жили на нем только глаза, но они-то как раз мне и не нравились. Цвет глаз был необычен: светлые, почти желтые, такие глаза подошли бы зверю, например, кому-то из породы кошачьих, а на человеческой физиономии выглядели странно, к тому же горели нездоровым блеском, что только усиливало их странность. Мужчина, чей возраст я затруднялась определить, был блондин, волосы зачесывал назад, оставляя лоб открытым, лоб, кстати, тоже тревожил какой-то неправильностью, брови были темные и широкие, а в целом он напоминал Мефистофеля, каким его обычно изображают, не хватало лишь бородки клинышком, лицо у парня было бритое и гладкое, как у младенца. Опять же, появился он в манере Мефистофеля, то есть просто каким-то непонятным образом оказался в моем кресле. Все это выглядело бы комичным, если б не одна вещь: в чертей я не верила, а этот тип как-то вошел в мою квартиру. В целом все это вызывало у меня сильнейшее беспокойство, но отнюдь не страх, оттого я и решительно заявила:

— Вот через дверь и убирайтесь.

Он саркастически усмехнулся опять же вроде

Мефистофеля, сцепил руки замком, посмотрел на них и ответил:

— Не торопись.

— Так, — сказала я, все больше набираясь отваги, — сами уйдете, или милицию вызвать?

— Милицию вызвать ты не успеешь, — покачал он головой, чем утешил меня не столько, впрочем, заявлением, сколько взглядом, которым оно сопровождалось. Я сразу поняла: точно не успею и, чтобы как-то себя подбодрить, сурово нахмурилась и спросила:

— Вас откуда черт принес?

— Оттуда, — неопределенно пожал он плечами. — Хотел взглянуть.

— На меня? — опускаясь в кресло, спросила я. Парень не делал резких движений, и это меня немного успокоило.

— Конечно. Говорят, он по тебе с ума сходит.

— Кто?

— Ты знаешь, — опять хихикнул он, неожиданно легко поднялся и шагнул ко мне, а я вцепилась в подлокотники и приготовилась орать. Он наклонился, так что теперь я хорошо видела его глаза с узким зрачком, в глубине которого обнаружила свою физиономию. Парень раздвинул в улыбке губы и задушевно сказал: — Может, нам лучше подружиться? В самом деле, а?

Не знаю, на что он рассчитывал, но его надежд я не оправдала, потому что сделала то, чего он явно не ожидал, — пнула его ногой, и он вновь оказался в кресле напротив, а я рванула к входной двери. Я ее уже видела, что в квартире такого метража, как моя, вещь неудивительная, все рядышком. Но, несмотря на это, достигнуть двери я не успела, парень догнал меня, толкнул в спину, и я, заорав, упала, а он навалился сверху. Широтой плеч он не поражал и казался скорее хрупким, но тут же выяснилось, что впечатление это обманчивое: сила в нем была прямо-таки фантастическая, да еще обезьянья ловкость, с которой он в мгновение ока начал стаскивать с меня одежду. Возьмись я с ним соревноваться в этом виде спорта, наверняка бы проиграла. В общем, чувствовалось, что в данной области у него колоссальный опыт. Я отчаянно взвыла, продолжая сопротивление, по большей части бессмысленное, и тут в дверь позвонили. Весьма настойчиво. Парень замер, и я вместе с ним, хоть и собралась заорать погромче, но он успел закрыть мне рот ладонью, причем так, что я и мычать-то не могла. Кто бы ни был звонивший, но он твердо вознамерился попасть в мою квартиру. Он звонил, дважды стучал и опять звонил, потом ожил телефон, и стало ясно: кому-то я необходима, и этот кто-то уверен, что я в квартире.

Блондин приподнялся, давая мне возможность пошевелиться, и, сделав предупреждающий жест рукой, убрал ладонь с моего лица. Я торопливо приподнялась и теперь сидела на полу. Блондин шагнул к двери, неожиданно схватил меня за плечо и прошептал, широко улыбаясь:

— Тебе повезло. А это на память.

Пальцы его стремительно приблизились к моему лицу, а я, еще не успев сообразить, в чем дело, инстинктивно дернулась, защищая лицо. Острая боль мгновенно обожгла мне шею, я закричала, хлопнула дверь, и вдруг сделалось тихо, никто не звонит, не стучит, а я сижу на полу, и от шеи по ключице на грудь стекает что-то теплое. Я вскочила и бросилась к зеркалу. Шея была залита кровью, от уха до ключицы алел надрез, в настоящее время казавшийся смертельным. У этого придурка между пальцами было лезвие. Господи, да что ж это такое?..

Я бросилась к телефону и вызвала милицию и «Скорую», не надеясь дожить до ее приезда. Однако рана оказалась пустяковой, то есть это она врачу такой казалась, я-то не пришла в восторг от этого украшения: вдруг шрам останется? Не слышала, чтобы шрам прибавлял женщине шарма... Однако когда появилась милиция, я и про это забыла, потому что начались вещи воистину фантастические. Только я, понемногу приходя в себя, стала рассказывать, как все было, меня перебил мужчина с отекшим лицом (приехали они втроем, но беседовал со мной в основном именно этот, представляться он не стал, забыл, наверное):

— Как он вошел в вашу квартиру?

— Понятия не имею, — ответила я. — Говорю, он сидел в кресле.

— Юра, посмотри замок. — Юра направился к двери, а я попыталась продолжить свой горестный рассказ, но тут Юра вернулся.

— Не похоже, чтоб его взламывали.

— Дверь была заперта, когда я пришла, значит, замок не взламывали, — стараясь быть терпеливой, сообщила я.

— Тогда как он вошел? У него что, ключ был?

— Откуда мне знать?

— И вы этого типа никогда раньше не видели?

— Нет.

— Что из вещей пропало?

— Не знаю, — растерялась я, — по-моему, ничего.

— Посмотрите как следует.

Я с трудом поднялась и для очистки совести осмотрела квартиру, хотя доподлинно знала, что никаких ценных вещей, способных привлечь грабителя, здесь нет, все, что было можно, я продала, пока болела мама. Исправно заглянув во все шкафы, я вернулась в гостиную и сообщила:

— Все на месте.

— Это что же получается? — нахмурился милиционер с опухшим лицом. — Влезли в квартиру и ничего не взяли?

— Я же не виновата, — развела я руками.

— Какие-то вы чудеса рассказываете.

— Ничего чудесного я здесь не вижу, — огрызнулась я. — Я пришла, увидела, что в кресле сидит незнакомый мне человек, испугалась, спросила, как он вошел... — Словом, довольно подробно описала произошедшее, умолчав лишь об одном: как этот тип, догнав меня в прихожей, стаскивал с меня одежду. Вопросов на эту тему я бы просто не выдержала, даже покраснела при одном воспоминании о недавних событиях, стиснула зубы, но их пришлось разжать, потому что от меня ждали продолжения. Когда я закончила рассказывать, все трое выглядели совершенно несчастными.

— Это что ж выходит, — вздохнул ранее скромно молчавший молодой человек, — маньяк какой-то?

— Какой маньяк? — повысил голос опухший. — Маньяка нам только не хватало.

— Слушайте, я не знаю, маньяк он или нет, — разозлилась я, — но мне жить в этой квартире, так что было бы здорово, если вы его отыщете поскорее.

— Отыщешь тут, — пробубнил себе под нос опухший, но я его прекрасно слышала. Самый молодой засел за бумаги. Мне задали еще массу вопросов, по большей части бестолковых. — Что у нас выходит, — подытожил опухший. — Мужчина проникает к вам в дом, сидит себе в кресле и дожидается вас.

Вы приходите, он вынимает лезвие и — чик вам по шее, а потом уходит. Так? А что он сказал при этом? Или молчал?

— Говорил, — без энтузиазма ответила я.
— Что?
— Сказал, что хотел взглянуть на меня.
— Что? — не понял опухший.
— Хотел меня увидеть, — вздохнула я.
— Так вы знакомы, что ли?
— Я первый раз в жизни его видела.
— А он вас?
— Откуда мне знать?
— Дальше что?
— В дверь позвонили, а потом еще по телефону, он, видимо, испугался, решил убраться отсюда, пошел к двери и ударил меня лезвием.
— Точно — псих. Он что же, к двери пошел сразу после звонка?
— Нет, подождал немного.
— А вы чего в это время делали?
— Орать пыталась, но он мне зажал рот.
— Ну и дела, — с тоской заметил опухший. — Может, вы чего-то не договариваете? Может, виделись раньше? — Он вновь вздохнул. — Описать его внешность сможете?
— Конечно. — Я добросовестно поведала о том, как выглядел мой недавний гость, а молодой человек все добросовестно записал.
— Может быть, есть кто-то, кому вы... ну, понимаете... чем-то не угодили, — вступил в разговор Юра, глядя на меня как-то странно, с подозрением, что ли. — Есть у вас враги?

Я разглядывала свои руки, прикидывая, стоит ли говорить или нет, и сказала правду — как видно, предыдущий опыт так ничему меня и не научил.

— Есть.
— И кто это? — оживился опухший.
— Мелех Николай Петрович. Домашнего адреса я не знаю, но телефон у меня записан.
— Это какой Мелех? — заметно насторожился опухший, и все трое быстро переглянулись.
— Что значит какой? — разозлилась я.
— И чего этот Мелех? Угрожал вам?
— Нет, — честно ответила я и даже головой покачала.
— Тогда при чем здесь он?
— Вы про врагов спросили, вот он враг и есть. И этого типа наверняка он послал. Попугать немного. Тот и напугал. — Я машинально коснулась рукой шеи, прикидывая, как выглядела бы сейчас моя физиономия, не успей я отдернуть голову.
— Вы уверены или у вас есть доказательства? — взъелся опухший.
— Уверена, но доказательств нет.
— Ага. И чего нам с этим делать? Пригласить гражданина Мелеха и сказать: так, мол, и так, гражданка Лунина обвиняет вас в покушении на свою жизнь?
— Я его в покушении не обвиняю, я только хочу...
— Но вы же заявили, что вам угрожали...
— Он не угрожал, он ударил, когда собрался уходить.
— И послал его якобы Мелех?
— Я так думаю.
— А я знаете, что думаю? Я думаю, вы со своим дружком поскандалили, вызвали сгоряча милицию, он сбежал, а вы малость очухались, дружка жалко стало, и теперь морочите нам голову всякими сказками. Мы будем искать несуществующего блондина, а вы вдвоем над нами посмеиваться.

— Ясно, — кивнула я, сгребла со стола протокол и разорвала. — Извините, что побеспокоила.

— Вы как себя ведете? — возмутился опухший, от избытка эмоций начав заикаться. — Вам это что, игрушки?

Кончилось тем, что они, в конце концов, убрались, а я, заперев дверь на задвижку, рухнула на диван и попыталась решить, что делать. Через пять минут стало ясно: сматываться из города. Если мой враг от пакостей перешел к военным действиям, у меня нет никаких шансов. Признавать это ох как не хотелось, то есть не признавать, а уступать. Сцепив зубы, я лелеяла мечты о мести и дошла в своем рвении даже до самых кровавых способов, но как только вспоминала сцену в прихожей, покрывалась мурашками. Не приведи господи пережить еще раз такое. Так что же, уезжать?

Я потерла лицо ладонями, пытаясь привести мысли в порядок. Если я смогу продать эту квартиру, остальное будет не так сложно. А я смогу? Вряд ли. Либо покупатели разбегутся, либо она сгорит в одночасье. Вот черт... Занятая этими невеселыми мыслями, я бродила по комнате, не замечая времени, правда, раза три выскальзывала в прихожую и проверяла входную дверь. Завтра с утра найду слесаря и постараюсь сменить замок. Только особо рассчитывать на то, что это убережет меня от нежелательных визитеров, я бы не стала. Блондин ведь как-то вошел? Вся надежда на задвижку, но тогда придется безвылазно сидеть в квартире. Это тоже не годится.

Зазвонил телефон, я сняла трубку и услышала Ольгин голос.

— Слава богу, — со вздохом заявила она. — Ты что, в ванной отмокала или сидела в наушниках?

— Да вроде нет.
— Ясно. Переживала и видеть меня не хотела.
— Подожди, это ты ко мне приходила? Звонила в дверь, а потом по телефону?
— И звонила, и стучала. Соседка сказала, что ты дома, она с пуделем гуляла, видела тебя. Я уж не знала, что и думать. Вдруг ты от расстройства того... всякое случается.
— Ольга, ты меня спасла, — с благодарностью заявила я и рассказала ей о блондине.
— Ничего себе, — присвистнула подруга. — Слушай, тебе дома нельзя оставаться. Давай ко мне. Вдруг он вернется?
— Не болтай глупостей, — отмахнулась я, не очень-то веря в правоту своих слов. — По крайней мере, не сегодня.
— Приезжай... И мне спокойнее будет.
— Ладно, я подумаю.
Не успели мы проститься, как в дверь позвонили. Я вздрогнула, очень осторожно приблизилась к ней и, стараясь не производить лишнего шума, глянула в глазок. С той стороны стоял один из посетивших меня милиционеров по имени Юра. В некотором недоумении я распахнула дверь и уставилась на него.
— Войти можно? — поинтересовался он.
— Заходите.
Юра вошел, снял ботинки, куртку и посмотрел на меня вроде бы несколько растерянно... Я торопливо предложила:
— Хотите чаю?
— Хочу, — кивнул он и зашагал за мной на кухню.
Пока я возилась с чаем, он устроился за столом и, ненавязчиво поглядывая на меня, о чем-то размышлял.

— Вы что, поймали его? — теряясь в догадках, спросила я. Юра удивленно взглянул на меня, будто пытаясь сообразить, о чем это я, а потом покачал головой:

— Нет.

Я разлила чай и нахмурилась, едва не брякнув: «А зачем тогда пришли?» Но, как видно, Юра и без моего вопроса понял, что я ломаю голову, с какой стати он вдруг вернулся. Он откашлялся, вроде бы собираясь с силами, сделал два глотка чая, посмотрел на меня в упор и сказал:

— Вы Шалаева Константина Игнатьевича помните?

— Помню, — не удержавшись от усмешки, ответила я. Именно к Шалаеву я ходила с заявлением, когда вся местная шпана сосредоточила свои агрессивные инстинкты на Сереже.

— Он у нас теперь начальником, — продолжил Юра с таким видом, будто это объясняло его визит ко мне.

— Да? — без энтузиазма откликнулась я. — Рада за него.

— Мы с ним говорили, — опять-таки со вздохом сообщил Юра.

— О чем? — решила я уточнить.

— О вас, то есть... о той истории. И вообще...

— Заявление примете? — не без язвительности спросила я.

— Какой толк от заявления? — Юра пожал плечами и поспешно отвел глаза. — Ни вы, ни я ничего не докажем.

— Слушайте, — немного понаблюдав за ним, сказала я, — кто вообще такой этот Мелех? Отчего, только лишь услышав его фамилию, менты становятся кислыми?

Юра не без лукавства улыбнулся, а потом позволил себе хихикнуть.

— Разве вы не знаете, кому спасли жизнь? Кстати, чего это он к вам прицепился? По идее, благодарить должен, можно сказать, по гроб обязан.

— А вы у него спросите, — съязвила я.

— Это вряд ли, — погрустнел Юра.

— Вы зачем пришли? — не находя в нашей беседе смысла, решила поинтересоваться я.

Юра пожал плечами:

— Я должен как-то помочь вам.

— Вы лично или милиция?

— А я, между прочим, и есть милиция.

— Как помогать думаете?

— Честно сказать — не знаю. Тип, что к вам приходил, наверняка Мелеха в глаза не видел, даже если повезет и мы его отыщем...

— Не продолжайте, — перебила я, — не совсем дура, телик смотрю. Вы мне на вопрос не ответили.

— На какой? А-а-а... — Юра в который раз за время гостевания вздохнул. — Что Мелех? Мелех и есть. Бизнесмен... говорят..

— Вы дурака валяете или сами ничего не знаете? — разозлилась я.

— А чего тут знать... впрочем, вас же несколько лет в городе не было.

— Точно. Так чем он знаменит?

— Ничем, — широко улыбнулся Юра, будто находил в своем ответе что-то забавное. — Сидит себе тихо, говорят, без особой нужды носа на улице не показывает. Что, в общем-то, понятно. Врагов у него как грязи, так что по улицам особо не набегаешься.

— А чем он занимается? — продолжала допытываться я.

Юра закатил глаза и весело фыркнул:

— Кабы знать, а не догадываться, давно бы пристроили его в надежное место. Но он у нас перед законом чист. То есть совершенно. Даже налоги платит. Как положено. Проверок на него насылали, не вспомнить сколько, но у него все в ажуре, комар носа не подточит.

— Так что у него за бизнес? За что налоги платит?

— Ресторан у него в самом центре, называется «Сфинкс». Может, обратили внимание, там у входа скульптура этого самого Сфинкса, говорят, позолоченная. Врут, как думаете? Врут... ободрали бы давно.

— Ну, и что этот ресторан? — поторопила я, чувствуя, что Юра увлекся.

— Ничего. Шикарный ресторан. С настоящими пальмами. Я там, конечно, не был, рассказываю, что от других слышал. Уточки плавают в пруду, и все такое...

— Занятно. А кроме уточек?

— Наверное, еще что-то есть, но мне только про них рассказывали.

— Что вы дурака-то валяете? — не выдержала я.

— Извините, — совсем другим тоном ответил он. — Перед законом господин Мелех чист, к тому же связи у него такие, что иной политик позавидует. Губернатор наш не гнушается к нему в ресторан заехать, покушать хорошо ну и о жизни поговорить. И прочие разные люди. Из Москвы частенько наведываются, оттого-то, лишь только фамилия Мелеха всплывает, у наших ментов мгновенно зубы начинают ныть и портится настроение.

— Это я заметила. Значит, ресторан и связи...

— Ага. Дом, где расположен ресторан, Мелех

выкупил и живет там же. Квартира на втором этаже, но про нее ничего не скажу, никто из моих знакомых в гостях ни разу не был. Знаю, что дом набит охраной, все бывшие спецназовцы, на жизнь вроде не жалуются.

— А вы на жизнь жалуетесь? — не удержалась я.
— Я на зарплату жалуюсь.
— Так подались бы к Мелеху.
— Мы характерами не сойдемся. Я к вам чего пришел, Полина Владимировна, я ведь, честно говоря, тоже сначала подумал... ну, что вы с нами не совсем откровенны... А теперь уверен: скорее всего вы правду сказали, и визитер действительно был от Мелеха. А если так, то оставаться вам здесь опасно.
— В квартире?
— В городе, Полина Владимировна. Не убережетесь.
— Занятно такое от вас слышать.
— Понимаю. Только и вы поймите. Когда руки-ноги связаны — особо не попрыгаешь. Допустим, пойду я к вам в телохранители...
— У меня на это денег нет, — перебила я его.
— Допустим, я за идею. Толк от этого вряд ли будет. На танк с вилами не ходят. Родственники у вас есть?
— Нет.
— Жаль. А друзья?
— Друзья вроде бы остались, но если все так скверно, чего ж я людей подводить буду?
— Резонно. Ладно, вы подумайте, а я пойду.

«Чего тут думать, — вздохнула я, запирая за Юрой дверь. — Хорошо ему говорить, а куда я без денег уеду? Эх, продать бы квартиру...» Я вновь закружила по комнате, но вместо того, чтобы впасть в отчаяние, начала злиться.

Кружила я по комнате, кружила, распаляя себя праведным гневом все больше и больше, пока в голову мне не пришла одна мысль. Заключалась же она вот в чем: почему бы мне не встретиться с господином Мелехом и не выяснить, чего этот сукин сын добивается? Если в его намерения входит выставить меня из города, так ради бога, пусть только палки в колеса не вставляет, продам квартиру и привет... В конце концов, я ему жизнь спасла, надо бы ему об этом напомнить. Должно быть, с головой у меня в тот вечер было неладно, потому что мысль эта не только не показалась мне идиотской, более того, я вознамерилась претворить ее в жизнь, торопливо оделась, вышла из дома и остановила машину.

— В центр, — сказала отрывисто, — к ресторану «Сфинкс».

Сидевший за рулем мужчина посмотрел на меня без всякого интереса и кивнул, а через двадцать минут остановился около двухэтажного, недавно отреставрированного особняка.

Я поглазела на особняк, вздохнула и потопала к ярко освещенным дверям. Под козырьком возле входа рядом с пресловутым Сфинксом замер молодой человек в темном костюме, белой рубашке и при галстуке. Я с опозданием сообразила, что одета не для выхода в ресторан, и разозлилась еще больше. Наверное, что-то такое отобразилось на моей физиономии, потому что молодой человек, поставленный здесь наблюдать за порядком, хотя и взглянул на меня с неодобрением, словесно его не выразил.

Дверь передо мной сама собой распахнулась, и я оказалась в роскошном вестибюле, оформленном в египетском стиле, прямо передо мной замер Фараон, скрестив на груди руки, и от его пустых глаз мне сделалось как-то не по себе. Если честно, захотелось сбежать отсюда. Я бы, наверное, и сбежала, но тут ко мне подскочил молодой человек в красной феске и спросил с улыбкой, правда, какой-то вялой:

— Что желаете?

«Хороший вопрос», — подумала я. Торопливо огляделась и спросила:

— Где у вас бар?

— Вот сюда, пожалуйста.

Он выразительно посмотрел на мои кроссовки и джинсы, но проводил до дверей. Я направилась к стойке, прикидывая, что делать дальше. Возможно, Мелеха вовсе нет в ресторане. Не будь я такой дурой, для начала бы позвонила ему и договорилась о встрече.

— Минеральная вода есть? — осведомилась я.

— Конечно, — усмехнулся бармен, взглянул на меня и убрал усмешку с физиономии. Молча поставил передо мной стакан воды и удалился. Я вертела стакан в руке и собиралась с мыслями. Теперь поход сюда представлялся мне невероятно глупым.

— Черт, — пробормотала я, но получилось довольно громко, сидящие за стойкой посмотрели на меня с недоумением. Я ответила им гневным взглядом. Стакан опустел, а я так и не решила, что мне делать дальше. Вернулся бармен, взглянул на меня и спросил:

— Еще что-нибудь?

— Спасибо, — пробормотала я и услышала за спиной:

— Здесь хороший коктейль, называется «Нефертити», советую попробовать.

Я оглянулась и обнаружила рядом с собой парня

лет двадцати семи, он улыбался так, точно о встрече со мной мечтал всю жизнь.

— В самом деле? — не зная, что ответить, заметила я.

— Можно я вас угощу? — продолжал он расточать улыбки и, не дожидаясь моего согласия, обратился к бармену: — Два коктейля. — Затем сел на табурет рядом и попробовал улыбнуться еще шире. — Я вас раньше здесь не видел.

Бармен холодно взглянул на парня, точно тот сделал что-то неприличное, и занялся коктейлями.

— Вообще-то, я зашла на минуту, — сказала я.
— Выпить минералки? — засмеялся парень.
— А вам какое дело? — не выдержала я и поспешно извинилась: — Прошу прощения, у меня сегодня день ни к черту.

— У меня тоже, — порадовал меня парень. — Попробуйте коктейль, уверен, вам понравится.

Я отпила немного и кивнула.
— Неплохо.
Он опять засмеялся:
— Должно быть, денек у вас и в самом деле выдался паршивый. Меня Виктор зовут, а вас?

— Меня... — начала я и замолчала на полуслове: в баре появился Мелех, он не спеша шел ко мне, сунув руки в карманы брюк и вроде бы совершенно не замечая окружающих. А вот окружающие на него поглядывали. Витя перевел взгляд с меня на Мелеха и инстинктивно отодвинулся.

— Привет, — сказал мой враг, остановившись рядом. — Ты ко мне?

— К тебе, — буркнула я.

— Тогда пойдем. — Через полминуты мы устроились за столом напротив друг друга. — Выпьешь что-нибудь? — спросил он.

— Воды, — ответила я. Он кивнул бармену, и тот принес нам два стакана минеральной воды. Пока мы ждали парня, я смогла как следует рассмотреть Николая Петровича. За пять лет с момента нашей последней встречи он не похорошел. Набрал лишних килограммов шесть, физиономия приобрела надменно-равнодушное выражение. Уголки губ презрительно опущены, взгляд отсутствующий. Я мгновенно почувствовала раздражение, в этом смысле прошедшие пять лет ничему меня не научили. Меня раздражало все: то как он сидел, как смотрел, как манерно встряхивал рукой, прежде чем взглянуть на часы, раздражали и сами его руки со свежим маникюром, с широкой ладонью и короткими толстыми пальцами, на безымянном сверкал огромный бриллиант в обрамлении изумрудов. Что-либо нелепее и представить было невозможно, да еще тяжелый браслет с подвеской в виде черепа. Раздражение очень быстро сменилось стойким отвращением... И с этим типом я пришла говорить. О чем? Пустая трата времени.

Он разглядывал меня и, наверное, тоже злился. Правда, на его физиономии какие-либо эмоции не отразились. Я молчала, и он молчал. Я потому, что собиралась с силами, а почему он — мне неведомо. Может, ему нравилось наблюдать, как я ерзаю на стуле, подыскивая слова? Эта мысль любви к нему во мне не прибавила, и я невпопад брякнула:

— Нам надо поговорить.

— Слушаю, — кивнул он без намека на какой-либо интерес.

— Я хочу уехать, — злясь все больше и больше, начала я. — Мне необходимо продать квартиру, на это уйдет время...

— Хочешь, чтобы я помог? — повертев стакан в руке, спросил он.

— Хочу, чтобы ты оставил меня в покое, — рявкнула я, а ведь давала слово, что буду держать себя в руках, и вот пожалуйста, стоило этому уроду появиться, и все обещания насмарку.

Мелех поднял брови, глядя на меня с удивлением, точно я сморозила невероятную глупость, и спросил:

— Что ты имеешь в виду?

— Прекрати, — зашипела я, торопливо оглянулась и вздохнула, призывая себя успокоиться. — Меня уволили с работы...

— А я здесь при чем? — Теперь на его лице появилось недоумение. Он пожал плечами и отодвинул стакан, а я перегнулась к нему и заговорила еще тише:

— Хочешь сказать, что обошлось без тебя?

— Ты спятила, — обиделся он. — Тебя уволили с работы, а какое я могу иметь к этому отношение, раз работаешь ты не на меня? Может, ты просто не справлялась?

— Может, — немного поскрипев зубами, согласилась я.

— Вот видишь... Значит, ты просишь меня помочь тебе с квартирой? — продолжил он.

— Я прошу не мешать, — поправила я, но он не обратил на мои слова внимания.

— Куда собираешься перебраться?

— Пока не решила.

— Тянет к перемене мест. А что у тебя с шеей? — без перехода спросил он. Я машинально коснулась рукой пореза и опять усмехнулась:

— Тебе должно быть об этом хорошо известно.

— Мне? — Он вроде бы искренне удивился.

— Давай поговорим откровенно, — выставив вперед ладонь, точно защищаясь от него, сказала я. — Чего ты хочешь?

— От жизни? — хмыкнул он.

— Нет, от меня.

— От тебя ничего. — Он вроде бы опять удивился.

— Прекрати, — вновь рявкнула я. — Можем мы поговорить откровенно?

— А я что делаю? Только твоя откровенность больше похожа на бред.

— Серьезно? Стоит мне устроиться на работу, как оказывается, что у фирмы проблемы, и меня увольняют по сокращению штатов, хотя в другом городе со мной такого не случалось. Допустим, наш город особенный и ты действительно ни при чем...

— Вот-вот, — кивнул он. — А если так оно и есть, о чем говорить?

— Слушай, — не выдержала я, — в конце концов, я тебе жизнь спасла, хотя бы и в благодарность...

— Вон оно даже как, — присвистнул Мелех. — Ну, спасибо тебе. Кстати, я в долгу не остался, хотя ты из тех, кто добра не помнит.

— Насчет добра в самую точку, — усмехнулась я. — Ты его столько сделал... Так вот, давай забудем друг о друге. Ты мне ничем не обязан, а я тебе. Хорошо?

— Ты так говоришь, как будто я досаждаю тебе своим присутствием, а между тем мы встречаемся впервые за пять лет. Кстати, ты совсем не изменилась, выходит, жизнь тебя ничему так и не научила.

— Николай, — вздохнула я, — я пришла поговорить... Допустим, у тебя имеются причины вести себя таким образом, то есть портить мне жизнь, мне они неизвестны, но я готова признать, что они есть и даже в каком-то смысле справедливы.

— Не понимаю, о чем ты говоришь, — удивился он.

— Ладно, — кивнула я, неожиданно вспомнив слова Юры о том, что писать заявление — напрасный труд. Похоже, что и разговаривать с этим сукиным сыном — затея наиглупейшая. Я резко поднялась. — Извини.

Он схватил меня за руку, хмуро глядя мне в глаза, я попыталась освободить руку, но он держал ее крепко.

— Что это за шрам на шее? — спросил он серьезно.

Я засмеялась, покачала головой и ответила:

— Сегодня у меня был гость. Очень неприятный тип. А это он оставил мне на память.

— Сядь, — кивнул Мелех, — и расскажи, в чем дело.

Я села и рассказала, хотя не видела в этом смысла, потому что была уверена: о моем госте он знает лучше меня.

— Как он выглядел? — разглядывая свои руки, спросил Николай Петрович. Я подробно описала блондина, Мелех слушал, кивал, затем минут пять сидел молча, размышляя. — Вот что, — наконец изрек он, — думаю, тебе не стоит оставаться в своей квартире. Переезжай ко мне.

— Что? — растерялась я.

— Переезжай ко мне, — повторил он, глядя на меня, не моргая. Я развела руками:

— Что значит — «переезжай»?

— Чего ж непонятного? Поживешь у меня, пока я во всем разберусь и все улажу.

— Спасибо. Я думаю, уладить все не так трудно, тебе стоит лишь слово сказать.

— Ты всерьез думаешь, что его послал я?
— Конечно, — ответила я без прежней уверенности.
— Зачем мне это?
— А зачем... — Я оборвала себя на полуслове, тряхнула головой и закончила: — Я просто хочу уехать.
— Не думаю, что твои проблемы можно решить таким образом, — осчастливил меня он.
— У меня не было проблем в другом городе, — напомнила я.
— Возможно. Но теперь они есть. Переезжай ко мне.
— Огромное человеческое спасибо, — усмехнулась я.
— Тебе никто не говорил, что у тебя скверный характер?
— Зато ты на редкость покладистый парень. Иметь с тобой дело — одно удовольствие.
— А почему ты говоришь об этом с такой иронией? — внезапно оживился он, сонное выражение на его лице уступило место любопытству.
— Извини, — вновь усмехнулась я.
— Нет, в самом деле. Ты же хотела поговорить, ну так скажи: почему? Я помогал твоему брату...
— И он погиб.
— Все мы смертны.
— Послушай...
— Нет, ты меня послушай, — перебил он. — Я всегда был готов помочь и тебе, и твоей семье, но ты презрительно воротила нос, а теперь являешься с претензиями и несешь несусветную чушь. А я должен это безропотно выслушивать? Ты бросила свою мать, за пять лет ни разу не навестила ее...
— Заткнись, — не сдержалась я.

— Я называю вещи своими именами. Ты ее бросила...

— Мне пришлось уехать.

— Да неужели?

— Да. И ты знаешь почему. Ты... слушай, я не хотела говорить об этом, честно не хотела, я...

— У тебя проблемы, у тебя полно проблем, и ты всегда винишь в этом других. Твоя мать спилась в одиночестве — виноват я, твой парень тебя бросил... — Не следовало бы ему этого говорить. Не помня себя, я схватила стакан и запустила его в Мелеха. Существенного ущерба его роже он не нанес, но дело-то не в этом: моя выходка не осталась незамеченной. Мелех достал платок, вытер лицо и сказал сквозь зубы: — Еще раз такой номер выкинешь — убью.

Мысленно чертыхаясь, я покинула бар. Ну и чего я добилась? Ведь знала, что приходить сюда бесполезно. Теперь он еще больше разозлился, и неизвестно, какой сюрприз меня ждет завтра.

Я шла по улице, не очень соображая, куда двигаюсь, и терла глаза, стараясь сдержать слезы. Если честно, очень хотелось зареветь — от обиды, от страха, но больше от обиды, потому что в словах Мелеха мне вдруг почудилась горькая правда.

— Чушь, — сказала я вслух и наконец огляделась, прекратив свое стремительное шествие в никуда.

Я стояла в парке, где женщине в эту пору совершенно нечего делать в одиночестве. На счастье, аллея была пуста, но не худо бы поскорее убраться отсюда. Я заспешила к выходу и вот тут-то обратила внимание на мужскую фигуру. Свет фонаря не достигал места, где стоял человек, и разглядеть его я не могла, но все равно здорово перепугалась, мне везде мерещился блондин. Я сбилась с шага, тревожно оглядываясь, до выхода из парка еще метров пятьдесят и их надо как-то преодолеть.

— Не бойтесь, — вдруг послышалось из темноты, и в круге света появился молодой человек, с которым я не так давно познакомилась в баре. Пока я стояла, соображая, хорошо это или плохо, Виктор приблизился и, широко улыбаясь, заявил: — Рад вас видеть.

— Вы что здесь делаете? — хмуро спросила я.

— Шел за вами от самого ресторана. Если не возражаете, я вас провожу.

— Не возражаю, — подумав, ответила я.

— Вы где живете? — спросил Виктор, когда мы вышли из парка.

— На Верещагина, — ответила я, — но сегодня я ночую у подруги.

— Это разумно, — заметил он.

— Да?

— Вы не сердитесь. — Голос его звучал ласково, точно он говорил с ребенком. — Я же был в баре и видел... — Он вдруг смутился и, чтобы скрыть смущение, засмеялся: — Выглядело это впечатляюще, но разумным такой поступок не назовешь. Выплеснуть стакан воды в физиономию этого придурка, да еще публично... Вы давно знакомы?

— Всю жизнь, — невесело пошутила я. — Идемте к остановке. Подруга живет в Липках.

— А если мы с вами немного прогуляемся? Или для вас уже слишком поздно?

— Давайте пройдемся, — кивнула я. Действительно, следовало немного успокоиться. Ольга живет одна и позднему визиту не удивится.

И мы побрели по улице. В баре я не очень-то рассмотрела Виктора, а сейчас, пользуясь тем, что фонари, против обыкновения, горели, попыталась разглядеть его получше. На первый взгляд самая обыкновенная внешность: высокий, спортивный, лицо приятное. Мужчин с такой внешностью наберется немало, но в нем было что-то особенное. Может, взгляд, насмешливый и одновременно ласковый, или улыбка. Она вдруг вспыхивала на его лице, и тогда оно мгновенно преображалось. В общем, через полчаса я пришла к выводу, что Виктор невероятно красив. А еще умница, к тому же с чувством юмора. Мы очень естественно перешли на «ты», что меня порадовало. Если б мы еще немного побродили, я бы наверняка обнаружила в нем бездну достоинств, но тут я взглянула на часы и поняла: если я собираюсь заночевать у Ольги, следует поторопиться, даже ее демократичная натура взбунтуется, явись я в два часа ночи.

— А вот здесь я живу, — вдруг сказал Виктор, кивнув на пятиэтажное здание, мимо которого мы проходили. — Зайдем?

Признаться, я удивилась, а вслед за этим мои добрые чувства к нему сменились подозрительностью. С чего это он взял, что я соглашусь зайти? Время для визита самое неподходящее.

— Спасибо, в другой раз.
— Честно? — спросил он, взяв меня за руку.
— Что? — не поняла я.
— Ну, ты сказала «в другой раз». Значит, он будет?
— Почему бы и нет?
— Я вот что подумал: может, тебе лучше переночевать у меня? Приставать не буду.
— Откуда такая доброта? — съязвила я.
— Мне понравилось, как ты это сделала, — засмеялся Виктор. — Я имею в виду, как запустила

стакан в рожу Мелеха. Редкое удовольствие увидеть такое... И мне не хочется, чтобы у тебя были неприятности. Короче, ты мне нравишься и я беспокоюсь.

— Спасибо, — кивнула я. — Думаю, мне лучше отправиться к подруге.

С этими словами я шагнула с тротуара с намерением остановить машину. И тут одна из проезжающих машин точно по волшебству притормозила, двери разом распахнулись, но что последовало за этим, я увидеть не успела. Виктор схватил меня за локоть и, не выпуская, рванул с места как ошпаренный. Я, мало что понимая, вынуждена была последовать за ним.

Мы влетели во двор дома, затем в подъезд, дверь с кодовым замком захлопнулась за нами. Я перевела дух, но Виктор, не выпуская моей руки, начал торопливо подниматься по лестнице, и я, конечно, тоже.

Он открыл дверь под номером «семь», и мы оказались в темной прихожей, чутко прислушиваясь. В подъезде царила тишина.

— Ты думаешь... — тревожно начала я, но Виктор сделал предостерегающий жест, прошел в кухню и, не включая света, замер у окна. Я подошла и встала рядом. Возле подъезда остановилась машина, трое мужчин о чем-то переговаривались. — Ничего себе, — пробормотала я.

— Вот-вот, — негромко отозвался Виктор, — а ты еще не хотела меня слушать.

— По-твоему, это Мелех? Это он их послал?

Виктор пожал плечами.

— Не знаю. Возможно, мне привиделось с перепугу и Мелех здесь вовсе ни при чем, но проверять свои догадки я бы не стал.

— Если ты не против, я подожду с полчаса и вызову такси.

— Тебе лучше остаться у меня. Вдруг они решат подождать в машине?

Если честно, мне казалось, что он драматизирует ситуацию, но проверять свои догадки желания у меня, так же, как и у него, не было.

— Свет лучше не включать, — деловито продолжил он. — Светящееся окно привлечет внимание.

— Пожалуй, ты прав, — вынуждена была согласиться я. — Что же делать?

— Ложиться спать, это самое разумное.

— Ты живешь один?

— Один. Спальня в твоем распоряжении, а я устроюсь на диване. Идем, я провожу. Вот здесь ванная, свет можно включить. Если что-то понадобится... Сейчас полотенце принесу.

Пока я стояла под душем, Виктор успел приготовить постель себе и мне, проводил меня в спальню и пожелал спокойной ночи.

Я легла и, как водится в такой ситуации, уставилась в потолок. Страх отступил, и теперь мое поведение казалось мне дурацким. Спрашивается, что я делаю в чужой квартире? Я едва не свихнулась от ужаса, и все потому, что рядом остановилась машина. А ведь я даже не видела, кто из нее вышел. Преследовал нас кто-то или это тоже пустые страхи? Ну, стояла машина у подъезда, что с того? Однако и денек выдался сегодня! Утром уволили с работы, а теперь я лежу в чужой постели и ломаю голову... Не следовало мне идти к Мелеху и уж тем более швырять в него стакан. Такие, как он, злопамятны, не пришлось бы горько пожалеть о своей выходке.

Я ворочалась с боку на бок, изводила себя этими мыслями, и тут в тишине квартиры, словно гром небесный, раздался телефонный звонок. Я подскочила от неожиданности, а сердце забилось в сумасшедшем ритме, так что дышать сделалось трудно. За дверью раздались шаги, послышался голос Виктора:

— Да. Ты что спятил, звонить в такое время... а-а... ладно... да... хорошо...

Прислушиваясь к его словам, я начала понемногу успокаиваться. Судя по всему, звонил какой-то его знакомый, следовательно, ничего опасного.

Виктор закончил разговор, затем дверь спальной тихо скрипнула и он спросил:

— Ты спишь?

— Нет, — подумав, ответила я.

— Приятель позвонил. Совсем чокнулся. — Виктор приблизился и сел на краешек кровати. — Как ты? — спросил он, не глядя на меня.

— Нормально, — пожала я плечами.

— А мне не спится. Не возражаешь, если я посижу здесь?

Что ответить на это, я не знала, натянула одеяло и уставилась на Виктора. Возле окна горел фонарь, света было достаточно, чтобы мы хорошо видели друг друга.

— Что у тебя с этим Мелехом? — спросил он, а я ответила вопросом на вопрос:

— Ты с ним знаком?

— Нет, — вроде бы с удивлением пожал он плечами. — Знаю, что он хозяин этого ресторана.

— И часто ты там бываешь?

— Когда деньги есть лишние. А их почти никогда нет. Я в баре приятеля ждал, тот обещал подкинуть работенку.

— А чем ты вообще занимаешься?

— У нас с другом свое дело, так, ерунда — визитки печатаем и прочую чушь в том же роде. А чем ты занимаешься, когда не воюешь с Мелехом?

— Последнее время в основном воюю.
— Не хочешь рассказать, что у вас за дела?
— Не хочу.
— Как знаешь, — опять пожал он плечами, но было заметно, что обиделся.
— Спасибо тебе, — подумав, сказала я.
— Брось. За что? Ничего особенного я пока не сделал. Не буду тебе мешать, — сказал он, поднимаясь. — Спокойной ночи.
— Спокойной ночи, — ответила я.

Когда я открыла глаза, часы показывали 10.30. Виктор спал в гостиной, закутавшись в плед. Я кашлянула. Виктор тут же поднял голову, взглянул на часы и улыбнулся.

— Как спалось?
— Нормально, — ответила я и вышла из комнаты.
— Идем пить кофе, — крикнул он через несколько минут. За это время я успела умыться. — Я готовлю отличный кофе, — заявил он, когда я появилась в кухне.
— Время почти одиннадцать, тебе, наверное, пора на работу.
— Ерунда, появлюсь после обеда. Максим один справится. Могу приготовить тебе завтрак.
— Спасибо. Я по утрам не ем. Кофе отличный. — Я поднялась из-за стола.
— Ты куда? — вроде бы удивился Виктор.
— Домой, — удивилась в ответ я.
— Может, лучше к подруге? — Я покачала головой, а он сказал: — Тогда я тебя провожу.
— Не надо. Ты и так слишком много для меня сделал.

— Ты говоришь это так... я тебе чем-то неприятен?

— Вовсе нет, — ответила я. — Напротив, просто днем я боюсь гораздо меньше, чем ночью и...

— Я тебя провожу, — перебил он.

На сборы ушло минут десять. Мы спустились во двор, и Виктор направился к машине, стоявшей в нескольких метрах от подъезда. «Опель» выглядел как новенький, и я подумала, что дела у Виктора, должно быть, идут неплохо.

— Садись, — кивнул он. Я села, он завел машину, и мы плавно тронулись с места. — Улица Верещагина, а номер дома? — спросил он, выезжая на проспект.

— Восьмой. Квартира тоже восьмая.

— А телефончик есть? — улыбнулся он.

— Есть.

— Девушка, — дурашливо пропел он, — дайте телефончик...

Мой двор встретил нас заливистым лаем двух пуделей и настороженными взглядами старушек-соседок. Вчерашний визит милиции они, должно быть, не проглядели и теперь строили догадки. Виктор посмотрел на меня и как-то неуверенно спросил:

— В гости пригласишь?

— Сейчас?

— Почему бы и нет?

— Пойдем, — пожала я плечами, — раз ты на работу не спешишь, а меня с моей выперли.

Я достала ключ и замерла перед дверью: она была приоткрыта.

— Ты одна живешь? — растерялся Виктор.

— Одна.

Нахмурившись, он толкнул дверь и вошел, после чего присвистнул и сказал:

— Мама моя...

Ожидая самого худшего, я вошла следом и огляделась, после чего длинно выругалась, что, безусловно, не делало мне чести как женщине, зато точно передавало мое душевное состояние в ту минуту.

За ночь квартира претерпела значительные изменения и теперь больше напоминала свалку.

— Ну надо же, — покачала я головой.

— Да-а... — протянул Виктор, — кто-то здесь здорово порезвился. Слава богу, что тебя на тот момент не оказалось дома.

Я кивнула и совершила обзорную экскурсию по жилищу, телефон валялся на полу, но работал. С тяжким вздохом я набрала 02, закончила общение с дежурным и повернулась к Виктору, который сидел, привалившись к стене, и все еще оглядывался.

— Тебе лучше уйти, — сказала я печально.

— Почему? — нахмурился он.

— Зачем тебе лезть во все это? То есть я хочу сказать...

— Да, я понял, — кивнул он. — Жить тебе дома нельзя, сама видишь... У подруг тебя найдут. А обо мне никто не знает.

— Я не очень понимаю... — заметила я, потому что в самом деле не понимала.

— А чего тут понимать? Поживешь пока у меня.

— Пока — чего? — сказала я с усмешкой.

— Пока не придумаем, что делать дальше. Вот тебе мой телефон, как только менты уедут, сразу позвони. Одна из квартиры — ни на шаг. Поняла?

— Поняла, — кивнула я, думая, что квартира, к сожалению, убежище ненадежное.

— Тебе лучше у соседей подождать, пока менты приедут. Зная их расторопность...

— Пойдем, — кивнула я, — если тебя здесь застанут, о тебе очень быстро и Мелех узнает.

— Это точно.

Мы вместе вышли на лестничную клетку, торопливо простились, он начал спускаться, а я позвонила в квартиру соседки.

Милиция пожаловала через час, и первым, кого я увидела, был Юра.

— Что у вас? — спросил он со вздохом.

— Взгляните, — пожала я плечами. Соседка, которая вышла встречать милицию вместе со мной, заохала, Юра огляделся, второй милиционер прошелся по квартире и покачал головой.

— Соседи что-нибудь слышали?

— Я ничего не слышала, — зачастила Ольга Васильевна, — у меня окна на улицу, рядом ночной клуб — то орут, то машины подъезжают, — а общая стена только в кухне, ночью я на кухню не выходила. Клавдия Петровна вообще глухая, а внизу Вовка живет, пьяница, ему хоть из пушки стреляй, ничего не услышит.

— Ясно, — вздохнул молодой человек, а Юра сказал:

— Ты все-таки пройдись по соседям, поспрашивай... Полина Владимировна, — повернулся он ко мне, — что из вещей пропало?

— Разве тут поймешь?

— Такое впечатление, что здесь что-то искали.

— Напрасно. Ценностей у меня нет, я вам об этом вчера говорила.

— Где ночевали?
— У подруги.
— Разумно, — сказал он, продолжая оглядываться, и пробормотал под нос: — Интересно, что они придумают в следующий раз?
— Они? — возвысила я голос.
— Не обращайте внимания, это я о своем.

Юра, поставив на место стол, занялся составлением бумаг. Вернулся его товарищ, но ничем не порадовал — разумеется, никто ничего не видел и не слышал. Нежелание людей наживать себе неприятности было мне вполне понятно, поэтому я не удивилась.

Появился еще один молодой человек и занялся отпечатками пальцев, а я скучала, сидя в уголке. Страх и злость ушли, осталось лишь тупое равнодушие. Где-то через полчаса мужчины закончили работу и, простившись, покинули квартиру, Юра, однако, задержался.

— Что собираетесь делать? — спросил он.
— Займусь уборкой.
— Я не об этом. — Он нахмурился, должно быть, злясь на мою бестолковость, но мне на это было наплевать.
— Чтобы уехать, нужны деньги, у меня их нет, — сказала я равнодушно.
— Поручите продажу квартиры какой-нибудь фирме, а сами поживите у друзей.
— Спасибо за совет, — кивнула я.

Он немного потоптался, желая что-то сказать, но то ли не решился, то ли мысль ушла, кивнул и исчез за дверью. Я оглядела свои хоромы и вздохнула, после чего занялась расстановкой мебели. Минут через десять в дверь позвонили, на пороге стоял Виктор.

— Уехали?

— Да. Только что.

— Я ведь просил сразу же сообщить мне, — недовольно заметил он.

— Я как раз собиралась...

— Пытаешься навести порядок?

— Пытаюсь.

Он сбросил куртку и взялся мне помогать, работа пошла веселей. Часа через три квартира приобрела вполне сносный вид, но особого оптимизма это не вызвало. Радуясь тому, что нашлись целые чашки, я заварила чай и пригласила Виктора к столу.

— Ты был на работе?

— Заезжал. Сейчас моя работа меня меньше всего волнует. Давай подумаем...

— Послушай, — перебила я, — тебе не стоит вмешиваться. Помочь ты не сумеешь, а неприятности наживешь наверняка.

— Может, ты расскажешь, что у тебя с Мелехом?

Я подумала и рассказала, потому что вреда от этого не видела.

— Да-а, — покачал головой Виктор, выслушав мой рассказ. — Вражда у вас ни на жизнь, а на смерть. Он тебе предлагал все блага земные, а ты посмела отказаться. Такое не прощают...

— Вот-вот, — поддакнула я, — оттого и прошу: не лезь ты в это дело.

— Я тебя понимаю, — серьезно заговорил Виктор, — но и ты меня пойми: очень не хочется перед каждой сволочью прогибаться. Я хочу тебе помочь. И помогу. О квартире не беспокойся, вопрос решим. А поживешь пока на даче. Вряд ли Мелех при всех своих связях сможет отыскать тебя там. Собирай вещи, и поехали. Подругам без особой надобности не звони и о своих планах помалкивай.

Я задумалась: стоит ли соглашаться? Что я знаю о Викторе? Ровным счетом ничего. В такой ситуации разумнее обратиться к близким людям... и подвергнуть их возможной опасности? А Виктора я разве не подвергаю опасности? В конце концов, он сам вызвался. Он взрослый человек и... мне нравится. Вот именно. На душе кошки скребут, а в такое время хочется, чтобы рядом был мужчина.

Я вздохнула, прерывая поток мысленного красноречия, и начала собирать вещи. Набралось их немного.

— Все? — спросил Виктор, подхватил сумку, и мы покинули квартиру.

Оказавшись в машине, я расслабилась, но умиротворенное состояние продлилось лишь до ближайшего светофора.

— Черт, — пробормотал Виктор, напряженно глядя в зеркало.

— Что случилось? — испугалась я.

— «Шевроле» за нами пристроился, — облизнул он губы. — Выехал из подворотни и сидит на «хвосте», как приклеенный. — Я оглянулась, ища глазами «Шевроле». — Не вертись, — шикнул Виктор, — пусть думают, что мы не заметили.

Вспыхнул зеленый свет, и мы плавно тронулись с места.

— Вот что, — все еще глядя в зеркало, сказал Виктор, — сейчас подъедем к универмагу, машину оставим на стоянке, сумку тоже придется оставить, не то это покажется подозрительным. Как войдем в здание, сразу сворачивай налево, там служебный вход. Все надо сделать быстро, не то оторваться от них не успеем.

Мы въехали на стоянку («Шевроле» с интервалом в полминуты последовал за нами) и оставили машину прямо напротив входа в универмаг. Стараясь выглядеть беззаботными, вошли в здание. Слева действительно была дверь с надписью «Служебный вход», не задумываясь, я рванула туда, Виктор за мной. Мы оказались на лестнице, торопливо поднялись на второй этаж, прислушиваясь, нет ли погони. Все было тихо. Прошли длинным коридором и оказались возле точно такой же лестницы. Дверь внизу выходила прямо на улицу и была заперта на засов. Виктор открыл ее и огляделся. Из-за его плеча я увидела два грузовика в нескольких метрах от двери и мужчин в рабочих комбинезонах, они о чем-то переговаривались. Виктор взял меня за руку и шепнул:

— Вон туда, к гаражам.

Если честно, к тому моменту соображать я уже перестала и просто повиновалась командам, что в данной ситуации было наиболее разумным. Мы быстро пересекли двор, не привлекая внимания рабочих, по крайней мере, нас никто не окликнул и не поинтересовался, что нам здесь надо. От соседнего переулка двор универмага отделял низкий забор, который мы без особого труда преодолели.

— Куда теперь? — спросила я.

— Следы заметаем. Возле сквера стоянка такси. Потерпи еще немного.

Терпеть я была готова, только вот не очень понимала, что происходит, и от этого испытывала большие неудобства. В конце концов, мы оказались в такси, Виктор сказал, куда ехать, и через полчаса мы уже тормозили возле двухэтажного кирпичного дома в Отрадном, выглядевшего весьма респектабельным.

— Это твоя дача? — насторожилась я.

— Это дача моего приятеля. Не волнуйся, он в

курсе, — успокоил меня Виктор, — я имею в виду, он знает, что я собираюсь пробыть здесь некоторое время с любимой девушкой. На мою дачу теперь, пожалуй, соваться не стоит. Номер машины им известен, и узнать обо мне все, что надо, они смогут довольно быстро.

— Я ведь предупреждала, — недовольно проворчала я.

— Все будет хорошо. — Виктор подмигнул мне и достал из кармана ключ.

Мы вошли в просторный холл. Пока я осматривалась, Виктор запер дверь, протопал на кухню и позвал оттуда:

— Полина...

Кухня была огромной, обставленной дорогой мебелью. Витя заглянул в холодильник.

— Продуктов хватит на неделю. Дом в твоем распоряжении, ключи я тебе оставлю, дверь никому не открывай, кроме меня, конечно, из дома никуда не выходи. В общем, располагайся... — Он улыбнулся и пошел к двери.

— Витя, — испуганно позвала я.

— Да?

— Послушай... — Я мучительно подбирала слова и не находила их. — Может, не стоит мне здесь оставаться?

— Уверяю тебя, это надежное место.

— Я не об этом.

— А о чем? — растерялся он.

— О том, что делать дальше. Не могу же я вечно прятаться.

— Ты ведь хотела продать квартиру и уехать, так? Ну вот, будем придерживаться твоего плана. Я просто хочу быть уверенным, что ты в полной безопасности. — Он подошел, обнял меня и поцеловал, затем отстранился и ласково сказал: — Мне надо возвращаться в город. Вечером постараюсь приехать. Но если не получится, не беспокойся. Здесь есть телефон, в случае чего — позвоню. Запри за мной дверь.

Он ушел, а я некоторое время бесцельно бродила по дому, потом устроилась перед телевизором и часа два таращилась на экран.

Я приготовила ужин, в ожидании Виктора чутко прислушиваясь к звукам, доносившимся с улицы. Иногда проезжали машины, возле дома напротив появились женщины и с полчаса прогуливались по улице. Я то и дело смотрела на часы. В половине двенадцатого не выдержала и позвонила Виктору, мне никто не ответил. Прослонявшись по дому до двух, я легла спать, уже не надеясь, что он приедет.

Проснулась я поздно и сразу позвонила. Домашний телефон Виктора ответил длинными гудками, я позвонила на работу, мужской голос весело меня поприветствовал.

— Могу ли я поговорить с Виктором? — спросила я.

— Не можете, дорогая, — ответил мужчина.

— Вы не скажете, где он?

— Понятия не имею. Если увидите его раньше меня, передайте, что не худо бы ему появиться на работе.

Данный разговор покоя в мою душу не внес. Я села у окна, настроив себя на терпеливое ожидание. Каждые полчаса я без всякого толка звонила, неоднократно собиралась ехать в город, но в последний момент останавливалась. Если Виктор сказал ждать здесь, разумнее так и поступить.

— С ним ничего не случилось, — повторяла я, пугаясь все больше и больше. — Он приедет или позвонит.

День сменился вечером, потом пришла ночь, а Виктор так и не объявился. Я легла и под утро забылась тревожным сном, а пришла в себя от того, что скрипнула дверь.

— Витя, — крикнула я, вскакивая, и испуганно замерла.

В комнату вошел мужчина лет сорока, среднего роста, с насмешливым выражением на круглой физиономии. «Должно быть, хозяин», — подумала я, но тут появились еще двое, рослые здоровячки, из тех, что всегда вызывают обоснованное беспокойство. Я переводила взгляд с одного на другого и прикидывала, какой подарок припасла мне судьба. Между тем старший прошелся по спальне и замер, опершись на спинку кровати. Двое его спутников остались возле двери, глядя на меня без особого интереса.

— Доброе утро, — с ухмылкой сказал мужчина. Отвечать я не стала. — Накинь что-нибудь, — посоветовал он, — а то у моих ребят нервы слабые.

— Может, вы выйдете из комнаты? — попросила я, не очень-то рассчитывая на удачу.

— Перебьешься, — хихикнул он.

Я оделась, стараясь не обращать внимания на мужчин, но не удержалась и спросила:

— Вы кто?

— Друзья, — кивнул он в ответ. — Зовут меня Павлом Степановичем, можно просто Павел. Это Игорь и Артем. Ребята они хорошие, но нервные, предупреждаю на тот случай, если вздумаешь дурака валять: орать или в окна выпрыгивать.

— От друзей в окна не выпрыгивают, — мрачно заметила я и удостоилась очередной ухмылки.

— Тут штука вот какая, мы бы очень хотели подружиться, но если вдруг не получится... не завидую я тебе.

— Понятно, — кивнула я.

— Видеомагнитофон есть? — спросил Павел.

— В гостиной.

— Тогда идем туда.

Мы прошли в гостиную. Павел с хозяйским видом устроился в кресле, я осталась стоять, за моей спиной маячил Артем, а Игорь вставил в видеомагнитофон кассету, взял пульт и сказал с придурковатой улыбкой:

— Сейчас будет кино.

Пока я терялась в догадках, что все это значит, на экране появился Виктор, исторгнув из моей груди стон отчаяния, потому что пребывал он в довольно плачевном виде. Прежде всего он был привязан к стулу, на котором сидел, что чересчур прозрачно намекало на его статус пленника, рот его был заклеен скотчем, взгляд затравленно метался, по подбородку стекала кровь. В кадре возник Игорек и ударил Виктора ногой, в результате чего тот полетел на пол вместе со стулом. Я зажмурилась и сказала:

— Слушайте, этот парень здесь совершенно ни при чем.

— А мы здесь все ни при чем, — в тон мне ответил Павел Степанович. — Дальше смотреть будешь или достаточно?

— Достаточно, — поежилась я. Экран погас, а Павел кивнул мне на соседнее кресло.

— Садись, в ногах правды нет.

— А где она есть? — буркнула я.

— Тоже верно, — легко согласился он.

— Я этого парня знать не знаю, — продолжала канючить я. — Мы встретились позавчера в баре, вот и все.

— Выходит, ему не повезло. Игорек разгневался и сломал ему пару ребер, но это пустяки, потому что смерть у него будет такой, что говорить о ней не хочется.

— Вы что, спятили? — опешила я. — Говорю вам, он здесь ни при чем, мы встретились случайно, он решил мне помочь. И вот результат...

— Да я понял, понял. Но и ты нас пойми. Если ты нам не захочешь помочь, с какой стати нам его жалеть?

— Помочь? — нахмурилась я, мало что соображая. До того момента я была уверена, что всем происходящим обязана Мелеху, и вот нате вам, что-то новенькое.

— Помочь, — кивнул Павел, насмешливо глядя на меня.

— И в чем должна заключаться моя помощь?

— Надо убить Мелеха, — ответил он с таким видом, точно речь шла о том, чтобы сбегать в соседний магазин за хлебом. Я вытаращила глаза и некоторое время сидела в полной прострации, после чего пробормотала:

— Ни фига себе...

— Да ты не горюй, — перегнулся ко мне Павел и потрепал по плечу. — Дело-то, в общем, обычное.

— Для кого как, — возразила я. — Может, для вас... Вы что, психи? — не выдержала я.

— Нет, — замотал головой Павел, — нервные немного, но чтоб психи — нет.

— По-моему, вы не нервные, вы форменные придурки. — Злость сыграла со мной плохую шутку, я забыла об осторожности. Рядом незамедлительно возник Игорек, замахнулся, его намерения стали для меня совершенно очевидны, я закрыла голову руками, а Игорек так и замер с поднятой рукой, потому что вмешался Павел:

— Спокойнее, девочка уже пришла в себя и хамить больше не будет. Точно?

Игорь пожал плечами и отошел, а я, дождавшись, когда он удалится на почтительное расстояние, убрала руки.

— Возможно, я выгляжу бестолковой, — подумав немного, со вздохом начала я, — или вы не совсем ясно выражаетесь, но я не понимаю...

— Чего ж не понять? — удивился Павел. — Мы хотим, чтобы наш общий друг Мелех сыграл в ящик.

— Так вы не от него? — нахмурилась я. — В смысле...

— Да понял я, понял... Нет, мы из другой компании. Там его не любят. Если честно, он нам как кость в горле. Пока можно было, терпели, а теперь, поверишь ли, сил больше нет. Так что пришла пора отправить его в дальнюю дорогу. — Павел выразительно закатил глаза к потолку, а у меня возникло чувство, что я каким-то образом оказалась в сумасшедшем доме. Я потерла нос, посидела немного, разглядывая стену напротив, и изрекла:

— Решайте свои проблемы, я же не против, только я-то тут при чем?

— Без тебя никак не склеивается, — заверил Павел. — Эта гнида сидит в своем кабаке и носа нигде не кажет. А охрана там — будь здоров. Мы чего уж только ни придумывали: и человечков своих подсылали, и разные технические достижения применяли — без толку, — весело сообщил он. — Нюх у него собачий и охрана достойная всяческого уважения, опять же, техническими достижениями он тоже не брезгует.

— И что дальше? — нарушая возникшую паузу, спросила я.

— Как что? Вы с ним старые знакомые, тебе, как говорится, и карты в руки. Загляни к нему по-дружески...

— Не выйдет, — перебила я, — то есть по-дружески не выйдет. Вы, должно быть, не в курсе: у нас с ним застарелая вражда.

— В курсе, — сообщил Павел. — И то, что ты ему в рожу стакан швырнула, мы знаем. Говорят, выглядело это впечатляюще. Зная характер Мелеха, приходится удивляться, как ты смогла покинуть ресторан в столь цветущем виде?

— Я ему жизнь спасла, — решила я внести ясность. — Давно, правда, и совершенно случайно. Но именно это, скорее всего, не позволяет ему вот так запросто свернуть мне шею. Хотя позавчера он предупредил, что повторять опыт со стаканом не стоит, убить грозился. Если честно, я поверила.

— Вот видишь, у тебя есть повод с ним встретиться. Так, мол, и так, Коленька, пришла извиниться за свою невоспитанность.

— Шутите, — хмыкнула я. — Ну, допустим, приду я, и что? Сами говорите — там охрана и чутье у Коленьки... Он должен заподозрить неладное, если я вчера стаканами швыряюсь, а сегодня извиняться прихожу.

— А женская хитрость? — игриво поинтересовался Павел.

— Наверное, ее мне при раздаче не досталось, — посетовала я и опять тяжко вздохнула: — Павел Степанович, наш разговор не кажется вам бредом?

— Мне — нет.

— А мне — да, — вновь начала я злиться. — Конечно, Мелех — тип малоприятный, если честно, он мне тоже как кость в горле, и исчезни он вдруг куда-нибудь, я бы точно возражать не стала, но... как бы это выразиться, чтобы вас не обидеть... Я ж не могу в самом деле убить человека.

— Тут ведь какая штука, — очень натурально пригорюнился Павел, — тут либо парнишка этот, Витя, кажется? Либо Мелех. Одного из них придется убить, так что решай, которого. Либо ты Мелеха, либо мы парня.

— Нет, вы все-таки чокнутый, — рассвирепела я. — Да как я его убью? Стрелять я не умею, стукнуть человека по голове чем-то тяжелым не смогу, что ж мне его, мышьяком травить? — Павел засмеялся, а я продолжила: — Опять же, исходя из ваших собственных слов, покинуть дом после совершенного убийства я не сумею, раз там полно охраны и все невероятно бдительные. Выходит, с моей стороны — это акт самоубийства, а парня, то есть Виктора, я едва знаю, так что с какой радости мне принимать героическую смерть во имя его спасения?

— Логично, — кивнул Павел. — Только если ты нам помочь откажешься, никакой гарантии, что сама после этого долго будешь жить. Если честно, выхода у тебя нет. Либо помогать, либо... сама понимаешь. А Витя — так, для психологического давления.

— Не могу я человека убить. Не могу, — не на шутку разозлилась я.

— Закон джунглей знаешь: сильный поедает слабого. Ты не убьешь, так тебя убьют. На самом деле все гораздо проще. Не надо, многоуважаемая Полина Владимировна, ни стрелять, ни травить, ни по башке ему стучать, потому что тут вы правы: вряд ли у вас получится — ни навыка, ни сноровки. Завалите дело — нам же хлопотней. Не этого мы хотим от вас, дорогая, а сущей малости. Надо эту крысу из его норы выкурить, чтобы он покинул свое убежище, причем один, без охраны. И тут уж без ваших чар и женской хитрости никак не обойтись.

— То есть, если я вас правильно поняла, мне надо выманить его из дома?

— Не просто выманить, а препроводить в некое удаленное от людских глаз место, где мы сможем спокойно сделать свое дело.

— Ага. И после этого вы отпустите Виктора и оставите меня в покое?

— Точно, — обрадовался он, но я его радости не разделила.

— Так я вам и поверю.

— Выхода-то у тебя все равно нет, — пожал он плечами. — Так что лучше поверить, тем более что обманывать тебя я не собираюсь. Сделаешь дело и гуляй себе, к ментам ты не побежишь, потому что формально явишься соучастником убийства со всеми вытекающими последствиями и избавляться от тебя мне резона нет. Ну, так что?

— Допустим, я согласна, — пожала я плечами, продолжая чувствовать себя гостем психиатрической больницы. — Отпустите Виктора.

— Извини, дорогая, — проникновенно улыбнулся он, — но это никак невозможно. Придется ему немного помучиться, это и тебя заставит поторопиться. Срок даю неделю. Если через неделю господин Мелех все еще будет коптить небо, молодой человек по имени Витя лишится... скажем, левой кисти руки. Заметьте, левой, мы не звери. Если и это не подействует...

— Уже подействовало, — перебила я. — Будь моя воля, я хоть сегодня привела бы вам Мелеха на веревочке. Но все не так просто. Он осторожен, следовательно, не побежит на мой призыв к черту на кулички, да еще без охраны. Опять же, отношения у нас не сложились, так что бегать ему, по большому счету, и вовсе ни к чему. Мне потребуется время...

— Неделя, — широко улыбнулся Павел. — За неделю такой красавице ничего не стоит заморочить мужику голову и выманить его, к примеру, на дачу.

— И где эта дача? — нахмурилась я.

— Я тебе сообщу, как только в ваших отношениях наметится прогресс. Ну вот, пожалуй, и все. — Он легко поднялся, а сопровождающие его лица направились к двери. — Удрать не пытайся — пустое дело, предупреждаю дружески. За возможную попытку расплачиваться будет твой приятель какой-либо частью тела, не настолько значительной, чтобы скончаться, однако ничем лишним господь нас не наградил. Взять, к примеру, ухо — ерунда, и без него жить можно, но и лишиться его весьма неприятно. Как считаешь?

— Считаю, — кивнула я со злостью.

— Отлично. Ребята будут за тобой приглядывать. Отсчет времени пойдет, скажем, с двенадцати. Так что... поспеши, Полиночка, время — деньги, это в нашем случае, а в твоем — жизнь. Ах да, вот еще что. — Он извлек из кармана пачку долларов и бросил на стол. — Это тебе на расходы. Если женщина желает соблазнить мужчину, тут без трат не обойтись. Ни в чем себе не отказывай. Если деньги понадобятся еще, сообщи.

— Как?

— Я буду с тобой регулярно связываться по телефону. — Рядом с деньгами оказался мобильный, и Павел, излучая доброжелательность, закончил: — Успехов вам, дорогая.

— И вам того же, дорогой, — проворчала я.

Троица не спеша исчезла за дверью, а я еще некоторое время сидела в кресле и тупо пялилась в окно. Сказать, что визит произвел на меня впечатление, значило бы исказить истину. То есть впечатление, конечно, было, но оно больше напоминало ураган, да такой, после которого ни мыслей в голове, ни чувств — одна кромешная тоска. Ясно было, что в одиночку я с ситуацией не справлюсь. Мне одна дорога — в милицию, хотя пока особой помощи я от них не видела. Но тут дело другое: мои нежданные гости не шутили, следовательно, речь идет об организации убийства. Менты должны зашевелиться.

Я потянулась к телефону, но рука замерла на полпути: неизвестно, сколько эти типы пробыли здесь, пока я не проснулась, а ежели так, то им ничто не мешало запихнуть в аппарат какую-нибудь пакость в виде подслушивающего устройства. Я в подобных вещах не сильна, но сериалы посматривала и точно знала: такие штучки существуют, а Павел что-то там болтал о технических достижениях. Пожалуй, этот телефон не годится. В целях собственной безопасности лучше воспользоваться телефоном-автоматом.

Допустим, я позвоню, расскажу о поступившем предложении, и что дальше? А дальше пусть болит голова у них. Спасать Виктора, охранять Мелеха да и меня в придачу — это как раз работа милиции.

Мысль мне понравилась, но лишь в первые пять минут. Потом сделалось еще тоскливее, потому что стало ясно: это не выход. Если Павел не шутил (а я верила его угрозам), Виктор поплатится за мой звонок какой-то частью тела, а возможно, и жизнью, потому что очень вероятно, что тайна перестанет быть тайной. У Мелеха наверняка есть свои люди в милиции, о моем звонке он тоже узнает, а вскоре о его осведомленности узнает Павел со всеми вытекающими отсюда последствиями. Значит, просто набрать 02 не годится. Что тогда? Никаких добрых чувств к своему врагу я не питала, но не могу же я в самом деле участвовать в его убийстве. Вот если бы его пристрелили как-нибудь без моей помощи, пожалуй, я и свечку Богородице поставила бы за доброе дело, а так... Предупредить его я тоже не могу: судьба Виктора его едва ли озаботит, следовательно, расплачиваться придется Виктору, а вслед за ним и мне.

Я грязно выругалась и прогулялась по комнате. Стоящих мыслей не возникало, как говаривала моя бабушка: куда ни кинь, всюду клин. «Добрые поступки совершать вредно, — подумала я, — угораздило спасти Мелеха — и в результате несколько лет меня по пятам преследуют несчастья. Виктор совершил благородный поступок, и нате вам: сидит привязанный к стулу и готовится принять мученическую кончину». Я поискала кассету, но нигде не обнаружила, должно быть, Игорек прихватил ее с собой.

Что ж делать-то, господи... Сидеть бы тихо, а благородство и жаркий энтузиазм засунуть в одно известное место. Но с разумным решением я малость припозднилась и Витя тоже. Надо выручать парня... и себя. Вопрос прежний: как? В этот момент я вспомнила о Юре. А что? Он сотрудник милиции, к тому же человек вроде бы порядочный, вот ему и карты в руки. Главное, как добраться до Юры и все рассказать ему. Он оставил мне визитку и даже домашний номер записал. Я так воодушевилась неожиданной простотой решения, что, наспех одевшись, бросилась к двери. Меня неудержимо потянуло к телефону-автомату.

Покопавшись в сумке, я нашла визитку Юры и с облегчением вздохнула, затем вышла на крыльцо и огляделась. Не похоже, что в кустах кто-то прятался, однако я не очень-то доверяла своим наблюдениям. Я заперла дверь и сбежала по ступеням к калитке. Улица была пуста и сонно-безмятежна, даже котов нигде не видно.

Повертев головой, я направилась к магазину и рядом с ним обнаружила автобусную остановку, а за углом так необходимый мне телефон-автомат. Я вошла в кабинку и стала набирать номер, доставать визитку для этого не пришлось, телефон я запомнила.

В трубке послышались длинные гудки, а я вздохнула, собираясь с силами. Вдруг возле моего лица мелькнула чья-то ладонь, рычаг под напором крепких мужских пальцев опустился, а я, вскрикнув, повернула голову и в опасной близости от себя обнаружила здоровячка Артема.

— Ты куда это звонить собралась? — с крокодильей лаской поинтересовался он.

— Подруге, — поспешно ответила я, прижимаясь к стенке.

— Так у тебя мобильник есть, — напомнил он.

— Да, — не стала я спорить, — но мне никто не говорил, что я могу им пользоваться в личных целях.

— Пользуйся, — кивнул Артем, — мы люди не бедные.

— Спасибо, — серьезно ответила я и попробовала пошевелиться. — Может, мы тогда выйдем?

— Может, — вторично кивнул Артем и в самом деле вышел. Я вздохнула с облегчением и последовала за ним.

— Подруга, наверное, беспокоится, — стоя напротив него, продолжила я развивать свою мысль.

— Наверное. А чего тебе из дома не звонилось?

— Из головы вылетело со всеми этими переживаниями. Вот увидела телефон и вспомнила.

— Ты главное помни, что тебе сказали, — подмигнул Артем. — Сунешься к ментам и того... каюк твоей красоте и всему прочему. Только мокрое место останется.

— Хватит меня пугать, — обиделась я, — могу расстроиться, а в таком состоянии справиться с поставленной задачей я не сумею.

— Извини, — развел руками Артем, — только если ты еще раз к автомату кинешься, я...

— Поняла, — испуганно глядя в его глаза и сокрушенно кивая, сказала я. — Я на них даже смотреть не буду. — Он насмешливо улыбнулся, а я, завидя автобус, обрадованно сообщила: — Мой номер. Ну, я побежала...

— Давай.

Я запрыгнула в автобус, а когда устроилась возле окна, этого гада и след простыл. Куда же он делся? Я-то думала, парень устремится за мной, но у него, как видно, были другие планы. Я прошла на заднюю площадку и уставилась на дорогу, пытаясь определить, следует кто-то за автобусом или нет. Дело это оказалось нелегким. Машин предостаточно, а вот сидит ли в одной из них Артем, не разглядишь. К тому же вовсе не факт, что приглядывать за мной поручили ему или Игорю, могут быть еще здоровячки, которых я никогда не встречала. Они меня знают, а я их нет, и что прикажете делать в такой ситуации?

Автобус свернул на проспект, я вышла на ближайшей остановке и далее до своего дома проследовала на маршрутке, по-прежнему пялясь в окно и пытаясь определить своих конвоиров. Толку от этого не было, что настроения мне не прибавило.

Войдя в родную квартиру, я и вовсе затосковала. Хотя мы с Витей и силились придать ей жилой вид, она здорово удручала, а телефонный аппарат наводил на пессимистические мысли. Если меня оставили с ним наедине, значит, ясное дело: пользоваться им нельзя.

— Вот дерьмо, — высказала я наболевшее и первым делом заревела. Толку от этого не было, но некоторое облегчение принесло.

Я прошла в кухню, сварила кофе и опять задумалась. Кажется, такое положение называется безвыходным. Это вдруг разозлило. Я вновь повторила: «Вот дерьмо», напряженно вглядываясь в пейзаж за окном, но теперь в моих словах слышалась не тоска, а решимость. Допустим, они за мной следят (не допустим, а следят), но повсюду сопровождать меня они все-таки не смогут, есть места для них недоступные: к примеру, ресторан «Сфинкс». Если они не дураки и не желают вызвать подозрения Мелеха, то должны держаться подальше от этого заведения. Хотя черт их знает, может — им там как раз и положено сидеть.

Допустим, все-таки мне повезет... конечно, повезет, не надо падать духом. Главное — не ловить ворон и использовать любой благоприятный случай, а пока он не представится, делать вид, что я исправно тружусь над поставленной целью, то есть пытаюсь соблазнить Мелеха.

При этой мысли я скривилась. Хорошо соблазнение, если вместо добрых чувств налицо обоюдная ненависть. Допустим, мы встретимся, и что, мне ему кинуться на шею? Во-первых, противно, во-вторых, он заподозрит неладное. «Соблазнять и делать вид, что соблазняешь, не одно и то же», — мудро рассудила я. Вот и отлично, стараемся изо всех сил и ждем подходящего момента, чтобы позвонить Юре.

«Делать вид» я начала через два часа. Отправилась в парикмахерскую, а потом по магазинам. Купила себе костюм, который, по моим представлениям, как нельзя лучше подходил для соблазнения и, нагруженная покупками, вернулась к себе, по дороге не забывая присматриваться. Ничего похожего на слежку. Может, я зря боюсь, пугнули раз и отстали? А если нет? Не могу я рисковать...

В общем, я вернулась домой, так и не узнав, следят за мной или нет. Сделала несколько звонков подругам, а потом начала поглядывать на часы. Время неумолимо приближалось к вечеру, а у меня отсутствовал план соблазнения. А между тем я должна показать людям, что всей душой стремлюсь выполнить их задание. Если в голову не приходит ничего путного, лучше просто отправиться в «Сфинкс». В прошлый раз Мелех сам узнал о моем появлении, вдруг и сегодня повезет? Допустим, повезет, но как я ему объясню свой визит? Соскучилась я, гражданин Мелех, по вашей мерзкой физиономии, вот и пришла взглянуть, а уж он-то как, должно быть, обрадуется...

В досаде я махнула рукой, решив не забивать себе голову раньше времени, вот встретимся, тогда и буду гадать, что ему наврать, может, сегодня и не увидимся... У меня всего неделя, неделя на то, чтобы не только изыскать возможность сообщить о происходящем Юре, Юра в течение этой недели еще должен успеть придумать, как спасти Виктора.

Ресторан явно пользовался популярностью. Разноцветные огни рекламы зазывно сверкали, а стоянка была забита машинами. Я приехала на такси и теперь беспомощно оглядывалась, потому что чувствовала себя неуютно.

«Не стой столбом», — шикнула я себе и направилась к дверям.

Молодой человек, который дежурил у входа, улыбнулся мне, и это неожиданно меня взбодрило, гораздо увереннее я вошла в холл и проторенным путем направилась в бар, обнаружила свободное место возле стойки и поспешила его занять. Бармен взглянул на меня и незамедлительно возник рядом.

— Минералки? — спросил он без намека на иронию. Я подумала и решила, что не худо бы принять что-нибудь покрепче для бодрости, и заказала коктейль. Взгляд мой упал на телефонный аппарат слева от стойки.

— От вас можно позвонить? — спросила я бармена.

— Пожалуйста, — кивнул он.

Я машинально огляделась. Похоже, до меня никому нет дела. Я протянула руку, в то же мгновение рядом возник молодой человек, на губах его блуждала улыбка, но выражение глаз решительно с ней не гармонировало.

— Как дела? — спросил он.

— Отлично, — ответила я, подхватив салфетку, чтобы рука не зависла в воздухе.

— Может, потанцуем? — предложил он.

— Спасибо, я жду своего парня.

— Очень жаль. — Он вернулся за столик в трех шагах от стойки и оттуда весело поглядывал на меня.

Без всякого толка я просидела в баре часа полтора. Далее торчать здесь было бессмысленно, и я прошлась по ресторану, высматривая телефон. Если они здесь и были, их удачно прятали.

Стоило мне где-нибудь задержаться, как через мгновение по соседству объявлялся какой-нибудь молодой человек. Конечно, это могло быть совпадением и парень в баре вовсе не имел отношения к Павлу, но рисковать я не решилась. Потратив еще час на залы и коридоры «Сфинкса», я ни с чем отправилась домой. Итак, один день из семи мне отпущенных прошел с нулевым результатом. Я пребывала в глубочайшем пессимизме. Такси остановилось возле моего подъезда, а я вспомнила, что за углом телефон-автомат, огляделась: улица совершенно пуста. Не раздумывая, я устремилась к соседнему переулку, вокруг по-прежнему не было ни души. Я уже видела вожделенный телефон и теперь почти бежала. Когда до него оставалось не больше десяти метров, мобильный в моей сумке зазвонил, я вздрогнула, затем торопливо достала его и услышала голос Павла.

— Не вздумай, — насмешливо заявил он, — я ведь не шутил. Придется тебе доходчиво объяснить что к чему.

«Высоко сижу, далеко гляжу», — пробормотала я, вспомнив русскую народную сказку, и попятилась от телефона-автомата, оглядываясь: улица была пустынна, но каким-то образом этот сукин сын узнал о моих намерениях. Выходит, за мной все-таки следят. Потоптавшись на месте, я направилась к родному дому. Если все так скверно, как меня пытаются убедить, вряд ли я смогу связаться с Юрой. Что ж делать-то? «Усыпить их бдительность, — стараясь быть оптимисткой, подумала я. — Они расслабятся, и я воспользуюсь случаем». На словах выходило неплохо, а вот как на деле...

Я поднялась в квартиру, проверила замок, включила свет в прихожей и комнатах и, убедившись, что гостей нет, с облегчением вздохнула. Плюхнулась на диван и закрыла глаза, мир в тот вечер не вызывал добрых чувств и смотреть на него не хотелось.

Однако минут через двадцать глаза пришлось открыть, потому что вновь зазвонил сотовый.

— Слушаю, — отозвалась я.
— Как прошел вечер? — поинтересовался Павел.
— Без результатов.
— Плохо, — вздохнул он. — Для тебя и для твоего Вити. Кстати, чувствует он себя неважно. Час назад орал как ненормальный, даже плакал. Ей-богу, а с виду взрослый мальчик. Правда, сейчас угомонился, вроде спит.

— Зачем вы мне все это говорите? — зло спросила я.

— Затем, моя дорогая, — посуровел Павел, — чтоб ты поняла: мы не в игрушки играем, все серьезно. Тебе ясно было сказано, никаких звонков и прочих резких движений.

— Я подруге позвонить хотела, — заныла я, — что, нельзя?

— Звони на здоровье, только помни: за любой

неверный шаг расплачиваться будет твой парень. И не испытывай моего терпения.

— Я же стараюсь вам помочь.

— В самом деле? Расскажи, как ты старалась сегодня.

— Я была в ресторане.

— И что?

— Пока ничего. Мелех не появился. Возможно, завтра мне повезет больше.

— Я бы на твоем месте поторопился.

— Но не могу же я просто взять и броситься ему на шею. Надо, чтобы наша встреча выглядела естественно, иначе он заподозрит...

— Тебе видней, — с усмешкой перебил Павел, — у тебя всего неделя, точнее, уже на день меньше. Желаю удачи.

— Да пошел ты, — разозлилась я, отшвырнув телефон. Посидела еще немного и пошла на кухню. За весь день я ни разу не вспомнила о пище телесной и теперь почувствовала страшный голод, открыла холодильник, надеясь обнаружить там что-нибудь съестное, и замерла в недоумении. На средней полке в моей любимой тарелке с голубыми цветочками лежало нечто непонятное. Говорю нечто, потому что в первый момент не сообразила, что это, только помнила, что тарелку из шкафа не вынимала и вообще в холодильник сегодня не заглядывала. Выходит, то, что лежит сейчас в тарелке, появилось здесь само собой. С опаской я потянула тарелку на себя и в следующий миг поняла: это палец. Посиневший, с фиолетовым ногтем, но, вне всякого сомнения, настоящий. Я бросилась в туалет, зажимая себе рот ладонями, меня вырвало, но облегчения это не принесло, потому что палец все еще лежал на тарелке. И это был не ночной кошмар и не страшилка по телику, это все взаправду и происходит со мной.

Я заставила себя вернуться в кухню, стараясь не смотреть на палец, завернула его в носовой платок. Теперь встал вопрос: что с ним делать? Выбросить я его не могу и держать здесь тоже. Да что ж это такое... Безвыходность ситуации произвела странное действие: вместо того чтобы до смерти перепугаться, я ринулась к телефону с намерением звонить в милицию, и тут ожил мобильный.

— Как дела? — весело спросил Павел.

— Ты, придурок, мать твою, — заорала я, не помня себя, — у тебя проблемы с головой, понял, идиот?

— Ты насчет пальца так нервничаешь? — удивился Павел. — Палец — это пустяк. Прежде чем сделать глупость, хорошо подумай, потому что в следующий раз можешь найти в своем стакане глаз, а в кастрюле яйца этого парня. Я тебе его по частям пришлю, как обещал.

— Ты обещал, что у меня будет неделя, — стараясь быть спокойной, напомнила я.

— Точно, — согласился он, — а ты обещала вести себя прилично. Надумала к ментам податься? Не советую. Помочь тебе они не смогут, они вообще способны только бумажки писать. Завалишь дело, и я тебя... я с тебя живой шкуру спущу, не торопясь, так что подыхать долго будешь, успеешь вспомнить и папу, и маму, и мои слова. Все поняла?

— Я поняла, что ты психопат, а с психами иметь дело хуже некуда. — Чем больше он меня пугал, тем меньше во мне оставалось страха. — Еще раз такой номер выкинешь, и я позвоню Мелеху. Уж он, поди, знает, кому неймется увидеть его покойником. Уверена, в отличие от милиции, он тебя найдет, а там посмотрим, кто с кого раньше шкуру спустит, ты с меня или он с тебя.

— В этом что-то есть, — хмыкнул Павел. — Только смотри, чтоб он и с тебя шкуру не спустил.

В этот момент в дверь позвонили. Я подошла и увидела в глазок Артема.

— Открой, — сказал он.

— Еще чего, — ответила я.

— Открой, — сказал Павел в трубку, которую я так и не отключила. — Он просто заберет подарок. Или ты собралась оставить его на память?

Я поскучала немного, прикидывая, что же делать, и в конце концов открыла дверь.

— Где? — спросил Артем, глядя на меня без всякого выражения.

— На кухне. В носовом платке.

Он прошел, сунул платок с содержимым в карман, вызвав у меня очередной приступ рвоты, и заявил с намеком на печаль:

— Сама напросилась. Тебе только и делов, что выманить Мелеха из его норы. Подумай, стоит ли он всего этого? А парень у тебя ничего. Хороший парень. Без пальца человек жить может, и даже счастливо. Ну что, поладим?

— Поладим, — кивнула я, чувствуя себя персонажем какой-то фантасмагории. «Так и до сумасшедшего дома недалеко», — решила я, запирая за Артемом дверь.

Ночью мне снился Мелех, свора доберманов и мама, она удрученно качала головой и говорила: «Лучше бы ты вышла за него замуж», при этом дразнила собаку здоровенной костью. Проснувшись, я попыталась понять, что это значит, углубилась в подсознание, затосковала и решила, что это просто кошмар и нечего ломать голову.

Мир вокруг вызывал стойкую неприязнь, я смотрела на него через стекло и пыталась обнаружить в нем хоть что-то привлекательное. Пустое дело. С опаской заглянула в холодильник и наскоро приготовила завтрак. Мир лучше не стал. Улучшений не наметилось ни к обеду, ни к ужину. Весь день я просидела в квартире, ломая голову над извечным вопросом: что делать? Не придумав ничего толкового, в 19.00 извлекла из шкафа костюм и начала собираться в ресторан.

На этот раз парень у входа мне не улыбнулся, и я сочла это дурным предзнаменованием. Заглянула в бар, выпила коктейль и принялась томиться. Время шло, Мелех не появлялся. По всему выходило, что еще один день пройдет впустую. Из бара я переместилась в ресторан, устроилась за боковым столиком на двоих и посоветовала себе собраться с мыслями. «Ты зря тратишь время, — пилила я себя, — что толку вот так сидеть, сделай что-нибудь». — «Хорошо говорить, — вяло оппонировала я самой себе. — Что я должна сделать, по-твоему? А эта сволочь, как нарочно, не показывается. Не могу же я сама пойти к нему... то есть могу, но для этого нужен повод. Причем не какой-нибудь завалященький, а хороший повод, чтобы мой визит выглядел естественно».

Пока я страдала таким образом, Мелех собственной персоной появился в зале, однако был он не один, а в сопровождении упитанного коротышки и двух девиц с невероятно длинными ногами в бриллиантах, норковых манто и физиономиями див с обложек глянцевых журналов. Я попыталась представить свою физиономию. И как я буду его соблазнять? Мне и раньше эта идея не нравилась, а теперь казалась безнадежной.

Между тем четверка устроилась за столом в центре, к ним подскочили сразу два официанта. Девица, та, что сидела лицом ко мне, что-то зашептала Мелеху на ухо, и он вроде бы улыбнулся. С уверенностью сказать не могу, так как лицо его видела в полупрофиль. Вряд ли он заметил меня, когда шел к столу, и сейчас оказался ко мне спиной, так что может весь вечер просидеть так, не обратив на меня внимания.

«Ладно, — сказала я самой себе, — будем соблазнять».

Мелех, в отличие от меня, чувствовал себя прекрасно и вовсю наслаждался жизнью. Пил, закусывал, говорил что-то своей даме, надо полагать, приятное, потому что дама весело хихикала, пунцово краснела и, судя по всему, была довольна жизнью. На эстраде, до того момента пустовавшей, появились музыканты, и Мелех со своей пассией отправился танцевать. Возле меня возник молодой человек и, улыбнувшись во весь рот, спросил:

— Вы позволите?

Я позволила, и мы пошли танцевать, Мелех топтался невдалеке, но, повинуясь неизвестному мне закону физики, неизменно оказывался ко мне спиной.

— Вы кого-то ждете? — спросил мой партнер, трепетно пожимая мне руку.

— Да, но, по-моему, жду напрасно.

— Расстроились?

— Еще как.

Он не знал, что сказать, а мне и вовсе не хотелось говорить, танец мы закончили в молчании, он проводил меня до места и, галантно поклонившись, направился к столу возле окна, где его поджидала компания из двух мужчин и дамочки с лиловыми волосами. Я решила заесть неудачу осетриной, а подняв глаза от тарелки, встретилась взглядом с Мелехом — он взирал на меня без всякого намека на добрые чувства, правда, и недобрых чувств в его взгляде не наблюдалось. Он просто смотрел, как смотрят на стену или за окно в глубокой задумчивости. Дамочка перегнулась к нему, положила свою ручку на его ладонь, он отвел взгляд и сосредоточился на своей спутнице. В моей душе появилась робкая надежда: если он смотрел на меня, так, может, увидел и соблаговолит подойти. Но Мелех не торопился. Или здорово злился на мою недавнюю выходку, или решил, что вообще ни к чему подходить.

Я сверлила взглядом его затылок, пару раз он повел плечами и один раз даже повернулся, мы вновь на долю секунды встретились взглядами. Вряд ли это можно было считать большой удачей.

Молодой человек вновь пригласил меня на танец; выходя к эстраде, я нарочно прошла рядом со столом, за которым сидел Мелех, однако, видел он меня или нет, с уверенностью сказать не берусь. С молодым человеком мы на этот раз познакомились, и он предложил мне присоединиться к их компании, я с благодарностью отказалась. После истории с Виктором заводить знакомства желания у меня не возникало, да еще в голову пришла и вовсе шальная мысль: что, если это проделки Павла? Я с тоской оглядела зал, все мужчины показались мне подозрительными, женщины в этом смысле им не уступали. Как есть белая горячка.

Музыканты сделали перерыв, подвыпившая публика заговорила громче, а я уставилась на часы, никакого толка от моего сидения не было. Я повернула голову и увидела своего врага, не спеша он направлялся к моему столу. Кровь ударила мне в голову, я покраснела, вспотела, а пальцы заметно задрожали, в целом все напоминало любовную лихорадку. Мелех придвинул стул, сел и уставился на меня. Так как я произнести что-либо была не в состоянии, начинать пришлось ему.

— Привет, — сказал он, и я, сглотнув, ответила:
— Привет.
— Как дела?
— Хуже не бывает.
— Да? — Он вроде бы не поверил. — А выглядишь прекрасно. Ты ко мне по делу?
— По глупости, — ответила я.
— Не понял, — сказал он, изобразив на лице изумление.
— Была шальная мысль поговорить с тобой, решить дело миром. Глупость несусветная.
— У нас есть дела? — еще больше удивился он.
— Какие-то психи вверх дном перевернули мою квартиру.
— Серьезно?
— Сразу после нашей последней встречи.
— Вот ты о чем, — усмехнулся Мелех. — Думаешь, моя работа?
— Думаю.
— Зря. Зачем мне?
— Слушай, оставь меня в покое, а? — перешла я на зловещий шепот, начисто забыв о своей миссии.
— Спятила, — нахмурился он. — Не хочешь показаться психиатру?
— Возможно, я так и сделаю. Жаль, что разговора не получилось. Будем считать, что я пришла сюда поужинать. Готовят здесь, кстати, так себе.

— Учту, — кивнул он. Я ожидала, что он уберется восвояси, но он продолжал сидеть, разглядывая меня. — Ты приходишь ко мне в ресторан, — неспешно начал он после паузы, — говоришь гадости о моем поваре и обвиняешь меня в том, что я вломился в твою квартиру...

— Повар отличный, — усмехнулась я, — к моим неприятностям ты не имеешь отношения и вообще ты золотой парень. А мне пора к психиатру. У него как раз часы приема. — Я кивком подозвала официанта, но Мелех перевел на него взгляд, и парень затоптался в нескольких метрах от стола с выражением отчаяния на физиономии.

— За счет заведения, — громко сказал Мелех, и официант с облегчением удалился.

— Спасибо, — сказала я.

— Ты говорила, у тебя проблемы с деньгами. Может, не стоит ужинать в ресторанах?

— Ценная мысль, — кивнула я, собираясь уходить.

— Сядь, — сказал Мелех и так взглянул, что я вроде бы прилипла к стулу. — В чем дело? — спросил он после очередной паузы, сверля меня взглядом.

В моей голове мелькнула мысль: что, если рассказать ему? Пусть сам разбирается со своими врагами. А Виктор? Вот именно, Виктор. Перед моим мысленным взором возник палец на тарелке в голубой цветочек, и я потянулась к бокалу с водой, чтобы сдержать тошноту.

— У меня неприятности, — вздохнув, ответила я. — Сначала явился этот псих, потом устроили погром в квартире. Что я должна думать?

— И ты считаешь, что это как-то связано со мной?

— Конечно. Все мои неприятности так или иначе связаны с тобой.

— Занятно. Я сделал тебе предложение в прошлый раз и предлагаю сейчас: переезжай ко мне. Здесь ты будешь в безопасности. Продать твою квартиру труда не составит, и ты, максимум через неделю, сможешь уехать.

— А как отнесется к этому твоя подружка? — кивнула я на даму, которая все это время таращилась на нас, явно проявляя нетерпение.

— У нее своя квартира, — пожал он плечами. — К тому же ее мнение меня мало заботит.

— Я не хочу вносить разлад в твою жизнь, — заявила я, поднимаясь. — И квартиру продавать тоже не хочу. Тогда у меня не будет повода сюда вернуться. — Подхватив сумочку, я направилась к выходу.

— Черт, — выругался Мелех и крикнул вдогонку: — Насчет психиатра я не шутил.

Я сделала ему ручкой, не оглядываясь, и на ватных ногах покинула ресторан.

На улице было прохладно, только что закончился дождь, в лужах отражался свет фонарей, проспект выглядел нарядным и умытым, а воздух был по-весеннему свежим. Я глубоко вздохнула, подставив лицо ветерку, и попыталась успокоиться. Ну и чего, спрашивается, я добилась? Ничего. Еще один день с нулевым результатом. Не могу я прикидываться соблазнительницей, когда вижу перед собой эту физиономию.

В крайней досаде, покачав головой, я направилась к стоянке такси. Откуда-то из-за угла вывернула машина и притормозила прямо передо мной, задняя дверь открылась, и я услышала знакомый голос:

— Садись.

Делать нечего, я села, рядом был Павел, а за рулем Игорек, машина тронулась с места, и мы поехали в сторону моего дома.

— Как успехи? — спросил Павел.

— Никак, — огрызнулась я. — Мы любили когда-то друг друга как кошка с собакой. Старые чувства долго не забываются, уж точно не за два дня.

— А за пять? — хмыкнул Павел.

— Он предлагал мне жить у него. Я должна согласиться?

— Нет, — подумав, ответил Павел. — Если ты будешь жить в его доме, за каким чертом ему куда-то тащиться, он и дома тебя употребит.

— Дать бы вам в зубы, — заметила я устало.

— Нечего овцой прикидываться, — с какой-то обидой заявил Павел. — Может, тебе его жалко?

— Мелеха? Я с радостью провожу его в последний путь.

— Тогда в чем дело?

— Говорю вам: все не так просто. У нас старая вражда. Вы сделали ставку не на того человека. С чего вы вообще взяли, что из-за меня он поднимет свою задницу со стула?

— Мы уже обсуждали это. Ты была в ресторане, ты с ним говорила. Так какого черта...

— Что «какого черта»? — повысила я голос.

— Какого черта нулевой результат? Заведи мужика...

— Может, сами попробуете? — рявкнула я, но тут же пошла на попятный. — В конце концов, у меня есть еще пять дней. И не учите меня соблазнять мужиков, как-нибудь сама разберусь.

— Что думаешь делать завтра? — несколько спокойнее осведомился Павел.

— Ночью составлю план. У меня по ночам фантазия разыгрывается.

— Может, тебе Игорька на ночь оставить, чтоб дать толчок твоим фантазиям? — зло предложил он, а Игорек, повернувшись, подмигнул мне:

— Я не против.

— На дорогу смотри, — посоветовала я.

— Наведайся к нему в гости, раз приглашал, то да се... И помни, среди его ребят есть наши люди, так что...

— Да поняла, не дура, — отмахнулась я, с удовлетворением отмечая, что мы тормозим возле моего подъезда. — Всего хорошего.

— Веди себя прилично, — сказал на прощание Павел.

Стоило мне оказаться в квартире, как на меня напал страх. Я быстренько пробежалась по комнатам, заглянула в холодильник и с облегчением вздохнула, убедившись, что ничего в нем не прибавилось, в последние дни хорошего от жизни я не ожидала. Встала под душ, но страхи вновь вернулись: то мне слышались шаги, то скрип двери, в довершение неожиданно потух свет. Я выскочила из ванной и убедилась, что в прихожей он горит, а я стою голая, мокрая, с безумным выражением на физиономии и дрожу, как осиновый лист.

— Точно, пора к психиатру, — пробормотала я, глядя на себя в зеркало, и едва не подпрыгнула, потому что зазвонил телефон. — В чем дело? — рявкнула я, хватая трубку.

— С тобой все в порядке? — осведомился Мелех.

— Нет.

— Что на этот раз?

— Лампочка в ванной перегорела.

— В этом тоже я виноват?

— Да иди ты к черту.

— Нет, в самом деле, голос у тебя такой, точно ты только что встретилась с самим чертом.

— С кем я встречаюсь, тебя не касается. Лучше скажи, где твоя длинноногая?

— Должно быть, спит.

— Одна?

— Уж точно не со мной.

— Думаю, девушка расстроилась.

— Еще как. Ты с лампочкой сама справишься или мне приехать?

— Приехать? — не поняла я. Либо Павел меня дезинформировал, говоря, что Мелех безвылазно сидит в своей норе, либо чувства вспыхнули в нем со страшной силой.

— Ну да. Заменю лампочку в ванной.

— Подождет до завтра, — отмахнулась я.

— Как знаешь. Спокойной ночи. И не психуй, я приставил ребят приглядывать за тобой, можешь считать себя в полной безопасности.

— Спокойной ночи, — пробормотала я и, повесив трубку, протяжно свистнула. — Черт возьми, ну и каша. Что ж теперь делать-то?

Натянув халат, я заметалась по прихожей. Надо сообщить Павлу. Но как, интересно, если этот придурок не оставил номер своего телефона и сам не звонит? Мало мне соглядатаев Павла, теперь еще и Мелех, а если его мальчики ненароком встретятся с этими, что тогда? Дураку ясно, прежде всего пострадает несчастный Виктор, ну и я, конечно. Парню отрезали палец только за то, что я попыталась позвонить по телефону. А что они сделают в том случае, если решат, что я вожу их за нос?

Пока я терзалась сомнениями, в дверь позвонили. Я бросилась открывать, но в последний момент поумерила энтузиазм и спросила:

— Кто?
— Я, — ответили из-за двери.
— Кто я?
— Открой, увидишь. — Голос я узнала и открыла. Передо мной стоял Мелех и насмешливо улыбался. — Войти можно? — спросил он.
— Конечно, — растерялась я, — проходи. Ты один?
— А с кем я должен быть? — удивился мой большой друг.
— Ну... не знаю. Я просто так спросила.
— Как лампочка?
— Что? Ах, лампочка... нормально, не горит.
— А запасная есть?
— Вряд ли, сейчас посмотрю.

Я посмотрела и не нашла лампочки. Мелех, между тем, прошелся по квартире и задал очередной вопрос:

— У тебя что, действительно погром устроили?
— Незаметно? — съязвила я.
— Кое-какие вещи выглядят необычно. Может, в самом деле у меня поживешь? А я пока разберусь, кому и что от тебя понадобилось.
— Я подумаю, — уклончиво ответила я.

Мелех устроился на диване, и как-то чувствовалось, что он никуда не спешит. В общем-то, мне следовало радоваться, раз уж я собиралась его соблазнить, случай самый подходящий, мы одни, он настроен вполне доброжелательно... Однако при одной мысли о предстоящем соблазнении меня начинало подташнивать. С моей точки зрения, Мелех был самым неподходящим для этого объектом. Я пристроилась в кресле, избегая его насмешливого взгляда.

— Не нравлюсь я тебе, — нараспев сказал он, продолжая ухмыляться. — Знать бы почему?

— Напротив, — пожала я плечами, — мне просто не нравится твоя манера вести дела, то есть я хочу сказать, слишком ты напористый парень, это меня раздражает.

— Вот оно что... — его ухмылка стала шире. — Я должен тебе цветочки посылать и петь под балконом? Помнится, посылал я тебе цветочки, да толку от этого не было.

— А какой тебе нужен толк? — додумалась спросить я.

— Ну... — Его взгляд стал откровенно издевательским.

— Что «ну»? Слушай, а у тебя дети есть? — решила я немного отступить от опасной темы.

— Нет.

— Почему? Ты же был женат, кажется, дважды?

— Моя семейная жизнь не заладилась. Как видно, не подхожу я для семейной жизни. Или она мне не подходит. А может, бабы дуры попались.

— На баб легко валить, — заметила я.

— Хорошо, дураком был я, — согласился Мелех, что было не очень-то на него похоже. Он поднялся, сгреб мою руку и спросил, заглядывая в глаза: — Ты зачем приходила?

— Сегодня? — Я нервно облизнула губы и отвела взгляд. — Не знаю. Неудержимо потянуло взглянуть на твой ресторан.

— На ресторан?

— Ладно. На тебя.

— Интересно, — серьезно кивнул он. — А откуда вдруг такое желание?

— Понятия не имею. Возможно, я почувствовала себя одинокой в этом городе. За пять лет многое переменилось. И вообще... Сядь, пожалуйста, — попросила я, заметив, что он оказался в опасной близости ко мне.

— Тебе же одиноко? — удивился он.

— Да, — кивнула я, — но не настолько.

Он опустил свой зад на диван, что меня несколько успокоило. Приходилось признать: соблазнительница из меня, как из козла сторож огорода. Ничего, первый блин всегда комом.

Мелех продолжал меня разглядывать и ухмыляться. У меня появилось чувство, что надо мной издеваются.

— Может, чаю? — предложила я.
— У меня аллергия на чай.
— Жаль, посидели бы по-домашнему...
— Что происходит? — без перехода спросил он.
— Где?
— Не дури.
— Не понимаю, о чем ты.
— Почему ты ведешь себя так по-дурацки?
— Нетрудно понять: человек ведет себя по-дурацки, оттого что дурак, в моем случае, дура. Я все-таки поставлю чай.

Я торопливо выскользнула из комнаты. На тумбочке в прихожей лежал сотовый Мелеха. Видно, он его забыл, когда разувался. Я схватила телефон и вместо кухни устремилась в ванную. Набрала номер Юры, вспомнила, который час, чертыхнулась, потом решила, что дело срочное и следует забыть о церемониях, и тут явилась еще одна мысль: а что, если эти гады подслушивают? Вдруг в квартире и в этой ванной, к примеру, «жучки» или что-то там еще из «технических достижений»?

— Алло, алло, — повторил мужской голос, судя

по всему, ответил сам Юра, а я торопливо нажала кнопку.

«Черт, надо подумать. Не могу я рисковать. Вот черт...»

— Ты где? — услышала я и распахнула дверь. Мелех смотрел на меня с изумлением. — Ты что здесь делаешь?

— Что делают в ванной? — разозлилась я, злость в основном относилась к неудачному звонку.

— С моим сотовым? — Брови Мелеха поползли вверх.

— Это твой? Должно быть, перепутала...
— С чем? У тебя есть сотовый?
— Да. А что такого?
— Просто я не знал. А номер у него тоже есть?
— Конечно, только я его не помню... Слушай, что-то я себя неважно чувствую, — возвращая телефон, сказала я.

— Я заметил, — согласился он и пошел к выходу, что, безусловно, придало мне бодрости.

Мелех уже взялся за ручку двери, неожиданно повернулся, и я каким-то образом оказалась прижатой к стене, чересчур близко к объекту моих притязаний. Взгляд мой испуганно заметался, а господин Мелех, притянув меня за плечи, запечатлел на моих губах страстный поцелуй. Я попыталась отстраниться, но не тут-то было, проклятый угол этого не позволил.

Как только он убрал руки, я юркнула в сторону. Мелех нахмурился, покачал головой и заявил:

— Знать бы, что у тебя на уме. — И скрылся за дверью.

Я поспешила запереть ее и, стукнув в досаде кулаком по стене, пробормотала излюбленное:

— Черт, черт... ну надо же... — А потом бросилась к окну.

Мелех как раз садился в машину. Он поднял голову и помахал мне рукой. Я ответила, по-дурацки улыбаясь. Выпила стакан воды и попыталась успокоиться, но не тут-то было, зазвонил сотовый. Разумеется, среди ночи общения со мной жаждал Павел.

— Где вас носит? — прорычала я. — Мелех только что был у меня, могли бы пристрелить его у подъезда.

— Заткнись, — ответил Павел сурово. — Говоришь, он был у тебя?

— Ну... Сначала позвонил, а потом явился. Между прочим, кто-то утверждал, что он безвылазно...

— Заткнись, — еще больше посуровел Павел.

— Да иди ты! — рявкнула и я. — Какого черта вы оставили мне телефон, если я не могу по нему позвонить? Такой случай упустили, придурки.

— Какой случай? — возвысил он голос. — Мы что, в центре города должны... и завязывай болтать об этом по телефону.

— Только потом не говорите, что я не старалась.

— Ты с ним трахнулась?

— Я бы с радостью, но он очень торопился.

— Если приехал один раз, значит, и во второй появится. Завтра отправишься к нему.

— В ресторан?

— Домой. И не перебивай. Придешь и скажешь, что уезжаешь на дачу. Делай что хочешь, но он должен поехать с тобой. Один. Понятно?

— Я-то поняла, но если он один не захочет?

— Я тебе сказал, делай что хочешь, хоть мясом кверху вывернись. Не то...

— Хватит меня пугать, просила уже... Допустим, я его уговорю, как я сообщу вам о его согласии?

— Я позвоню.

— Как сегодня, когда будет поздно?
— Это моя забота.
— Куда мне его везти?
— На ту самую дачу.
— Ту самую? — не поняла я.
— Ту самую, где тебя прятал твой Витенька. Хозяин сейчас за границей и вряд ли скоро появится. Лучшего места не найти, ключи у тебя есть.

— Вы будете ждать нас там? — спросила я, вспомнив, что им ключи, для того чтобы войти в дом, без надобности.

— Мы приедем чуть позднее. Позаботься о том, чтобы он ничего не заподозрил. Было бы прекрасно, застань мы его в тот момент в постели. Поняла?

— Что я, дура? Конечно, поняла.
— Вот и отлично.

Пошли короткие гудки, а я в который раз за вечер чертыхнулась. Да-а, ситуация. Если они шлепнут Мелеха, а они его точно шлепнут, то меня, само собой, оставлять в живых глупо. Допустим, в милицию я не побегу, раз соучастница убийства, но лишнее беспокойство им ни к чему. Где один труп, там и два. То есть три, Виктора они тем более не отпустят. Что же делать? И так убыот, и эдак не выжить. Ребята они сердитые. Пожалуй, и шкуру вполне могут спустить, отрезали ведь человеку палец... Я должна найти выход, я должна каким-то образом сообщить в милицию. Завтра в доме Мелеха найду способ позвонить Юре, а если не получится, позвоню по дороге на дачу, придумаю ограбление, пожар, что угодно, но милиция должна появиться там раньше, чем эти придурки... А Виктор? Если удастся арестовать Павла, то узнать, где они прячут Виктора, будет нетрудно. Ничего толковее в голову мне все равно не приходит. Кстати, почему они выбрали дачу приятеля Виктора? Впрочем, это как раз разумно: след никуда не ведет. Два трупа на чужой дачке, хозяин говорит, что знать ничего не знает, да и откуда, если он в это время пребывает за границей. Допустим, выйдут на Виктора и что обнаружат? Его труп. Или не обнаружат. Все, никаких улик.

Я глухо простонала от бессилия. Можно позвонить в милицию прямо сейчас. Будет шанс спастись самой, а там уж как хотите... Зная их расторопность, весьма сомнительно, что менты отыщут Павла, а пока он гуляет на свободе, мне разумнее переместиться на Шпицберген, да и там достанут. Выходит, лучше ничего не придумать, звоню Юре из квартиры Мелеха и сдаю ментам этих гадов. С головной болью и без особых надежд я отошла ко сну.

На этот раз мне ничего не снилось, зато утром, стоило только открыть глаза, отчаяние навалилось на меня с невероятной силой. Я отправилась в душ, стеная и охая, а потом начала собираться в гости к Мелеху, одновременно пытаясь составить план компании. На словах выходило гладко, но я-то знала: стоит мне увидеть его физиономию, и все непременно пойдет наперекосяк. Изображать внезапно вспыхнувшую страсть, когда объект тебе противен, дело практически безнадежное. В конце концов, я махнула рукой на все стратегические планы и решила положиться на удачу.

Возле ресторана я оказалась в половине первого, он начинал работу с 16.00 и сейчас, естественно, был закрыт. Я покосилась на окна второго этажа. Не худо бы для начала позвонить любимому, может, у него другие планы? Набрала заветный номер, и женский голос сообщил:

— Слушаю. — Я подумала: «Точно другие», но отступать не пожелала.

— Могу ли я поговорить с Николаем Петровичем?

— Кто его спрашивает?

— А вы ему кто, чтобы этим интересоваться? — съязвила я.

— Если вы не назоветесь, я вас не соединю.

— Попробуй, получишь шанс оказаться на улице.

Это подействовало.

— Дорогой, — услышала я в трубке, — тебя какая-то сумасшедшая спрашивает.

В трубке возник голос «дорогого».

— Полина?

— Как ты догадался? — проявила я интерес.

— Тебе дали точную характеристику, а сумасшедших в этом городе немного, то есть их, конечно, в избытке, но звонить мне им ни к чему.

— Ты исключительно любезен. А кто эта милая девушка?

— Так, ерунда.

— У нее редкое имя. Я возле твоего ресторана и не прочь зайти в гости, раз уж ты меня приглашал. Конечно, если ты не занят чем-нибудь чрезвычайно важным.

— Я не занят. Войдешь в арку, там тебя будут ждать.

Никакой арки на фасадной части дома не было, я свернула за угол и через двадцать шагов обнаружила ее, но войти в арку возможным не представлялось: вход загораживала стальная решетка, правда, рядом имелась калитка, но она была заперта.

Пока я шарила глазами в поисках приспособления, при помощи которого могла бы сигнализировать о своем появлении, возле решетки возник молодой человек.

— Вы Полина? — спросил он любезно.

— Полина, — ответила я. Щелкнул замок, калитка открылась, и я вошла во двор.

Со стороны улицы дом не казался особенно большим, но теперь стало ясно, что впечатление это обманчиво. Двор-колодец, куда выходили два окна, был вместительным, в настоящее время здесь стояли четыре машины, а места хватило бы еще для четырех. Слева виднелась наполовину застекленная дверь, в нее мы и вошли.

За столом перед телевизором сидел парень, при нашем появлении повернулся.

— Покажите, пожалуйста, сумку, — очень вежливо сказал мой провожатый.

— У вас что здесь, таможенный досмотр? — растерялась я.

— Извините, но правила общие для всех.

— Смотрите на здоровье, — пожала я плечами, расстегивая сумку. Осмотр их удовлетворил.

— Сюда, пожалуйста.

Тут я сообразила, что технических достижений в доме Мелеха пруд пруди, ибо мне надлежало пройти через штуковину, которые обычно стоят в аэропортах. На этот раз я только ресницами хлопнула, очень опасаясь, как бы чего во мне не звякнуло, но бог миловал и я прошла без происшествий.

— Теперь сюда, пожалуйста.

Ожидая самого худшего, я пошла по коридору, но оказалось, что нервничала напрасно. Коридор, как коридор, правда, я заметила две видеокамеры, но они впечатления на меня не произвели. Зато впечатление произвел дом. Мы поднялись на второй этаж, и я воочию смогла убедиться, сколь причудлива фантазия богатых людей. В углу стоял огромный Будда. Он оптимистично улыбался, выпятив голый живот. Не буду утверждать, что выполнен он был из чистого золота, но позолоченный наверняка. Далее зеленел зимний сад с пальмами, лианами и живым павлином (возле него я притормозила, но он, должно быть из вредности, хвост не распушил). Наконец мы вошли в комнату, выдержанную в китайском стиле. Черный лак, красные драконы, ширма с росписью по шелку, бумажные фонари, шторы на окнах задернуты, один бумажный фонарь горел, в комнате было уютно, но с неким намеком на экзотическую таинственность, точно ты вошел в заколдованный дворец и теперь гадаешь, что тебя ждет: то ли отыщешь золото-бриллианты, то ли головы лишишься.

Под этим самым фонарем на кушетке лицом вниз лежал Мелех, прикрыв задницу полотенцем, а массажистка, похожая на китаянку, трудилась над его спиной. Охранник пропустил меня в комнату и, не сказав ни слова, удалился, прикрыв за собой дверь.

Мелех поднял голову и сказал:

— Располагайся. Мы сейчас закончим.

Я устроилась на кушетке, застеленной ковром, китаянка, если она таковой являлась, а не косила под неё для экзотики, неодобрительно разглядывала меня, не забывая работать руками. Наконец она спросила без малейшего намека на акцент:

— Кто это, дорогой?

— Не твое дело, — ответил Мелех. Физиономия девицы приобрела пунцовую окраску, а я приятно улыбнулась. — Лампочку купила? — спросил меня Мелех.

— Нет.

— Я так и думал. Придется самому позаботиться.
— Очень мило с твоей стороны.
— Дорогой, лежи спокойно, — пискнула девица, — между прочим, присутствие посторонних меня отвлекает.
— Николай Петрович, — хмыкнула я, — раз уж я посетила вас, не могли бы вы надеть халат и отправить вашу девушку по имени Ерунда куда-нибудь подальше?

Девица набрала в грудь воздуха, собираясь с силами для достойного ответа и забыв о работе, а Мелех засмеялся.

— Подай халат и топай, — сказал он китаянке. Она одарила меня взглядом, в котором было все: и лед, и пламень, но халат подала и из комнаты удалилась.

— После моего ухода тебя ждет жуткая сцена, — съязвила я.

— Брось, — усмехнулся он, запахнул халат и уставился на меня. Не знаю, что ему показалось таким забавным в моем облике, но в его глазах плескался смех. — Надумала ко мне переехать? — спросил он.

— Мы не уживемся.
— Дом большой, не захочешь, так и не увидимся.
— Я не тебя имею в виду.
— Да? А кого?
— Хотя бы эту даму с редким именем. Подозреваю, она здесь не одна.
— А тебе-то что? — удивился Мелех.
— Женское общество в больших количествах вызывает у меня депрессию.

Он поднялся, подошел и теперь стоял надо мной, уставясь в мою макушку, потому что я разглядывала ковер под ногами.

— Переезжать ты не хочешь, тогда чем обязан визиту?

— А просто так нельзя?

— Можно. Однако раньше ты ко мне просто так не заглядывала.

— Все меняется. Я тоже.

— Перемены наступили буквально вчера. Это с чем-то связано?

— В основном с мыслями о моей безопасности. Мне вдруг захотелось с тобой дружить.

— Ну так в чем дело? — потянул он меня за руку.

— Эй, — испугалась я, — я сказала дружить.

— А это что — не одно и то же?

— Не боишься, что неожиданно войдет твоя китаянка?

— Не боюсь, — ответил он и в самом деле не боялся, потому что весьма энергично приступил к действиям, то есть к моему соблазнению, хотя по сценарию это мне полагалось соблазнять его.

— Не так стремительно, дорогой, — пробормотала я, — я еще не решила: хочу я этого или нет.

— Решай скорее, — сказал он, но отстал, и это было уже хорошо.

— Я помню, что у тебя аллергия на чай, но я бы выпила чашку. Или чай в этом доме не держат?

— Для тебя все что угодно, — усмехнулся он.

Я надеялась, что он выйдет из комнаты, и с удовлетворением отметила, что телефон здесь был, стоял на низком столике в уголке, и если повезет... Мелех нажал кнопку, вмонтированную в кушетку, и появилась китаянка.

— Принеси чаю, — сказал он, и девица тут же исчезла.

— Здесь есть телефон? — теряя терпение, спросила я.
— Конечно.
— И я могу позвонить?
— Пожалуйста.
— У меня деловой разговор и...
— Ты хочешь, чтобы я ушел? — подсказал Мелех.
— Это было бы здорово.
— Хорошо, — пожал он плечами и вышел, а я кинулась к аппарату, сняла трубку и собралась набрать номер, когда услышала в трубке щелчок. Ну надо же... конечно, этот гад подслушивает. Чего ж так не везет-то, господи... Не могу я звонить Юре и сообщать о предполагаемом покушении на Мелеха, когда этот самый Мелех сидит в соседней комнате и подслушивает. Я бросила трубку и стала пить чай, Мелех тут же явился.
— Позвонила?
— Да, спасибо. — Я отставила чашку и поднялась.
— Куда ты? — удивился он.
— Домой, естественно.
— Значит, не надумала остаться?
— Пыталась, но ничего не вышло. Мне мешает сосредоточиться присутствие твоей китаянки. Быть десятой или пятнадцатой любимой женой оскорбительно для моего самолюбия. Собственно, я пришла сообщить, что уезжаю.
— Куда? — спросил он.
— На дачу своего знакомого. Поскучаю в одиночестве на природе.
— Хочешь, чтобы я поехал с тобой? — спросил он.
— А ты поедешь? — удивилась я.
— Если позовешь.

— Дача совершенно обыкновенная, там нет никаких драконов, только чудесный вид из окна.
— Годится. Когда едем?
— Сегодня вечером. Я позвоню. Итак, только ты и я.
— И охрана. Надеюсь, против нее ты не возражаешь?
— Прихвати еще кальян, ковры, свою китаянку и тащись со всем этим на другую дачу. Всего доброго.
Конечно, он не дал мне уйти.
— Значит, вдвоем? — спросил он, сверля меня взглядом. — Ты и я?
— Либо вдвоем, либо никак. У тебя есть время принять решение. — Ох, как мне не понравился его взгляд, но я дала себе слово не обращать на него внимания. — Я хочу уйти, — нахмурилась я.
— Хорошо, — кивнул он и посторонился.
За дверью меня ожидал молодой человек.
— Прошу, — сказал он любезно, и я спустилась за ним по лестнице. Второй парень все еще таращился в телевизор. Я попрощалась, в сопровождении охранника дошла до калитки и наконец оказалась на свободе.
— Вот блин, — пробормотала я и поторопилась отойти подальше от дома.
Приходилось признать, что меня преследует фатальное невезение. Допустим, этот гад согласится ехать со мной, однако вовсе не факт, что охрана не последует на значительном расстоянии. И что тогда? Тогда роковая встреча на даче с вероятной стрельбой, а дальше моя кончина. Если выиграет Павел, мне крышка, если победят ребята Мелеха, мне тоже крышка, устроят допрос с пристрастием, с последующей справедливой карой. Витя при любом раскладе тоже труп.

В этот миг в голову мне пришло вот еще что: переход от лютой вражды к большой страсти у нас с Мелехом произошел чересчур стремительно и как-то даже без моей помощи. Опять же, смотрел он и говорил со мной с насмешкой, временами переходящей в издевку. Если учесть, что у меня к нему по-прежнему нет добрых чувств, одно лишь притворство, логично предположить, что у него их тоже не наблюдается. Тогда что же выходит? А то, уважаемая Полина Владимировна, что он заподозрил неладное и это не вы заманиваете его в капкан, а он играет с вами как кот с мышью.

— Ой, мама, — взвыла я, потому что при таком раскладе выходило, что у меня вовсе нет шансов выбраться из передряги. «Придумай что-нибудь, — заволновалась я, — найди способ сообщить в милицию».

Впрочем, способ, конечно, есть: иду в милицию, все рассказываю и сижу у них до тех самых пор, пока не отыщут Павла и не спасут Виктора, а будут гнать, запрусь в туалете. Спасут они Виктора, как же... но и я не герой-одиночка.

Я и в самом деле нацелилась идти в ближайшее отделение, правда, не знала, где оно находится, зато заметила постового милиционера и направилась к нему. Для этого необходимо было перейти дорогу, я замерла на тротуаре, и тут из потока машин вынырнула одна и притормозила рядом, едва не задев меня зеркалом. Задняя дверь открылась, и мужской голос требовательно произнес:

— Садись.

Точно под гипнозом, я полезла в кабину, потому что голос был знакомым, наверняка Артем или Игорек.

Проклиная свое невезение, я захлопнула дверь,

машина сорвалась с места, а я удосужилась взглянуть на водителя, после чего у меня даже не осталось сил по привычке чертыхнуться. За рулем сидел блондин, психически неуравновешенный тип с лезвием. Вот только его мне и не хватало.

— Здравствуй, солнышко, — сказал он, глядя на меня в зеркало. Ко мне разом вернулись все чувства, и я вознамерилась распахнуть дверь, чтобы вывалиться на асфальт. Кончина под колесами была для меня предпочтительнее лезвия. — Не спеши, — сказал блондин и ударил меня ребром ладони по шее, ударил-то вроде не сильно, но я мгновенно отключилась.

Кто-то похлопал меня по щекам и ласково сказал:

— Открой глазки.

Я вроде бы улыбнулась, в воображении нарисовав себе картину: все враги повержены, добрый доктор Айболит приводит меня в чувство, а седой полковник, смахнув слезу, готовит благодарственную речь, в коей особо отмечаются мое мужество и отвага.

Разумеется, действительность моих надежд не оправдала. Я открыла глазки и увидела все того же блондина, только теперь он выглядел еще омерзительнее, потому что на губах его играла одна из тех улыбочек, которыми киношные маньяки балуют своих жертв.

Мы по-прежнему находились в машине, салон которой освещала тусклая лампочка, а за окном царила темнота. Либо с момента моей отключки прошло очень много времени и сейчас уже ночь, либо мы не на улице, а в каком-то укромном месте, куда дневной свет не доходит. В этом случае распахивать дверь и пытаться бежать довольно глупо. Да и вряд ли я смогу открыть дверь, раз блондин сидит рядом. Я поежилась и слегка сдвинулась с места, что было замечено.

— Ты как? — спросил он, насмешливо щурясь.

— Плохо. Меня тошнит.

— Извини, что обошелся с тобой не по-джентльменски, но другого выхода у меня не было.

— Да? — не поверила я.

— Конечно. На «хвосте» висели какие-то придурки, а ты собралась меня покинуть.

— Нормальное желание, — пожала я плечами. — Наша предыдущая встреча не располагала к продолжению знакомства.

Он взял меня за подбородок и повернул мою голову так, чтобы увидеть порез на шее, провел по нему пальцем, я поежилась, а он ухмыльнулся, но подбородок отпустил.

— Значит, вы подружились, — сказал он, на этот раз поглаживая мои волосы. Это здорово меня нервировало, но возражать я не посмела.

— Если хотите, чтобы я отвечала осмысленно, пожалуйста, правильно формулируйте вопрос, — очень вежливо попросила я. — К примеру, «вы» это я и кто? — Он выразительно поглядел на меня, при этом двигая челюстью, точно жевал, затем губы его приоткрылись и я увидела бритвенное лезвие, он виртуозно играл им языком, и зрелище это, признаться, завораживало. — Вы порежетесь, — смогла произнести я, когда столбняк немного прошел.

Вместо ответа блондин схватил меня за волосы. Ожидая самого худшего, я сжалась в комок и зажмурилась, но действительность превзошла все мои самые скверные ожидания, он стал меня целовать с этим своим дурацким лезвием во рту, и я все время чувствовала его. Оставалось лишь удивляться, как я смогла пережить все это.

— Скажи — кайф? — спросил блондин, отстраняясь.

— Ой, мамочка, кругом одни психи, — не сдержалась я.

В отместку он лизнул шрам на моей шее и заявил:

— Ты прелесть.

— Вы тоже ничего, — дипломатично ответила я, — но если честно, я не большой любитель экзотических удовольствий. Меня бы вполне устроил обычный поцелуй.

— Мы вернемся к этому, — кивнул блондин, и лезвие исчезло между его губ. Далее он говорил так, точно инородного предмета у него во рту не было. У меня даже появилась робкая надежда, что он проглотил лезвие, и я с томлением ожидала: может, произойдет что-то для него нехорошее, а для меня, напротив, приятное, может, этот урод возьмет да и скончается? Интересно, человек, проглотивший лезвие, долго мучается или умирает сразу? Однако вскоре стало ясно: мои надежды не оправдались, ничего блондин не глотал, потому что если б глотал, так хоть поморщился бы, а этот пребывал в добром здравии.

Стало так обидно, что на глазах у меня выступили слезы. Между тем блондин продолжал задавать вопросы, и следующий звучал так:

— Ты подружилась с Мелехом?

— Пытаюсь. Пока не очень удачно, но сдвиги есть. Вы его друг?

— С чего ты взяла? — усмехнулся он.

— Ну... мы с ним поссорились — и появились

вы. Полоснули меня лезвием. Я сразу бросилась к Мелеху с намерением подружиться. Логично предположить, что он вас для этого и посылал. Ну, запугать...

— Меня? — Теперь блондин смеялся в голос.
— Извините, если сказала глупость.
— Извиняю. Получается, что ты его терпеть не можешь?

— Ну... — начала я уклончиво, — мой ответ зависит от того, в каких вы с ним отношениях. Если вы друзья, тогда разумнее ответить, что добрые чувства к Мелеху начали пробуждаться в моей душе...

— Я хочу его убить, — широко улыбнулся блондин.

— Да? — без удивления сказала я. — Наверное, у вас есть повод.

— Есть, солнышко. Даже не один. Я хочу его не просто убить. Я придумал для него в высшей степени красочную кончину. Хочешь, расскажу?

— Если не возражаете, я бы лучше взглянула. У нас с ним старые счеты, и, сказать по совести, его кончина была бы весьма кстати. К тому же не зря говорят: лучше один раз увидеть, чем сто раз услышать.

— Договорились. Разделаемся с этим уродом, и ты мне в этом поможешь.

— Я должна его соблазнить и куда-то выманить?
— Умница.
— Тогда становитесь в очередь, — тяжело вздохнула я, ничего хорошего от жизни больше не ожидая. Блондин посуровел, и я поспешила пояснить: — Я уже работаю над этим в настоящий момент.

— По собственной инициативе?

— Врать не буду: по инициативе дяди, который назвался Павлом. Вас, кстати, как зовут?

— Феликс.

— Красивое имя.

— Расскажи мне про Павла, кто он, откуда взялся...

— Я б могла спросить, откуда вы взялись, но боюсь вас разозлить. По той же причине и Павла не спросила.

— Ты мне нравишься, — заявил блондин. — Теперь понятно, почему он на тебе помешался.

— Кто?

— Мелех.

— А-а... вы думаете, он влюблен?

— Ты с ним спала? — игнорируя мой вопрос, спросил он.

— Господи помилуй, конечно, нет.

— Думаю, он не прочь тебя трахнуть. Я его понимаю. Потому что тоже не прочь.

— Давайте не будем торопиться, — насторожилась я.

— Ну, так что Павел? — спросил он, к величайшему моему облегчению.

— Павел объявился позавчера. После вашего визита какой-то псих устроил погром в моей квартире. Ой, это случайно не вы?

— Не я.

— Слава богу. Одним словом, я была здорово напугана и уехала на дачу к одному моему знакомому. Витя, так зовут знакомого, отправился на работу и не вернулся. Я стала нервничать, и тут является этот Павел, а с ним еще двое. И показывают кассету, где Витя привязан к стулу, а эти мерзавцы...

— Витя — это твой парень?

— Это мой знакомый. И он мне помог. Понимаете? И колотить его вовсе не за что. А они ему палец отрезали.

— Кто?

— Павел. И мне прислал. Положил в холодильник на тарелку, придурок. Это за то, что я в милицию кинулась.

— В милицию действительно не стоило.

— Вам хорошо говорить, а я до смерти испугалась. Как вы думаете, они его убьют?

— Твоего Витю? Конечно.

— Может, тогда в самом деле в милицию? В смысле...

— Вернемся к Павлу.

— Да... в общем, они запугали меня по самое некуда. Я-то поначалу думала, что это дружки Мелеха, а потом оказалось, что у них на него большой зуб, то есть они этого не говорили, но догадаться не трудно, раз они решили его убить. Но так как он, по их мнению, сидит у себя, точно крот в норе, чтобы осуществить задуманное, надо его оттуда выманить. Для этого я им и нужна. Кстати, в ресторане он вовсе безвылазно не сидит. Вчера ко мне приезжал, правда, с охраной, но в квартиру вошел один. Само собой, я сообщила об этом Павлу, но он сказал, что город для их дел не годится, ему надо место потише, поспокойнее и чтобы Мелех непременно был без охраны и желательно без штанов, то есть в постели. А для этого надо, чтобы я его соблазнила. Вот я к Мелеху поэтому и забегала.

— Ну и как он, купился?

— Черт его знает. Я сказала, что уезжаю на дачу. Сегодня. Он предложил себя в спутники. Я дала понять, что его образ жизни меня тяготит и я предпочитаю отдыхать, как нормальные люди, без своры телохранителей, оружия и прочих чудес.

— И что он?

— Пока ничего. Если заподозрил неладное, значит, никуда не поедет, а если поверил в мои искренние чувства, значит, вечером Павел его шлепнет. И меня скорее всего тоже. Оттого-то я вам все так чистосердечно рассказываю.

— А тебе не пришло в голову рассказать все это Мелеху?

— Тогда меня шлепнет Мелех. Я бы все рассказала в милиции, но не имею возможности. Они ходят за мной по пятам, а телефон в квартире прослушивают, возможно, и сотовый тоже.

Феликс повертел мой сотовый в руках и зашвырнул обратно в сумку.

— Значит, сегодня вечером?
— Если Мелех согласится.
— А где дача?
— В Отрадном. Адреса я не знаю, но дом найти просто: центральная улица, дом на левой стороне метрах в ста от магазина, с большими зелеными воротами. Только я вас предупреждаю сразу: может, Мелех не совсем дурак и, сделав вид, что мы отправляемся в романтическое путешествие вдвоем, прихватит с собой свою охрану как-нибудь незаметно.

— Он спрашивал тебя, где эта дача?
— Он даже еще согласия ехать не дал.
— Значит, едет втемную.
— Пока никуда не едет. Но думаю, что спросит. Что буду отвечать, не знаю, Павел инструкций на этот счет не давал.

— Как он выглядит?
— Павел? Обыкновенно. Лет сорока, прямой нос, подбородок круглый, глаза серые, волосы темно-русые, среднего роста и среднего телосложения. Его приятели Игорек с Артемом на вид форменные бандиты: громилы с тупыми рожами. Вам это о чем-нибудь говорит? — Он вроде бы меня не слушал,

сидел, задумавшись, а я притихла, не желая нарываться.

Моя откровенность объяснялась просто: во-первых, я не сторонник допросов с пристрастием, а то, что до этого бы непременно дошло, реши я схитрить, дело ясное, во-вторых, раз при любом раскладе мне ничего хорошего не светит, оставалась надежда, что, если Феликс, Павел и Мелех сцепятся, у меня будет шанс улизнуть и попытаться помочь Вите. Эх, повезло бы сегодня отыскать Юру, и тогда дела мои, считай, не так уж плохи. Милиция появляется на даче в нужный момент и хватает всех скопом. Радужная картина... То, что блондин меня сегодня отпустит, сомнений почти не вызывало: не будет меня, не будет дачи, и как он тогда достанет своего врага? Ну а если я ошибаюсь и дача его мало интересует, значит...

Феликс оторвался от своих дум и повернулся ко мне, широко улыбаясь.

— Вы меня отпустите? — робко спросила я.
— Конечно, солнышко, — ответил он.
— И мне о нашей встрече лучше помалкивать?
— Умница.
— Тут проблема, — загрустила я. — Вы сами видели, что за мной присматривали. И если я внятно не объясню, куда исчезла, они мне, пожалуй, ухо на тарелке пришлют, а может, что и похуже. Павел точно заинтересуется и вытрясет из меня душу, а я допроса долго не выдержу, говорю вам честно.

— Честно — это хорошо, — весело на меня поглядывая, кивнул он. — Ты им честно и скажи, так, мол, и так, увез меня плохой дядя и Мелехом интересовался, а еще тем, с чего это я к нему стала бегать.

— Прямо так и сказать?

— Ага.

— И про дачу? Ну, про то, что я вам о ней разболтала?

— Конечно.

— Но ведь они тогда насторожатся и все переиграют. Или это не мое дело?

Он опять провел пальцем по моей шее (чем-то ему моя рана нравилась, мне даже не хотелось представлять, чем) и начал задушевно:

— Если они Мелеха хлопнут, чего ж мне тогда суетиться?

— Логично, — кивнула я. Ненадолго задумалась и добавила: — Но ведь вы для него что-то интересное придумали, или это не принципиально?

— Не принципиально.

— Значит, рассказать им всю правду?

— Точно. Совсем как мне. Или ты чего-то не договариваешь?

— Что я, дура? Я же понимаю, вас лучше не злить.

Он весело улыбнулся и шепнул мне на ухо:

— Ты прелесть.

— Вообще-то я тоже так думаю, но слышать это от вас приятнее.

— Выходит, мы подружились?

— Конечно. Можно я еще правду скажу?

— Валяй.

— Мне совершенно не хочется ехать на эту дачу. Очень боюсь.

— Чего боишься?

— Павел этот чокнутый, а ну как и меня с Мелехом за компанию...

— Скорее всего ему такая мысль тоже придет в голову.

— И вы об этом так легко говорите? — Он пожал плечами. — Может, посоветуете, что делать?

— Меня слушать. И все у нас будет хорошо.

— Я слушаю, только что делать-то?

— Вези Мелеха на дачу, ложись с ним в постель и ничего не бойся.

— О господи, а если он не поедет на дачу?

— Тогда мы что-нибудь еще придумаем.

— Как мне вам сообщить, едем мы или нет?

— А не надо ничего сообщать, я и так узнаю.

— Да? Ну, я тогда пойду?

— Непременно, только чуть позже.

Ох как мне это не понравилось. Ожидая самого худшего, я сидела почти не дыша, но Феликс пересел на водительское кресло и тут в лицо мне ударил дневной свет, потому что впереди открылись ворота. Оказалось, что находимся мы в гараже, обычный гараж из бетонных плит, ворота за нами закрылись, мы немного попетляли и вскоре выехали к Дому культуры.

— Топай, — сказал блондин, притормозив на остановке.

— Спасибо, — пролепетала я.

— Пожалуйста. Скоро увидимся. Обещаю, будет весело.

— Куда уж веселее, — буркнула я и понеслась по проспекту с намерением немедленно звонить Юре.

Тут как на грех звякнул сотовый, я подумала и выбросила его в урну. Пусть звонит на здоровье, а сама заметалась в поисках телефона-автомата. Слава богу, он быстро нашелся. «Если Юры не окажется на месте, я с ума сойду», — в отчаянии думала я, но мне повезло, Юра лично снял трубку, исторгнув из моей души вопль восторга.

— Юра, — заорала я, — Юрий Сергеевич, это Полина Лунина, помните меня?

— Конечно, помню.

— Нам надо поговорить, срочно. Дело такое... просто ужас.

— Хорошо. Приезжайте ко мне.

— Нет. Я не могу.

— Почему?

— Когда все расскажу, поймете. Я жду вас в сквере, возле Дома культуры. И, ради бога, побыстрее, пока они меня не нашли. — Я в ужасе огляделась, с запозданием сообразив, что Феликс, возможно, вовсе никуда не уезжал. То есть уезжал, конечно, я сама видела, как он свернул на светофоре, но вдруг этот сукин сын вернулся и теперь наблюдает за мной? — Юра, если меня убьют до вашего приезда, вы должны знать: сегодня готовится покушение на Мелеха. Я обязана выманить его из норы, то есть из дома, поехать с ним на дачу, и вот там-то они его убьют. — Я поспешно объяснила, где находится дача.

— Что за чушь? — немного придя в себя, спросил Юра.

— Никакая не чушь, все так и есть. Какие-то психи глаз с меня не спускают, а у них Виктор в заложниках, если я не буду делать, что они прикажут, его убьют. Они ему палец отрезали.

— Какой палец?

— Господи. Ну не все ли равно, по-моему, безымянный. Вы хоть поняли, что я сказала?

— Если честно, не очень. Я сейчас подъеду.

— Юра, я боюсь, что этот псих за мной наблюдает. Давайте лучше в кинотеатре встретимся, там его проще обнаружить. В «Буревестнике», здесь рядом. И я вас очень прошу, побыстрее... Меня уже, наверное, по всему городу ищут.

Закончив разговор, я побежала к кинотеатру, то и дело затравленно озираясь по сторонам, купила билет, а оказавшись в фойе, прямиком отправилась в туалет, где и просидела минут пятнадцать. Выглянув из-за двери, я увидела, что Юра стоит в фойе в полном одиночестве.

— Юра, — позвала я. Он пошел ко мне, но перед дверью остановился. — Заходите, — сурово кивнула я. Он выразительно взглянул на изображение дамы на двери, но я схватила его за руку. — Сейчас не время для церемоний.

Мы зашли в последнюю кабинку, здесь было окно, и мы устроились на подоконнике. Собрав в кулак волю, быстро и не вдаваясь в излишние детали, я рассказала Юре о событиях последних дней.

— А вы ничего не выдумываете? — помолчав немного, спросил он, когда я закончила.

— Нет.

— А где палец?

— Его Игорек унес. В носовом платке. И кассету тоже. В общем, доказать я ничего не смогу, кроме того, что Виктор исчез. Если он у них, то, следовательно, на работе и дома отсутствует.

— А этот Феликс, он откуда взялся?

— Занятно, что вы меня об этом спрашиваете. Лучше скажите, что мне делать?

Юра с досадой покачал головой.

— Если все так, как вы говорите, времени у нас в обрез. Брать этих типов надо с поличным, иначе ничего не докажем.

— Как это с поличным? — испугалась я. — С трупом, что ли? А я как же? Получается, что я соучастник убийства. На фига мне это?

— С поличным значит с поличным, а не с трупом. Хватит и оружия, чтобы их арестовать. Хотя... тут надо хорошо подумать.

— Надо Витю спасать, пока парня не убили.

— Разумеется. Но для этого не худо бы знать, где он находится в настоящий момент.

— Ну так узнайте, — не выдержала я.

Мы еще немного побеседовали, но особого оптимизма разговор у меня не вызвал, одно хорошо: теперь голова не у меня должна болеть, а у Юры, то есть у милиции.

— Что мне делать? — спросила я, игнорируя его задумчивость. — Если я сейчас не вернусь домой, операция полетит к чертям, а Витю убьют. Потом и меня за компанию. Лучше будет собрать всех на даче и... одно меня настораживает: собственная безопасность, очень не хочется соваться в это осиное гнездо.

— Возвращаться домой придется. Однако, если вы расскажете Павлу о Феликсе, они могут отменить операцию.

— Промолчать об этом вряд ли получится... — задумалась я. — Как я вам сообщу, если они не решатся сегодня убирать Мелеха? Они же с меня глаз не спускают.

— Что-нибудь придумаем.

— Придумывайте скорее, чем дольше я отсутствую, тем труднее мне будет все объяснить.

— Я ж не могу один решить такие вопросы.

— Ну так пусть решит тот, кто может, — не выдержала я. — Я, между прочим, жизнью рискую.

Тут в дверь кабинки постучали. Я в ужасе замерла, Юра, должно быть, машинально спросил:

— Кто там?

Из-за двери тут же раздался женский голос:

— Что ж это делается? Додумались... вам что здесь, дом свиданий?

— О черт, — взвыла я, распахнула дверь и увидела уборщицу, настроенную весьма воинственно.

Сдуру Юра достал удостоверение, и тут такое началось... В общем, я выскочила из туалета, а потом из кинотеатра как ошпаренная, не дожидаясь Юры и оказавшись на улице, сразу же почувствовала лютый страх: изо всех окон, из каждой проезжающей машины на меня смотрели чьи-то глаза, разумеется вражеские. Тихо поскуливая от отчаяния, я остановила такси и назвала домашний адрес. Чем скорей я встречусь с Павлом, тем лучше, мук неизвестности мне не пережить.

Через двадцать минут я стояла возле своей двери, открыла ее, вошла и увидела Игорька, который сидел в кресле, таращась на входную дверь. «Ну вот, — подумала я, вопреки всякой логике, — не стоило торопиться». Игорек повел себя несколько необычно: завидев меня, кинулся в прихожую, схватил меня за плечи и зачем-то принялся ощупывать, точно проверял, целы ли у меня кости, взгляд его при этом был испуганным, и он нервно шептал:

— С тобой все в порядке? Очень испугалась?

Последний вопрос меня доконал: вот чертовы лицемеры, заботу проявляют, можно подумать, их в самом деле беспокоит мое душевное состояние.

— Убери руки, — повысила я голос, — мне щекотно.

— Ага, — чему-то обрадовался Игорь и стал звонить Павлу. Тот возник в квартире через несколько минут в сопровождении Артема.

Поначалу Павел вроде бы волновался, но, убедившись, что руки-ноги у меня на месте, заметно успокоился.

— Что произошло? — спросил он, устраиваясь в кресле.

— Это вас надо спросить, что происходит. Сумасшедший дом какой-то. Он мне бритвой грозил, то есть лезвием. Думаете, это приятно?

— Кто он? — задал вполне уместный вопрос Павел. Пришлось рассказать ему о Феликсе. Было заметно, что рассказ произвел на него впечатление. — Зачем ты села в машину? — рассердился Павел.

— Как зачем? Он дверь открыл, сказал «садись», я думала, это вы. А когда он лезвием грозить начал, я перепугалась, говорю: я же все правильно делаю, как велели, он и прицепился, кто велел и что.

— И ты рассказала?

— А что мне было делать? Видите шрам на шее? Это от нашей с ним прошлой встречи. Он не шутил, понимаете? И если сказал на куски разрежет — так и будет.

— Что за черт, откуда он вообще взялся?

— Я решила, что его послал Мелех и все эти штучки с лезвием — акт устрашения, а теперь не знаю, что и думать. Слушайте, а вдруг правда — Мелех? Вдруг он его нарочно послал, чтобы разузнать о наших планах?

— Как этот тип назвался?

— Феликс.

— А как он выглядит?

— Паршиво он выглядит, — рявкнула я. — Сразу видно, у него не все дома. Вы же обещали следить за мной круглосуточно, откуда ж взялся этот гад? Вы что, его проворонили? — Игорек с Артемом переглянулись и вздохнули с печалью, а я зарыдала: — А мне что делать?

— Успокойся, — устраиваясь на диване рядом со мной, заговорил Павел, — ничего страшного не произошло. Он ведь не тронул тебя, нет? — Кажется, его это всерьез беспокоило.

— Нет, — неохотно сказала я правду, — но я до смерти перепугалась.

— Где сотовый?

— Он отобрал.

— Ясно. Давай, расскажи все еще раз по порядку. И спокойно, спокойно... Может, чайку выпьешь?

— Спасибо, — съязвила я и принялась рассказывать, разумеется, конец истории слегка подредактировала.

Выходило следующее: блондин прихватил меня на тротуаре, ударил, я отключилась, а в себя пришла в машине, которая находилась неизвестно где, так как за окнами было темно, возможно, гараж или какой-то склад, не знаю. Феликс задал свои вопросы, я на них ответила, потом получила еще один удар и, вторично отключившись, пришла в себя в сквере возле Дома культуры. Сидела как ни в чем не бывало на скамейке, хоть и чувствовала себя хуже некуда. Взяла такси и поехала домой.

— Значит, он сказал, что хочет убить Мелеха? — спросил Павел.

— Сказал. А когда узнал про вас, заявил, что это не принципиально: раз вы его убьете, то ему можно не беспокоиться.

— Так, — облизнул губы Павел, — скорее всего, он появится на даче. Захочет убедиться в том, что дело сделано. Вопрос, появится до того или после?

— Ну уж этого я не знаю. Слушайте, когда вы отпустите Витю?

— Когда Мелех станет трупом, — отрезал Павел.

Минут двадцать он продолжал задавать мне вопросы, по большей части повторяясь, потом решительно встал и направился к двери.

— Вы куда? — заволновалась я.

— Не бойся, с тобой Игорь останется.

— Как останется? А если Мелех приедет? Он однажды уже приезжал.

— Значит, спрячешь Игорька в шкаф. В семь звони Мелеху и спроси, едет он или нет.

— А если нет?

— Очень плохо. Постарайся, чтобы поехал.

— А Феликс?

— Феликс наша забота. Главное, чтобы вы с Мелехом были на даче.

— А как только мы там окажемся, вы отпустите Виктора? На даче есть телефон, почему бы Виктору не позвонить мне?

— Позвонит, как только я увижу труп Мелеха.

Павел с Артемом удалились, а я пошла в ванную, следовало привести нервы в порядок да и видеть перед собой физиономию Игоря мне совсем не хотелось. Когда я покинула ванную, оказалось, что Игорек зря времени не терял и состряпал обед, его кулинарные способности произвели на меня впечатление, и я заметно подобрела к парню. Время до семи мы провели вполне мирно, у телевизора, он смотрел сериал, а я думала о Юре. Надеюсь, в настоящий момент в милиции уже разработан план операции захвата. Это было бы здорово, но почему-то вызывало у меня сомнение.

— Звони, — сказал Игорь, взглянув на часы. Я потянулась к телефону и обратила внимание на то, как дрожат мои руки, впрочем, не обратить на них внимание было невозможно, раз они ходуном ходили. Я набрала номер и услышала голос Мелеха:

— Да.

— Это я, — собравшись с силами, заговорила я. — Решила поболтать с тобой перед отъездом.

— Разве ты едешь одна?

— А ты надумал составить мне компанию?
— Тебя это удивляет?
— Не очень. Я рада, что ты едешь со мной, торчать в одиночестве на даче — довольно глупое занятие.
— Еще бы...
— Я вызову такси.
Он радостно хохотнул:
— Дорогая, у меня четыре машины.
— Господи, зачем так много?
— Я их коллекционирую. Скажи, на какой ты хочешь поехать? Или поездка на такси еще одно непременное условие?
— Нет, конечно. — Я выбрала ту машину, которую сочла более скромной.
— Буду через двадцать минут, — заверил Мелех, и я повесила трубку.
И тут в дверь вновь позвонили и появился Павел.
— Вы что, с ума сошли? — прошипела я. — Он сейчас приедет.
— Слушай внимательно, — очень серьезно заговорил мой гость. — Проехать в Отрадное можно по шоссе через объездную дорогу. Дорога хорошая, но она нам не подходит.
— Для чего? — насторожилась я.
— Не укладываемся по времени. Поэтому вы должны проехать вот здесь. — С этими словами он достал атлас дорог города и ткнул пальцем в нужное место. — Дальше заправка и тоже неплохая дорога.
— А по ней кто-нибудь ездит? — не унималась я.
— Конечно. Особенно по вечерам.
— А если Мелех не захочет ехать здесь?
— Значит, твой Витя лишится глаза. Заставь его. У тебя есть водительское удостоверение?

— Есть.
— Ну вот, попросись за руль, это вполне естественно.
— А если...
— Все, — сказал Павел, — пять минут на сборы.

Я кинулась собирать свои вещи. Голова у меня шла кругом, впору было плюнуть и вообще ни о чем не думать. Тут с улицы послышался автомобильный сигнал, я бросилась к окну и увидела машину у подъезда, замахала руками в знак приветствия и повернулась к своим незваным гостям.

— Иди, дорогая, — подмигнул Павел.
— А вы?
— Мы сразу за тобой.
— Не забудьте дверь запереть.
— Не беспокойся.

Перекрестясь на пустой угол, я покинула квартиру. Мелех ждал в машине: завидя меня, он выйти не потрудился, только открыл дверь. Может, от невоспитанности, а может, вправду чего-то опасался.

— Поехали? — спросил он весело.
— Да, — улыбнулась я.

Выезжая на проспект, он спросил:
— Сколько ты думаешь пробыть на даче?
— Дня три. Больше, наверное, не выдержу. А ты? Завтра заспешишь к своей китаянке?
— Я о ней давно забыл. Если мы на три дня, не худо бы запастись провизией.
— В холодильнике что-то было.
— Что-то я не ем.
— Как знаешь, — пожала я плечами, и мы заехали в супермаркет, где пробыли не меньше часа. Нет, не похоже, что Мелех чего-то опасается...

Мы вернулись к машине, нагруженные покупками, Мелех все сложил в багажник, а я спросила:

— Можно мне сесть за руль?
— А ты умеешь водить машину? — удивился он.
— У меня и права есть.
— Да неужели?
— Если ты переживаешь за свою машину...
— Садись, — кивнул он, устраиваясь на сиденье пассажира, а я заняла место за рулем.

Что-то он чересчур покладистый, точно подыгрывает мне. Может, в самом деле души во мне не чает? Над этим стоило подумать, впрочем, времени на это все равно нет.

— Ну что, с богом? — улыбаясь, спросила я, пытаясь отгадать, что готовит мне жизнь.

— С богом, — кивнул Мелех, глядя на меня с подозрительным озорством. Впрочем, может, я придираюсь, у человека отличное настроение, он собрался хорошо провести время...

«Все нормально, — утешила я себя, — теперь главное, чтобы господа из милиции сработали... слаженно», — нашла я подходящее слово и улыбнулась.

— Как машина? — спросил Мелех, наблюдая за мной.

— Отлично. Вообще, я счастлива... почти.
— Еще немного — и ты будешь счастлива абсолютно, — заверил он.

Меня это опять-таки насторожило.

— Что ты имеешь в виду?
— Как что? — удивился Мелех. — Я намереваюсь сделать тебя счастливой женщиной.

Ох, как мне это не понравилось. Фраза, с моей точки зрения, звучала сомнительно и даже как-то издевательски. Вот я считаю, что заманиваю всех в капкан, а на деле, может, совсем наоборот? И этот гад сидит рядом, давно догадавшись обо всем, и проводит в жизнь собственный план, мне неведомый. При этом наблюдает мои ужимки и заливается внутренним хохотом. Я вновь покосилась на Мелеха, он улыбнулся, и я ответила ему улыбкой, но боевого задора во мне заметно поубавилось.

Между тем мы миновали железнодорожный вокзал и спустились под мост.

— Куда ты едешь? — удивленно спросил Мелех. — Ты же говорила, дача в Отрадном.

— Конечно. Здесь тоже есть дорога. И гораздо короче той.

— Здесь не дорога, а черт-те что. Яма на яме.

— Думаешь, твой «БМВ» развалится на части?

— Не удивлюсь.

— Не возвращаться же нам, — заметила я капризно.

— Почему бы и нет? Говорю, это не дорога, а сплошная головная боль.

— Возвращаться — пути не будет, — буркнула я. Однако дорога, которая начиналась прямо за мостом, оказалась не такой уж и скверной. Ямки встречались и лужи были, но все в пределах нормы. Одно настораживало: ни впереди, ни сзади ни одной машины — похоже, мы одни на всей дороге.

Мы выехали к перелеску, начинало смеркаться. Пейзаж за окном простирался пустынный и вызывающий непонятную тревогу. Поле, вновь перелесок.

— Мы не заблудились? — робко спросила я, потому что, с моей точки зрения, ехали мы довольно долго, а до сих пор не заметили никакого жилья.

— Нет, сейчас налево, там будет старый элеватор, а за ним уже Отрадное.

— Надо было через объездную ехать, — вздохнула я.

— Километров пять осталось, не больше, — утешил меня Мелех, я свернула к буйно разросшимся кустам, притормаживая из-за внушительных размеров лужи, и тут...

Если честно, поначалу я даже не поняла, что произошло. Раздался страшный грохот, затем треск, машину занесло, развернуло поперек дороги, я отчаянно надавила на тормоз, хотя Мелех заорал:

— Гони... — Но куда было гнать, раз «БМВ» стоял поперек дороги, развернуться не получалось, а гнать вперед или сдать назад значит улететь в кювет.

Вновь что-то затрещало, и до меня наконец дошло, что это такое. Мама моя, из автоматов палят. Это кто, неужто милиция? Они что, спятили? Я отчаянно завизжала, закрывая голову руками. Мелех, чертыхаясь, распахнул дверь с намерением выбраться из машины, потому что стреляли уже с двух сторон. Но он не успел и шагу сделать, дернулся и рухнул на землю.

Стрельба тут же прекратилась. К машине со стороны Мелеха подошел тип в маске с пистолетом в руке, захлопнул дверь, а потом выстрелил, глядя себе под ноги. То, что я до этой минуты была еще жива, вызывало у меня удивление, но оно быстро прошло, и явилась мысль простая и ясная: если и жива, то ненадолго. Сейчас это поправят, дядька в маске не мент, дураки они, что ли, так себя вести, это киллер, а киллеры свидетелей не оставляют. «Поделом мне, — подумала я, — не будешь человека в ловушку заманивать».

Киллеров оказалось трое. Один из них, тоже в маске, распахнул мою дверь, я сидела в полуобморочном состоянии, таращась на него во все глаза, а он, схватив меня за шиворот, выволок из машины, прислонил к ней и сказал:

— Жива? Хорошо. А это для твоей же пользы. — И ударил меня по голове. Не знаю чем. В больнице сказали, что, должно быть, прикладом. Мне-то без разницы.

День явно не задался: сначала меня ударили ребром ладони по шее, и я отключилась, теперь предположительно прикладом... Неудивительно, что моя бедная голова не выдержала. Словом, я очнулась в больнице, в бинтах, со страшной головной болью и тоской в сердце.

Я разглядывала потолок, пытаясь вспомнить события, предшествующие моему появлению здесь, пока не появилась медсестра.

— Очнулись? — спросила она, я слабо кивнула, женщина улыбнулась и вышла из палаты, в которой я находилась одна, но уже через несколько минут пришли сразу четверо: двое мужчин и две женщины. Один, самый старший, что-то говорил, остальные кивали, а у меня все плыло перед глазами, пока я не отключилась окончательно с бодрящей мыслью: «Меня вроде бы спасли».

Когда я очнулась вторично, на стуле возле окна сидел Юра в белом халате и с постным видом.

— Юра, — позвала я хрипло, потому что смотрел он в окно, а не на меня. Юра повернулся и поспешно подошел к постели.

— Как ты себя чувствуешь? — спросил он участливо.

— Нормально. — Я и в самом деле так себя чувствовала, потому что представляла себя изрешеченной пулями, а тут никакой боли, не считая головной, но и та вполне терпима, да еще легкая тошнота, руки-ноги целы, и я могу ими шевелить. О чем еще можно мечтать?

— Может, воды? — предложил он, хватая стакан.

— Не надо. Ты лучше расскажи, что со мной случилось?

— Что случилось, — вздохнул он. — Поступил сигнал о стрельбе в районе элеватора. Выехавшие патрульные обнаружили в ста метрах от развилки расстрелянную машину марки «БМВ», рядом с ней тебя без сознания с черепно-мозговой травмой, вызвали «Скорую», тебя привезли сюда.

— А Мелех?
— Что — Мелех?
— Его убили?
— Ты меня об этом спрашиваешь? — вроде бы удивился Юра.
— Конечно, раз, кроме тебя, здесь никого нет.
— Но ведь ты была там, верно?
— Значит, Мелех мертв?
— Наверное.
— Ничего не понимаю, — насторожилась я, — сначала стреляли из автоматов, потом подошел тип в маске и произвел контрольный выстрел, кажется, это так называется?
— Так, — кивнул Юра без всякого намека на энтузиазм.
— Его нашли?
— Труп? Нет.
— Куда же он делся? Не с собой же они его прихватили?
— Выходит, с собой.
— Зачем им труп? — растерялась я. — А Витю нашли?

— Нет.
— А искали?
— Конечно, то есть... Слушай, нам надо поговорить.
— А мы что делаем?
— Ты как себя чувствуешь?
— Ты уже спрашивал. — Мы как-то незаметно перешли на «ты» и возвращаться к прежнему «выканью» не хотелось, беда, как известно, сближает.
— Разговор серьезный, не хотелось бы сейчас, когда ты только-только в себя пришла.
— Ты меня пугаешь...
— Лежи себе спокойно и поправляйся, только ни с кем ни о чем не говори, предварительно не потолковав со мной. Кто бы ни пришел, менты или еще какие граждане, отвечай: голова, мол, болит, ничего не могу вспомнить, приходите попозже.
— Какие еще граждане? — всполошилась я.
— Полина, дело серьезное. Говорю тебе, держи язык за зубами.
— Я держу, только ты объясни...
— Давай завтра, когда ты малость оклемаешься и я буду уверен, что ты все поняла правильно. А сейчас я пойду, я просто предупредить хотел. И не волнуйся, тут наши люди дежурят.
— Какие люди? Зачем? — вконец перепугалась я.
— Так, на всякий случай.
Он убрался восвояси, пришла медсестра, сделала укол, и я опять уснула.
На следующий день чувствовала я себя почти хорошо, хотя голова побаливала, но тошнота прошла и ясность мысли присутствовала, раз я легко вспомнила номер телефона Юры и попросила медсестру позвонить ему. Он приехал где-то через час, вновь справился о моем здоровье, а я зло ответила:

— Не тяни.

И тогда он рассказал, да такое, что мне буквально сделалось худо. Но лучше все по порядку.

Юра сел, посмотрел на свои руки, на окно, на стену напротив, вздохнул и после этой подготовки изрек:

— Нам надо выработать план действий.

— Какой план?

— Ну, не план... Надо договориться, что отразим в протоколе.

— В каком протоколе? — по обыкновению переспросила я, и тут до меня стало доходить. — Вчера на даче была засада? Я имею в виду, вы ждали Мелеха на даче?

— Нет, — с тяжким вздохом ответил Юра.

— Как нет? Ничего не понимаю. Ты сообщил в милиции о нашем с тобой разговоре? Они что, не поверили?

— Ничего я не сообщал, — вздохнул Юра.

— Как же так? — ахнула я. — Ведь я жизнью рисковала...

— Я думал, ты дурака валяешь. Ты бы себя послушала... белая горячка в чистом виде. Ну, я и решил...

— И ничего не сказал своим? О господи, ты хоть соображаешь, что из-за тебя люди погибли? Мелех... Да черт с ним, с Мелехом, а Виктор? Он же хороший парень. Еще чудо, что меня не убили.

— Действительно повезло, — проворчал он. — Как-то даже странно...

— Вот спасибо. Отрази это в своем протоколе. Я тебе все рассказала, ты решил, что я не в себе, и в результате...

— Ничего этого я указывать не буду, — твердо заявил он.

— Что? — не поверила я. — Как же не будешь, раз так оно и было?

— Это ты говоришь, а я заявлю, что в глаза тебя в тот день не видел. Ясно? Не видел, и все, и ничего не знаю.

— Ты что, спятил? — растерялась я.

— Ага. Окончательно и бесповоротно.

— Но ведь... вот сволочь, — неожиданно для себя высказала я наболевшее, хоть и намеревалась держать себя в руках. — Теперь ясно, почему ты меня обхаживал, добреньким прикидывался. Ты с ними заодно. Ну, конечно, как же я сразу-то не догадалась. Сволочь ты продажная, а не мент. Вали отсюда. — Я даже глаза закрыла, чтобы не видеть его гнусной физиономии.

— Подожди, послушай, — заговорил он просительно, косясь при этом на дверь, точно ожидая нападения. — Все не так, как ты думаешь.

— Еще бы...

— Это ты меня подставила, — неожиданно зашипел он. — Откуда они могли узнать?

— Что узнать?

— Все. Обо мне, к примеру. Откуда? Одного не пойму, зачем надо было сначала сообщать мне, а потом заставить меня молчать... Черт, голова кругом.

— У тебя голова... он еще жалуется. Катись отсюда... Я его подставила, вот гад.

— Но если не ты, как они обо мне узнали?

— Я что-то не пойму, куда ты клонишь? Ты мне не поверил и о готовящемся убийстве начальству не доложил, а теперь бормочешь, что тебя подставили. Как есть сволочь, мало сделать подлость, так он еще норовит все с больной головы на здоровую переложить. Я твоему начальству все расскажу. Они разберутся, кто им вкручивает. Кстати, у меня свидетель имеется. Бабка в Доме культуры, помнишь уборщицу? Ты ей, между прочим, свое удостоверение совал, небось тебя она запомнила и меня тоже. — Тут я спохватилась, что сваляла дурака, а ну как он и бабку не пожалеет, и не будет у меня свидетеля, но Юра при упоминании о ней как-то весь сник и начал ерзать на стуле, точно не знал, на что решиться.

— Полина, — позвал он, — ты извини, надо было тебе сразу объяснить. Я тебе соврал. Своим я о разговоре с тобой не рассказал по другой причине. Не успел я войти в свой кабинет, как мне позвонили по телефону. — Он вздохнул, облизнул губы и посмотрел на меня с отчаянием.

— Кто позвонил? — поторопила его я.

— Неизвестный. Спросил, как поживает моя дочка. Я сразу заподозрил неладное. Говорю, а с какой стати вас это интересует? А он мне в ответ: вы, наверное, считаете, что сейчас ребенок в детском саду, и называет адрес. Я бросил трубку и стал в детский сад звонить. А мне говорят, что дочка во время прогулки ушла. Представляешь? Ее ищут, дома были и жене уже успели позвонить. Короче, я стал ждать, когда этот гад опять объявится. Он позвонил через полчаса. Вы, говорит, Юрий Сергеевич, не беспокойтесь, с девочкой ничего не случится, к двенадцати часам она будет дома, но и вы, говорит, нам помогите, о своем разговоре с одной девушкой помалкивайте. Подумайте сами, кто вам дороже: какой-то тип или родная дочь?

— И ты согласился? Ты же в милиции работаешь и должен знать: с похитителями договариваться нельзя. Дочь вернули?

— Ага.

— Слава богу. А что она говорит?

— Что она скажет, когда ей три года. У бабушки, говорит, была. Спрашиваю, у какой? У нашей. А наша бабушка в Краснодаре. Говорит, бабушка ее позвала, она к ней и отправилась.

— А воспитатели куда смотрели? — возмутилась я. — Ладно, все ясно. Допустим, я тебе верю. Но теперь-то ты вполне можешь рассказать правду своему начальству.

— Не могу. Вчера опять звонили. Если не буду держать язык за зубами... Короче, жена из дома выйти боится и дочь вторые сутки с рук не спускает.

— Жену понять можно, но ты о Викторе подумай, ведь его искать надо, а вы столько времени потеряли.

— Может, его отпустят? Зачем он им? А если... так ему уж все равно.

— Ничего себе разговорчики, — ахнула я, и тут другая мысль пришла мне в голову: — А ведь ты врешь. Врешь, Юрий Сергеевич, не так все было. Ты вот меня спрашивал, откуда они о тебе узнали? В самом деле, откуда? Я-то ведь точно знаю, что о тебе молчала. Это ты начальству своему вкручивай, а меня не обманешь.

— Должно быть, этот Феликс в самом деле следил за тобой, а потом и меня выследил.

— И так оперативно сработал? От «Буревестника» до твоей конторы сколько добираться?

— Пятнадцать минут.

— Вот. За это время он все о тебе разузнал, нашел бабушку, похитил ребенка...

— Я тебе правду сказал, а как он успел... Ладно, думай обо мне что хочешь, а я жене поклялся, что рта не раскрою. Покажет уборщица, что видела нас в туалете, скажу, что трахался там с тобой в рабочее время, пусть попрут из органов.

— Здорово, — восхитилась я, — ты отличный мент, слуга закона... Ты бы, гад, о Викторе подумал.

— Да твоего Виктора давно в живых нет. Разве ты не понимаешь, что за люди стоят за всем этим? У них все схвачено, можешь не беспокоиться. Если б не дочь, я б еще попытался, а так...

— Порадовал ты меня.

— Я сам так рад, что слов нет. Полина, ты вот что, ты молчи.

— Про что?

— Про все. Про этого Павла, Феликса и так далее. Толку не будет. Промолчишь, может, в живых останешься, а рот откроешь и...

— Заткнись. Мне подумать надо. Что у нас выходит?

— Ничего хорошего, — вздохнул он, и я была с ним согласна. Пробудится у него совесть, еще вопрос, а в результате выйдет, что я соучастница убийства: вполне сознательно человека умирать везла. О господи, как бы мне не стать главным подозреваемым. Еще в тюрьму посадят.

— Чего же мне делать-то? — жалобно пробормотала я.

— Помалкивать, — буркнул Юра.

— О чем?

— О том, что знала о готовящемся убийстве.

Некоторое время мы таращились в глаза друг другу, не в силах вымолвить ни слова. Я первой пришла в себя.

— Ага, какой умный, я буду молчать, чтобы ты перед своим начальством выглядел ангелом, а в это время Виктора...

— Дура, — зашипел он, — при чем здесь начальство? Я тебя не хотел пугать, но раз до тебя не доходит... Ты знаешь, кто такой Мелех?

— Владелец ресторана «Сфинкс», — ответила я, а Юра с досадой махнул рукой.

— Да он, если хочешь знать... Ладно, дело даже не в этом. У этого типа целая армия охраны, это, я тебе скажу, такие... господа... Короче, раз трупа нет, они в убийстве своего босса сильно сомневаются и будут его искать. Его или труп, и можешь мне поверить, что-нибудь да найдут.

— Вот и хорошо, — не очень-то уверенно заметила я, подозревая подвох в словах Юры. — Заодно бы Витю нашли, я не могу здесь лежать, зная, что он...

— Четыре месяца назад было совершено покушение на Мелеха. Неудачное. Киллера отыскали и разрезали автогеном. На несколько частей. Так вот, если эти господа заподозрят, что ты... как бы это выразиться... Ну, помогала убийцам...

— Я не помогала, — подскочила я, — я тебе рассказала, хотела предотвратить...

— Ничего ты мне не рассказывала. А если они поверят тебе, а не мне, радость небольшая, на пару шкуру с нас спустят, вот и весь твой выигрыш.

— Да что же мне тогда делать-то? — вконец растерялась я.

— Расскажи только часть истории. Вы встретились, Мелех дал понять, что без его на то соизволения жить в этом городе спокойно ты не сможешь, и ты решила пойти ему навстречу. Так что, когда он надумал поехать с тобой на дачу, ты охотно эту идею поддержала. А по дороге...

— Знаю я, что по дороге. Мелех хотел взять охрану, а я сказала — нет. Как я теперь это объясню? И что это за дача, на которую мы поехали? Откуда она взялась?

— Скажи, что дача Виктора, твоего друга. Они его начнут искать и, если жив, найдут скорее милиции.

— Ага. И что он им расскажет?

— Что может рассказать твой Витя? Что дал тебе возможность пожить на своей даче, так как ты в тот момент была не в лучших отношениях с их боссом. Потом отношения наладились, и ты захотела побыть с ним в спокойной обстановке, чтоб не мешали ненужные люди и телефонные звонки. — Юра хмуро наблюдал за мной, а я решала, как поступить.

Допустим, я сейчас соглашусь, но как бы мне потом в своем вранье не запутаться... А главное — Виктор, парня надо найти. А если его в самом деле найдет охрана Мелеха? Если же я Юру не послушаю... Господи, мне не по силам решать все это сейчас, моя бедная голова этого просто не выдержит.

— Я подумаю, — буркнула я, закрывая глаза. Юра немного постоял, прикидывая, что ему делать, затем потихоньку выскользнул за дверь. А я заревела от досады, потому что знала: сколько ни думай — ничего толкового не придумаешь.

К вечеру, когда я начала понемногу успокаиваться — не потому, что нашла решение, а потому что больше не в состоянии была напрягать свои мозги и то и дело впадала в дрему, — дверь палаты приоткрылась, и появился мужчина лет пятидесяти с довольно странным для его возраста выражением помятой физиономии. Так обычно выглядят нашкодившие дети.

— Как вы себя чувствуете? — спросил он.

— А в чем дело? — насторожилась я, ничего хорошего не ожидая от жизни.

— Тут к вам пришли, ненадолго... — Он поспешно исчез за дверью, она тут же распахнулась, и в палату вошли двое. Стоило мне их увидеть — и всякие сомнения отпали: эти запросто разрежут человека на куски и глазом не моргнут.

Один замер возле двери, закрыв ее широченной спиной, другой подошел к постели и, устроившись на стуле, начал сверлить меня своими глазками. На его широкой физиономии они напоминали две бусины, но взгляд был такой, что впору самой на себя наложить руки, чтоб зря не мучиться.

— Привет, — сказал парень, впрочем, было ему никак не меньше сорока или, может, он выглядел старше своих лет, поди разберись.

— Вы кто? — спросила я испуганно.

— Мы из милиции, — ответил он, достал из кармана удостоверение и сунул его мне под нос. Я прочитала: «Тумарин Лев Кириллович» — и кивнула, сильно сомневаясь, что удостоверение настоящее. Лично я ни за что бы не приняла на работу человека с такой внешностью, дабы не дискредитировать органы. — Как вы себя чувствуете? — спросил он, не особо, впрочем, этим интересуясь, ясно было, что вопрос задан из вежливости, и отвечать на него я сочла необязательным.

— Что с Колей? — вместо этого спросила я.

— С Колей? А... вы имеете в виду Мелеха?

— Конечно. Где он?

— Этот вопрос нас тоже очень интересует.

— Мне ничего не говорят, жив он или нет. Он в больнице?

— Его нет в больнице, но и сказать, что его убили, с уверенностью нельзя, раз нет трупа. Расскажите, как все произошло.

Я довольно подробно рассказала, как Мелех заехал за мной, как мы отправились в супермаркет, как я села за руль...

— А почему вы выбрали эту дорогу? — с притворным удивлением спросил Лев Кириллович.

— Так ведь ближе. Чтобы на объездную попасть, пришлось бы ехать через весь город.

— О том, что вы по этой дороге поедете, кто-нибудь знал?

— Кто мог знать? — растерялась я. — Мы же вдвоем были.

— Может, вы кому-нибудь говорили, что собираетесь на дачу?

— Никому я не говорила, да меня никто и не спрашивал.

— Расскажите, как вы провели тот день.

— С утра поехала к Коле, — мне стоило больших усилий называть Мелеха по имени, но я решила, что так будет задушевнее, — сказала, что хочу отдохнуть на даче у своего друга в Отрадном. Коля сказал — я поеду с тобой.

— Он именно так и сказал?

— Ну... он спросил, не хочу ли я пригласить его, и я ответила, что хочу. А что, это имеет какое-нибудь значение?

— Для следствия все имеет значение. Вот массажистка, которая слышала часть вашего разговора, утверждает, что вы отговаривали господина Мелеха брать охрану.

— Жаль, что она слышала только часть разговора, — нахмурилась я. — Эта девица нагло его домогалась, видеть это было противно, и мы немного поссорились. Когда разговор зашел о даче, я сказала: «Ты еще китаянку свою возьми и Будду в придачу». Вот и все. Если это называется «отговаривать взять охрану», значит, отговаривала, а массажистке вашей лучше уши промыть, а то она слышит неважно, а фантазия разыгралась...

— А почему вы выбрали дачу своего друга? У господина Мелеха два загородных дома.

— Да ничего я не выбирала, — вздохнула я, — я просто собралась отдохнуть на природе, своей дачи у меня нет, а Виктор сказал, что я вполне могу воспользоваться его дачей. Коля спросил: «Не хочешь меня пригласить?»... Я же вам рассказывала, в общем, все вышло случайно.

— Хорошо. Ваш друг Витя... Нельзя ли поточнее узнать, кто он, чем занимается.

— Юстицкий Виктор Семенович. У него что-то вроде типографии, визитные карточки печатают и прочее. — Я назвала рабочий телефон Вити, радуясь, что у меня такая хорошая память на цифры. — Кстати, он куда-то пропал, — заявила я, — я просила ему позвонить, сказать, что я в больнице, но его нигде нет.

— Очень интересно, — заметил Лев Кириллович. — Давно вы с ним знакомы?

— С Витей? Дайте вспомнить. Дней семь.

На тупой физиономии Льва Кирилловича отчетливо выразилось изумление.

— Семь дней? — повторил он.

— Может, восемь. Я сейчас не очень хорошо соображаю.

— Где вы с ним познакомились?

— В баре, в «Сфинксе». Выпили, потом он меня проводил.

— Он часто бывал в «Сфинксе»?

— Не знаю. Мы об этом не говорили.

— А о чем вы говорили?

— О музыке. Он Бутусова любит — и я его люблю.

— А кто такой Бутусов?

Я закатила глаза, тем самым выражая свое отношение к чужому невежеству, граничившему с дикостью, а Лев Кириллович махнул рукой:

— Ясно. Значит, вы говорили об этом Бутусове. Что, целый вечер?

— Нет. Мы пришли к нему, было уже поздно, поэтому легли спать. Вите надо было с утра на работу.

— Хорошо. Что дальше?

— Утром поехали ко мне, а там погром. Какой-то псих все вверх дном в квартире перевернул. Вызвали милицию, толку от них, конечно, никакого... Ой, извините.

— Ничего, ничего.

— Ну, Витя и говорит, поживи на даче. Психи — они ведь прилипчивые. Накануне один влез ко мне в квартиру и лезвием по шее полоснул. Видите? Впрочем, вы, наверное, в курсе, я ж ваших вызывала и заявление писала. Там парень такой... Юра. Он сегодня приходил, расспрашивал, что да как, вы знакомы?

— Еще бы, — заверил меня Лев Кириллович. — Это что же выходит, чуть ли не каждый день в вашей квартире появлялись незваные гости?

— Конечно. Вот я на дачу и поехала.

— На Витину дачу? — уточнил он.

— Ага.

— И пригласили туда же Мелеха?

— Я не приглашала, я просто сказала, что поеду отдохнуть, потому что дома сплошные нервы, а Коля сказал, что составит мне компанию.

— И вы согласились?

— Вообще-то с Колькой не поспоришь, у него, знаете ли, тоже характер.

— И вас не смутило, что вы едете на дачу Виктора со своим знакомым? А если бы и Виктор приехал?

— Ну и что? А-а... вы в том смысле... — изобразив внезапное озарение, кивнула я. — Вы неправильно меня поняли. Мы с Виктором приятели, так что ничего особенного в том, что они случайно бы встретились...

— Вот они — современные нравы, — усмехнулся Лев Кириллович, а я пожала плечами, теряясь в догадках, о чем это он. — Вернемся к Виктору. Если я правильно понял, вы с ним едва знакомы, вместе переночевали на даче...

— Отдельно, — насторожилась я, — в разных комнатах.

— Хорошо. Переночевали, и он запросто предложил вам пожить у него.

— В моей квартире маньяки строем шли, один за другим...

— И молодой человек исключительно из добрых побуждений предложил вам воспользоваться своей дачей?

— Ну...

— Но вы вернулись в город.

— Вернулась, потому что хотела встретиться с Колей.

— А что у вас вообще за отношения? — нахмурился Лев Кириллович.

— Сложные, — вздохнула я. — Вообще-то, мы любили друг друга, но странною любовью. То ругались, то мирились, то он женился, то я уезжала.

— Интересно.

— Еще бы.

— Я слышал, вы, сидя в баре, ему в физиономию бокал швырнули.

— Было дело. А потом как пошли маньяки, я поняла, что погорячилась.

— Подождите, — насторожился Лев Кириллович, — так вы связываете появление маньяков...

— Конечно, — перебила я, — чего связывать, тут и так все ясно. Мы поскандалили, и меня уволили с работы, потом я погорячилась — и в квартире появились какие-то отмороженные. Колька злится, вот я и решила, что надо его немного задобрить, и не стала возражать, когда он собрался со мной на дачу.

Лев Кириллович взирал на меня с недоумением. Должно быть, вид у меня в тот момент был придурковатый, чему я нисколько не огорчалась, потому что ни секунды не сомневалась: никакого отношения к ментам Лев Кириллович не имеет, то есть, может, и имеет, но зарплату получает в другом месте. У этого идиота ума не хватило перед приходом ко мне снять часы и два перстня, общая стоимость которых превышала стоимость моей квартиры. Может, вид у меня и вправду дурацкий, но в своей конторе я работала не зря и толк в таких вещах знаю. Помнится, у шефа были часики той же фирмы, правда, поскромнее, а сумму он назвал такую, что секретарь чайник уронила.

Если это не менты, выходит, дружки Мелеха, те самые, что кого-то автогеном разрезали (впрочем, может, врет Юрка, ему теперь тоже доверять нельзя). Главная моя задача, точнее, целых две задачи: убедить их в том, что я дура, и заставить искать Виктора. Не могу я жить спокойно, пока он в заточении, а то, что они его начнут искать, теперь сделалось мне совершенно ясным.

— А Виктора вы когда в последний раз видели? — вновь задал вопрос Лев Кириллович.

— Утром, четыре дня назад. Он на работу поехал.

— И что, на дачу не вернулся?

— Может, возвращался, меня-то там не было.

— И не звонил?

— Я звонила. На работу. Но его не оказалось на месте.

— То есть за эти четыре дня вы ни разу не виделись?

— Нет.

— И о том, что собираетесь на дачу с Мелехом, ему не говорили?

— Нет.

— Как же тогда преступники смогли устроить засаду на дороге?

— Откуда мне знать? Я никому ничего не рассказывала.

— А вы знаете, что за дачу ложных сведений...

— Знаю, меня уже пугали, когда я хотела на Мелеха заявление накатать за погром в квартире. Вас, говорят, за клевету еще привлекут...

— При чем здесь это? — разозлился Лев Кириллович.

— Как при чем? — возмутилась я. — Мне законы известны. И я вам рассказываю все как было. А вы хотите, чтобы я врала.

Мы еще какое-то время продолжали в том же духе, пока они, к моей радости, не убрались из палаты. Я хоть и вздохнула с облегчением, но ясно было: на этом дело не закончится, следовало что-то срочно придумать во спасение, а что тут придумаешь?

Я лежала, ломала сотрясенную голову и тосковала. Имелась еще одна вещь, не дававшая мне покоя: труп Мелеха. Если Мелех стал трупом, то зачем его было куда-то прятать? Перевозить с места преступления труп затруднительно и, с моей точки зрения, опасно. Отчего бы не оставить его возле машины? Но ведь увезли или закопали там же. Закопать, пожалуй, не годится, милицейские чины на место преступления выехать обязаны и должны были там все как следует осмотреть.

Тут опять посыпались вопросы: могли они найти труп, если он зарыт? Собака, пожалуй, смогла бы... или нет? Вот черт... Ведь как-то убийцы оказались в лесочке, значит, и следы их пребывания должны там остаться. Травка притоптанная, окурок, клочок одежды... в детективах, которые я читала, всегда что-то оставалось. Может, и осталось, только кто мне об этом сообщит? Юрка мог бы узнать, но ему теперь веры никакой...

Допустим, все-таки труп зарыли, опять вопрос: зачем? Какой смысл скрывать его, если есть живой свидетель нападения? От этой мысли мне совсем стало худо. Что, если они не планировали меня в живых оставлять и теперь начнут охоту? Нет, не годится. Если не планировали, так просто пристрелили бы. А тут по голове стукнули и смылись. А голос у типа в маске знакомый... Что он сказал? «Для твоей пользы». Вот так здрасьте, какая мне может быть польза от сотрясения мозга? А если бы по голове меня не били, поверили бы эти типы во главе со Львом Кирилловичем, что я несчастная жертва? «На ваших глазах, девушка, человека расстреляли, а вас отпустили как ни в чем не бывало...» Лев Кириллович в любом случае в мои сказки не поверит, он, в принципе, никому верить не способен, так что голову они мою зря...

«А ведь не зря, — внезапно пришла ко мне догадка, — стой я столбом или убеги куда, то помешала бы им устроить дела с трупом. Свидетели им действительно были не нужны, но не убийства, а того, куда этот труп внезапно исчез. А он почему-то должен был исчезнуть. А может, и нет никакого трупа?»

Стоп. Не фантазируй. Совершенно отчетливо помню: окровавленная ладонь Мелеха на ручке двери и еще на рубашке точно была кровь. Выходит, он в самом деле был ранен. А потом подошел тип в маске и выстрелил, я тогда подумала: в голову, контрольный выстрел, как в кино показывают. Но видеть этого своими глазами не видела, потому что мешала дверь. Глупо ожидать, что тип в маске просто в землю палил, так, для развлечения, выходит, либо в самом деле контрольный выстрел, либо все это туфта чистой воды.

А что? Очень даже может быть. Предположим, Мелех решил какое-то время побыть мертвым и разыграл этот спектакль для доверчивого зрителя, каковым явилась я. Зачем это ему? Кто ж его знает, может, понадобилось. Так, так, так... Допустим, он знал о готовящемся покушении и инсценировал свою смерть. А сам посиживает себе где-то да посмеивается.

«По-моему, это глупость, — со вздохом заметила я, пожонглировав данной мыслью и так, и эдак. — Не может он годами прятаться и смеяться». Почему же годами? А если ему и недели хватит, чтоб утрясти свои дела? А потом Николай Петрович явится в свой ресторан и порадует всех, что жив-здоров. Или похищение придумает. Поищут похитителей и угомонятся, тем более что связи у сукиного сына есть и он наверняка знает, как обстряпать такие дела.

Против данной версии было одно: кровь. Я ее видела собственными глазами. Разумный человек не позволит себя дырявить даже для большей достоверности. А вот «за» набралось предостаточно. Прежде всего невероятная покладистость Мелеха: понадобилось мне его соблазнить — и соблазнился, предложила поехать на дачу — с радостью. Я ведь даже не предлагала, он, можно сказать, сам напросился, и охрану оставил, и меня за руль посадил... Я еще у него в доме подумала: он мне будто подыгрывает. Вот сволочь, нашел дуру... Теперь я с пробитой головой и в дерьме по самые уши, а ему и горя мало. Так, еще разочек, что у нас получается. Павел решает убить Мелеха, тот об этом каким-то образом узнает... узнать-то ничего не стоило, достаточно было установить за моей квартирой наблюдение. Мелеху это раз плюнуть, охрана у него ого-го, есть кому поручить и техники в его доме понатыкано, следовательно, обращаться с ней парни умеют. Только с какой стати ему наблюдать за моей квартирой? Откуда Мелеху знать, что Павел со своим фантастическим предложением обратится ко мне? Так я сама ему о визите блондина рассказала... Правда, блондин никакого отношения к Павлу не имеет, хотя и это писано вилами на воде. Я рассказала, Мелех насторожился и приставил за мной своих ребят. Они засекли Павла с компанией и решили подыграть им. Павел ожидал Мелеха на даче, а того якобы убили по дороге. Павел его ждет и блондин тоже, если они, конечно, из разных компаний... Возможно, и дождались, не удивлюсь, если на даче четыре трупа. От этой мысли мне сделалось нехорошо. Мелех разделался со своими врагами, а через недельку чудесным образом воскреснет... Хитер, ничего не скажешь. Убийц изображала его охрана (то-то голос был знакомый), и теперь Мелех к четырем трупам вроде никакого отношения не имеет, раз сам был убит или похищен. Ловко.

Я скрипнула зубами и пробормотала, грозя кулаком потолку:

— Ну, сволочь, я тебя найду, если ты жив. И ты у меня пожалеешь, что не умер на дороге.

Следующие двое суток прошли в размышлениях и разговорах. Наведались господа из милиции, вновь заглянул Лев Кириллович. И с теми, и с другими я подолгу беседовала, но ничем их особо не порадовала. Прибегал Юра справиться о моем здоровье, а на самом деле напомнить о необходимости держать язык за зубами. Именно он сообщил две новости, первая: на даче никаких трупов. Мне бы порадоваться, но я не торопилась, трупам ничего не стоило возникнуть в другом месте. Вторая касалась Виктора.

— Витя твой никуда не пропал, — буркнул Юра, — он у тетки отдыхает. Тетка у него заболела, вот он и рванул к ней. Чуть ли не каждый день звонит на работу, о делах справляется. Говорит, тетка обещала отписать ему квартиру.

— А если это «липа»?

— Почему «липа»? Его компаньон не сомневается, что это он звонит.

— Что же получается? Я считаю, что он в заложниках... Постой, когда он звонил?

— Вчера, — ответил Юра.

— Это хорошо, значит, живой, — заметила я в раздумье. — Кассету, где заснято, как его избивают, я видела собственными глазами. Да я с этими маньяками связалась исключительно для того, чтобы спасти парня. Ну, может, не исключительно, — пошла я на попятный, потому что врать не любила.

— Не знаю, — сверля меня взглядом, сказал Юра. — Ты говоришь одно, а на деле...

— На деле парень томится в неволе, а вам и горя мало. Тетка эта его — глупость несусветная.

— Глупость то, что ты сейчас говоришь. Если он заложник, зачем его до сих пор держать? Уже либо убили бы, либо выпустили, раз Мелеха уже кончили.

— Не скажи, — задумчиво покачала я головой и удостоилась его пристального взгляда.

— Это как же понимать? — понаблюдав за мной, спросил Юра. — Ты что, про стрельбу и прочее соврала?

— Еще чего. Была стрельба, машину вы видели. А кровь на месте преступления обнаружили?

— Конечно. Его кровь. Группа редкая и резус-фактор...

— Но трупа нет. Скажи мне, как сотрудник милиции, зачем людям труп?

Сотрудник задумался, потом пожал плечами:
— Черт его знает.
— То-то. Мозги нам пудрят.
— Кто?
— Ты в милиции работаешь, вот и ищи — кто. Неужели не интересно?

— Знаешь, что я тебе скажу, Полина, по голове ты уже получила, вот и угомонись. Добром все это не кончится. Витя твой найдется, а Мелех... черт с ним, забудь и живи себе спокойно.

— Ладно, — согласилась я, — если найдется, заживу.

Он вздохнул и удалился.

Телевизора в палате не было, зато было радио, и я, чтобы отвлечься от грустных мыслей, решила его послушать, но и здесь мне не повезло: на местном радио шла передача, темой которой была криминальная ситуация в городе. Ситуация эта удручала милицейские чины и совершенно не нравилась мне. О предполагаемом убийстве Мелеха в ней тоже не забыли, но говорили об этом такими обтекаемыми фразами, что ничегошеньки узнать не удалось. Потом гость программы — судмедэксперт — таких ужасов понарассказывал, что стало ясно: ночь без кошмаров не обойдется. Тут гость, решив, должно быть, немного смягчить впечатление, перешел к курьезным случаям. Один из случаев прочно угнездился в моем сознании. Если верить эксперту, дело было так. Из морга исчез труп. Лежал себе и вдруг среди ночи исчез и отсутствовал ровно час, после чего вернулся. Где труп «гулял» в течение часа, остается загадкой по сей день. Выслушав эту мистическую историю, я на пару с ведущей недоверчиво хихикнула, но вместо того, чтобы выбросить эту глупость из головы, в очередной раз задумалась. Гуляющие трупы нашли в моей душе внезапный отклик. Вот и труп моего дорогого друга тоже где-то гуляет. Дальше моя фантазия разыгралась не на шутку, но мне пришлось ее попридержать, потому что начался вечерний обход. Потом пришла медсестра, сделала укол и я уснула, а пробудилась точно от толчка. Палату заливал лунный свет, струящийся из окна, а на стуле рядом с моей постелью сидел мужчина и сладко шептал:

— Здравствуй, солнышко.

Тут уж я проснулась по-настоящему и сразу же собралась орать, потому что никаким видением и не пахло. Все так и есть: лунный свет, а рядом блондин на стуле, и никакая он не галлюцинация, а самый настоящий кошмар наяву.

— Ты как здесь... — начала я и перебила сама себя: — Что-то я не то спрашиваю.

— Да уж, — согласился он, ухмыляясь. — Мне тебя сейчас пришить — раз плюнуть.

В это я сразу же поверила и возражать не стала, но на всякий случай напомнила:

— Возле палаты дядька дежурит, я же важный свидетель. Вот сейчас возьму и заору.

— Не советую, — сказал Феликс. — Дядька все еще сидит, но вряд ли поможет. Дело-то это секундное.

— Ну и что, зато тебя поймают.

— Тоже вряд ли, — беспечно заявил он. — Я умею ходить сквозь стены. Раз — и нет меня.

— Так я тебе и поверю, — косясь на белый халат, в который он был облачен, ответила я. — А стетоскоп зачем нацепил?

— Для важности. Значит, ты свидетель. Свидетель чего, скажи на милость?

— Убийства, естественно, — обиделась я и торопливо добавила: — Слушай, я не виновата, что его по дороге пристрелили. Я делала то, что мне приказали, а эти придурки на дачу не поехали и расстреляли машину вместе с Мелехом по дороге. Я тоже пострадала.

— Болит головка-то? — участливо спросил он.

— Еще как.

— Значит, Мелех скончался? А труп куда улетучился?

— Не знаю. Я сегодня передачу слушала, так один эксперт по покойникам рассказывал, как труп из морга куда-то ушел. Потом, правда, вернулся.

— Сдается мне, что наш не вернется.

— Чего вы ко мне привязались? — вздохнула я. — Ничего я в ваших делах не смыслю. Все грозятся, а у меня и так голова пробита. Я и раньше-то плохо соображала, а теперь вообще ни одной светлой мысли.

— Так это затея Мелеха? — спросил он.

— Вы имеете в виду, что он сам подстроил свое убийство? — ахнула я.

— Почему бы и нет?

— Зачем ему это?

— Ну, к примеру, чтобы со мной не встретиться.

— У вас что, старые счеты?

— Догадливая, — обрадовался он. — Так куда твой дружок зарылся?

— Если и зарылся, то мне не сказал.

— Между прочим, похоже на правду, — неожиданно легко согласился Феликс, — потому что он хитрый и точно знает: если я начну спрашивать, ты обязательно ответишь.

— Так я и не спорю, — испугалась я.

— Ладно, рассказывай, как дело было.

Конечно, я рассказала, он слушал и кивал, а я гадала, чем закончится наш разговор. Закончив свой рассказ, я для приличия помолчала, а потом спросила:

— Вы его на даче ждали?

— Ждал, ждал, но не дождался, — хмыкнул Феликс, а я почему-то сразу поняла: врет. — Вы когда из города выехали, за вами джип плелся, красненький такой?

— Джип? — удивилась я. — Да там вообще ни одной машины не было.

— Очень интересно.

— Говорю, не было. Дорога совершенно пустая...

— Верю. А вот к твоему дому Мелех подъехал с сопровождением.

— Когда мы в машину садились, во дворе...

— Он между гаражами стоял.

— Так вы возле моего дома ждали? — догадалась спросить я.

— Точно. Даже проводил вас немножко.

— И Павла видели?

— Само собой.

— Значит, вы верите, что я правду сказала?

— Ну, милая, — присвистнул он, — правда — такая штука... Я и себе не каждый день верю.

— Но если вы во дворе были, когда мы в машину садились, отчего тогда же Мелеха не шлепнули? Чего уж проще...

— Мог бы, — согласно кивнул Феликс, — но уж очень интересно было, что этот гад задумал. Он о моем интересе знает, вот и обнаглел.

— В каком смысле? — не поняла я.

— В прямом. В игры со мной играет, загадки загадывает. Ладно, разберемся. — С этими словами он неожиданно поднялся и зашагал к двери, а я, обалдев от такого счастья, брякнула:

— Эй, а мне что делать?

— Голову лечи, — посоветовал он и исчез за дверью.

Минут пять я приходила в себя, потом вскочила, забыв про наставления врача, и кинулась к двери. На стуле сидел мой страж и дремал.

— Вы его видели? — накинулась я на него. Он не ответил, должно быть, крепко спал, и я, возмущенная такой безответственностью к порученному ему делу, тряхнула его за плечо. В ответ на это мужчина свалился со стула, голова его ударилась об пол, но он так и не проснулся.

— Труп, — ахнула я, пятясь в палату. «Конечно, труп, — билось в мозгу — это Феликс...» Ох, как мне стало нехорошо, я заметалась от окна к двери, подгоняя саму себя. «Давай думай, что делать. Поднять тревогу? Может, он еще жив?» Я выглянула в коридор, мужчина по-прежнему лежал у стены, не меняя позы, коридор был пуст, а тишина стояла такая, будто все разом вымерли. Замирая от ужаса, я наклонилась, схватила вялую руку мужчины и попыталась нащупать пульс. Не знаю, действительно ли я почувствовала слабые толчки или мне только показалось, но я собралась заорать и тут услышала шаги, такой звук могут издавать только каблуки-шпильки. Женщина шла по коридору и вот-вот должна была показаться из-за угла. Значит, живые в больнице остались.

Я юркнула в палату, не соображая толком, что делаю, шаги приближались, я торопливо легла в постель и даже глаза закрыла. Вдруг шаги замерли, послышалось отчетливое: «Господи», потом дверь палаты распахнулась и в нее стремительно вошла медсестра. Я слабо пошевелилась и даже пробормотала что-то, давая понять, что жива.

Женщина выскочила в коридор. Раздался неясный шум, затем послышались шаги, судя по ним и сдержанным голосам, теперь за дверью было никак не меньше трех человек.

В палате появился врач, я села и с испугом взглянула на него.

— Как себя чувствуете? — спросил он.
— Голова болит...
— Ага, — ответил он растерянно и удалился.

Шум за дверью стих, но ясно, что ненадолго. Если я что-нибудь понимаю, сейчас непременно появится милиция. И что я им расскажу? «Думай, думай», — подгоняла я себя. А что тут придумаешь? Больница для меня место не безопасное, к тому же, лежа здесь, до правды не докопаешься, а головы вполне можно лишиться. Сегодня Феликс добрый, а завтра, глядишь, и нет, да, и кроме него, есть еще люди. «Надо сматываться», — прошелестело у меня в мозгу, и в тот момент мысль показалась мне необычайно дельной.

Я села в постели, прикидывая, как воплотить ее в жизнь, заодно напомнила себе, что у меня сотрясение мозга. Впрочем, Олег Сергеевич, лечащий врач, уверял меня сегодня, что рана пустяковая, до свадьбы заживет, и сотрясение тоже так себе, не сотрясение даже, а сотрясеньице. Если поберечь себя, авось и пронесет, голова не развалится. Однако в ночной рубашке и босиком (у меня даже тапок нет) никуда не побежишь.

Я окинула взором палату, точно зная, что ничего полезного здесь не обнаружу, затем прошла к двери и осторожно выглянула. Коридор был пуст. Я вышла, прикрыла дверь и отправилась в сторону, противоположную той, откуда появилась медсестра. Ранее гулять по отделению мне не приходилось, и я шла, что называется, наудачу. Одна дверь, выходящая в коридор, была чуть приоткрыта, в лунном свете виднелись очертания двух кроватей. «Палата», — сообразила я и на всякий случай заглянула туда. Прямо возле двери стояла вешалка, на ней висело несколько халатов, один больничный, теплый, а возле постели, на которой мирно спала женщина внушительной комплекции, стояли тапочки. Я сунула в них ноги — великоваты, но сойдет, схватила два халата и припустилась по коридору. Если меня сейчас поймают, то неприятных вопросов не избежать. Чего доброго решат, что это я дядьку того... «И вправду решат», — перепугалась я и хотела вернуться, но тут дверь впереди распахнулась, и я с перепугу устремилась в боковой коридор, который вывел меня на лестницу.

Я торопливо спустилась с третьего этажа, где располагалось отделение, на первый и оказалась перед запертой дверью, правда, заперта она была изнутри и не на ключ, а на задвижку, так что я без осложнений выскользнула на улицу.

Было холодно — и я поспешила одеться, вместо пальто сойдет больничный халат, а вот со вторым халатом я дала маху — он был на пять размеров больше и волочился по земле.

— Ну надо же, — обиделась я, стараясь хоть как-то его подвернуть. Пока я вела борьбу с халатом, из-за угла показалась машина, осветив фарами пространство перед подъездом. Я поторопилась укрыться в кустах, пробежала вдоль стены и оказалась у другого конца здания, отдышалась и отважно шагнула на тротуар.

Никто не заорал «держите ее», и это было уже хорошо. Теперь следовало решить, куда я хочу попасть. Идти по улицам в таком виде неразумно, могут в психушку отправить. До своей квартиры я точно не доберусь, да и опасно мне туда возвращаться. Словом, выходило так, что мне одна дорога — к Ольге. Живет она неподалеку, и о ней мало кто знает, знакомы мы с ней всего месяц.

Не раздумывая, я свернула на улицу Батурина: выбора у меня все равно не было. Мелкими перебежками, без конца оглядываясь и тяготея к кустам и подворотням, я вскоре вышла к Ольгиному дому, вбежала в подъезд и позвонила в квартиру на втором этаже.

— Кто? — сонно спросила Ольга из-за двери, когда я едва не отдавила себе палец о кнопку звонка.

— Полина, — ответила я, радуясь, что смогла разбудить подругу.

Она распахнула дверь и, разумеется, вытаращила глаза. Ничего удивительного в том, что у людей при виде меня отваливается челюсть, — выгляжу я, мягко говоря, необычно.

— Что случилось? — пробормотала Ольга, схватила меня за руку, втянула в прихожую и зачем-то выглянула в коридор, после этого заперла дверь и уставилась на меня. — Ну? — сказала она испуганно.

— Все нормально, — поторопилась я заверить ее, — я из больницы сбежала. — Тут мне стало ясно, что Ольгу я ничуть не успокоила, и пришлось продолжить: — Делать мне там совершенно нечего.

— Как ты в попала больницу?

— После аварии, — подумав, соврала я, решив подготавливать Ольгу поэтапно.

— Ты что, прячешься? — хватаясь рукой за левую грудь, задала она очередной вопрос.

— Нет, зачем? — испугалась я.

— А чего тогда ко мне пришла, а не домой? Вот что, идем на кухню, выпьем чаю, и ты все мне расскажешь. Подробно.

Ольга оказалась авантюристкой, это я поняла минут через пять. Мой рассказ вызвал у нее чувство, подозрительно напоминающее восторг, трупы ее ничуть не смутили, а на лице было написано желание поучаствовать во всем этом.

— Ни фига себе, — пробормотала она, когда я закончила свой рассказ. Надо пояснить, что донесла я его до Ольги в усеченном виде. Ехала с Мелехом, вдруг стрельба, мне по голове стукнули, очнулась в больнице, разный народ ходит и убийством интересуется, а сегодня мой страж едва не погиб (а может, и погиб), и я решила не дожидаться, когда придет моя очередь, и сбежала.

— И что теперь? — продолжала волноваться Ольга.

— Уехать я не могу, — принялась вслух рассуждать я. — У меня паспорт в больнице и деньги тоже там, если их не свистнули, конечно.

— Может, мне в больницу сходить, прикинуться родственницей и попробовать паспорт забрать? Деньги у меня есть, правда немного, всего двести баксов, но на первое время хватит. Главное паспорт, без него в бега не сорвешься. Слушай, а где ты этого Мелеха подцепила? Говорят, он...

— В баре, — перебила я, не желая рассказывать историю своей жизни.

— В баре познакомились? — вроде не поверила Ольга.

— Да.
— Давно?
— В тот день, когда меня уволили.
— Понятно. Ну и как он?
— Нормально.
— А говорят...
— Ольга, — вновь перебила я ее, — давай подумаем, как забрать мои вещи из квартиры, не могу же я в таком виде...

— Пустяки, — заявила она, — у нас один размер, а шмотья у меня — завались... Но ты чего-то не договариваешь, мне же интересно.

— Давай спать, — вздохнула я, — я у тебя до утра останусь, ладно?

— Конечно. Я тебе на диване постелю.

Через десять минут я уже лежала, закрыв глаза, и силилась уснуть, этому препятствовали два обстоятельства: Ольгины вопросы и собственные мысли, неизвестно, что допекало больше. Наконец Ольга примолкла и вскоре засопела, а потом и мои мысли начали путаться, я задремала.

Поднял нас будильник. Ольга вскочила, и я следом за ней.

— Спи, — сказала она почему-то шепотом, — тебе поберечься надо, сотрясение — не шутка. Ты отдыхай, а я после работы в больницу заскочу, разведаю что к чему.

— Ольга, — позвала я, — ты в это дело не суйся. Я и так жалею, что пришла к тебе, просто податься было некуда. Это ведь все по-настоящему, и убить запросто могут.

— Друзья познаются в беде, — подмигнула она, стало ясно: просмотр боевиков пагубно сказался на мозгах подруги.

— Ольга, ты дура, — пробормотала я, она подошла и, пакостно улыбаясь, спросила:

— Вот принесу я тебе паспорт и денег дам, ты уедешь?

— Ну... — пожала я плечами.

— Гну. Не уедешь. А почему? Потому что тебе интересно узнать, что происходит. И мне интересно. Такое, может, раз в жизни бывает.

— Вот оторвут нам с тобой башку на пару... — разозлилась я, — тогда по-другому запоешь, то есть петь уже не сможешь, спохватишься, да поздно.

— Ладно пугать-то, посмотрим, может, ничего, может, обойдется.

— Нет, ты правда дура, — вздохнула я и пошла в ванную. Первым делом сняла бинт: лоб мой выглядел впечатляюще. — Ольга, — позвала я, она тут же возникла в ванной, взглянула на меня и нахмурилась.

— Зря ты повязку сняла. Больно?

— Нет. А ты смотри, смотри и помни: эти психи не шутят. Ножницы есть? Надо челку выстричь.

— Зачем?

— Как я с таким украшением появлюсь на улице? А с повязкой на голове тем более, все будут обращать внимание.

Ольга принесла ножницы, и через минуту лоб мой закрыла длинная, до бровей, челка.

— А ничего, — вглядываясь в меня, заявила подруга. — Кстати, узнать тебя в таком виде не просто. А если волосы перекрасить...

— Ты на работу опоздаешь, — пресекла я ее порыв. — Значит так, ты ни во что не вмешиваешься, паспорт я попробую достать сама, а если не получится, так и черт с ним, пока обойдусь. Денег одолжи, рублей пятьсот, на всякий случай. И еще к тебе просьба: подумай, где бы я могла устроиться, скажем, на неделю. Дачный домик или что-то в этом роде вполне подойдет.

— А здесь тебе что не живется?

— Ольга, — вздохнула я, — говорю, не шутки это. Твою квартиру вычислить не так уж и трудно, раз мы вместе работали и дружбу свою не скрывали.

— Тогда теткина квартира. В Костино.

— А тетка где?

— Тетка в Риге, у дочери. Квартиру сдает. Бывшие квартиранты съехали на днях, а новые еще не заселились. Держи ключи и запоминай адрес.

— Телефон там есть? — спросила я.

— Конечно.

— Отлично. Значит, я звоню тебе...

— Или я тебе.

— Или ты мне.

— Надо какой-то сигнал придумать, на всякий случай, — затрещала Ольга. — К примеру, я спрашиваю «как дела», если ты отвечаешь «хорошо», значит все в порядке, а если «прекрасно», значит, беда. Только бы не перепутать.

Я покачала головой, глядя на нее, но согласилась, пусть будет сигнал или пароль, правда, неясно, на что он нам сдался? Объяснив мне, как найти теткин дом, Ольга отбыла на работу, а я, сжевав бутерброд и запив его чаем, уставилась в окно. Пора было выработать план действий. При одной мысли об этом голова у меня разболелась со страшной силой, сопротивляясь повышенной нагрузке. Однако часа через два я смогла составить нечто, при большой натяжке названное планом. Переодевшись, я взглянула на себя в зеркало и покинула квартиру. Самое время навестить офис, где работал Виктор.

Офис находился в трех шагах от центрального рынка — небольшое строение с вывеской на фасаде «Печать» и ниже буквами помельче «низкие цены, рекордно короткие сроки». Я толкнула дверь, звякнул колокольчик, я вошла и огляделась. Небольшой зал, справа высокая стойка, за которой в данный момент сидела девушка лет двадцати и приветливо мне улыбалась. Я поздоровалась и спросила:

— Извините, я могу увидеть Виктора?

— Его нет, — ответила она, мгновенно меняясь в лице, теперь она взирала на меня с подозрением.

— Его нет на работе? — уточнила я, отступать я не собиралась, а задушевную беседу следовало с чего-то начинать.

— Я же вам сказала.

— А почему он отсутствует? — не обращая внимания на ее тон, продолжала я задавать вопросы. — Заболел?

— Он мне не докладывает. А вы, собственно, кто ему будете?

— Я, собственно, из милиции, — глазом не моргнув, соврала я. — К нам поступило заявление от гражданки Луниной Полины Владимировны, которая утверждает, что ваш Виктор несколько дней назад вышел из дома за хлебом и не вернулся.

— Да он у тетки, — испуганно глядя на меня, сказала девушка. — Он звонил.

— Вам звонил? Вы лично с ним разговаривали?

— Нет. Максим. Одну минуту... — Она исчезла за боковой дверью, но тут же появилась вновь. — Пожалуйста, проходите.

Я прошла и в светлой комнате обнаружила молодого человека, сидевшего за компьютером. При моем появлении он встал и представился:

— Линьков Максим Юрьевич.

— Полина Владимировна, — ответила я, строго глядя на молодого человека. Вот сейчас он решит взглянуть на мои документы — и концерт окончен. Оказалось, переживала я зря, документы здесь никого не волновали.

— Садитесь, пожалуйста, — предложил он. — Так что там с Виктором?

— Гражданка Лунина подала заявление о его якобы исчезновении.

— Лунина? А кто это?

— Утверждает, что она его гражданская супруга.

— Вот тебе раз. Я о такой даже не слышал. Ну, Витька... Впрочем, это на него похоже. Я, конечно, понимаю, раз есть заявление, вы обязаны проверить, только все это ерунда. У Витьки гражданских жен — как в январе снега, небось наобещал ей с три короба, а теперь прячется. А я гадаю, что у него за тетка, чего это он который день носа на работу не показывает.

— Сколько дней он отсутствует?
— Пять. Нет, шесть дней. Точно. Ну, и два выходных, конечно.
— Он вас предупредил?
— Разумеется. Позвонил по телефону, сказал — пару дней не появится. Потом опять позвонил. Рассказал про наследство, тетка у него больная, хочет квартиру на него переписать, а в один день это не провернешь, надо справки собрать, то да се.
— Какие справки? — удивилась я.
Максим взглянул на меня с непониманием.
— Черт их знает... извините. Я в таких делах не смыслю.
— Вы сами с Виктором разговаривали?
— Сам.
— И уверены, что звонил вам именно он?
— Конечно, вы что же думаете...
— Мы обязаны все проверить.
— Да, конечно. Я уверен, звонил Виктор. По крайней мере, это его голос.
— А вам не показалось, что он чем-то взволнован или испуган?
— Нет. Если честно, я был уверен, что он врет. Про тетку, да и вообще... Загулял, а мне лепит, чтоб как-то оправдаться.
— Откуда такая уверенность?
— Я Витьку с детства знаю, в одном дворе росли. Не могу сказать, что мы были большими друзьями, скорее приятелями, но знаю я его неплохо. И ни о какой тетке раньше я не слышал.

— Вы что, знакомы со всеми его родственниками?
— Нет, конечно, — смутился он.
— Виктор ее адрес вам случайно не оставил?
— Нет, сказал только, что она живет в Успенске, это в районе...
— Я знаю.
— Да, конечно.
— Виктор жил один?
— Я считал, что один, но, если у него вдруг появилась супруга, хоть и гражданская, возможно, и не один. У себя он ночевал редко. Парень он общительный, женщинам нравится. Что ни месяц, то романтическое приключение. Однажды в Сочи укатил на три дня, мы его ищем, работы завались, а он на солнышке греется.
— Чего ж вы такого работника до сих пор не уволили?
— Я бы рад от него отделаться, но бизнес у нас на двоих, — пожал плечами Максим. — А вы знаете, что такое делить бизнес? Вот и терплю, хотя иногда хочется послать Витьку куда подальше. Очень жалею, что в свое время связался с ним. Он, знаете ли, к работе равнодушен. Если бы денег сразу и много... А так не бывает.
— Давно у вас этот бизнес?
— Полтора года.
— А до этого Виктор чем занимался?
Максим посмотрел на меня с некоторым удивлением.
— Служил. В ФСБ.
Теперь и я посмотрела на него с удивлением.
— В ФСБ?
— Да. Не знаю, чем он там конкретно занимался, но работой был доволен. Потом произошел какой-то скандал, некоторые люди лишились мест,

и Витька в их числе. Тут мне как раз пришло в голову заняться вот этим делом, деньги понадобились. У Витьки они были, и мы очень быстро договорились, вот и все. Теперь я пашу как проклятый, а он неизвестно где... Извините.

— Не извиняйтесь, я вас отлично понимаю. Давайте подумаем, где он может быть, если вдруг окажется, что никакой тети в районе не существует.

— Понятия не имею. Я вас уверяю, через пару дней Витька появится. Сбежал куда-нибудь с очередной подружкой.

— Скажите, а за время его отсутствия кто-нибудь им интересовался?

— Звонили несколько раз девушки. Вчера двое парней заглядывали насчет машины, вроде Витька собрался продать им свою тачку, выспрашивали, где он да как найти. Правда, разговаривали не со мной, я как раз уезжал.

— А накануне его исчезновения никто не заходил или, может, звонил кто-нибудь?

— Возможно, звонили. Но ничего такого, чтобы я запомнил. В понедельник, да, точно в понедельник, заезжал его приятель. Очень интересный тип. Такой... как бы это выразиться... производит впечатление. Заглянул в кабинет, но здесь они разговаривать не стали, сидели в машине, я в окно видел темно-синий «Форд». Говорили они минут сорок, не меньше. Когда Витька вернулся, я спросил, кто приезжал? Витька обычно поболтать любит, а тут уклончиво ответил: так, работали вместе.

— Где работали? — насторожилась я.

— В ФСБ, наверное, — удивился Максим. — Витька нигде больше не работал.

— А как этот человек выглядел?

— Лет сорока, среднего роста, представительный.

— Виктор его по имени не называл?

— Постойте... нет, не помню. Он когда вошел, Витька голову поднял и вроде бы удивился, что-то хотел сказать, но тот нахмурился. Витька вроде как поперхнулся и только сказал «привет», поднялся, и они отправились на улицу. На следующий день Витька на работу явился к обеду, а теперь вот вообще пропал.

Я немного посидела, разглядывая пейзаж за окном и придумывая, чего б еще спросить, поднялась и сказала:

— Спасибо вам большое. Извините, что заняла столько времени.

— Что вы... Вдруг с ним вправду беда? — нахмурился Максим. — А если он позвонит?

— Передайте, что его милиция ищет, пусть немедленно свяжется со мной, вот здесь телефон отделения записан. — Я отдала ему листок бумаги и, простившись, вышла на улицу.

Сказать честно, аббревиатура «ФСБ» произвела на меня магическое действие. А что, если... тогда исчезновению трупа и прочим несуразностям вполне найдется объяснение. Черт их знает, что эти деятели задумали. Но узнать очень хотелось, потому что стало ясно: никто упрощать жизнь мне не собирается, говоря иначе, никому нет дела до такого незначительного человека, как я, а вот мне до себя дело есть, и я просто обязана что-то предпринять.

Рассуждая на эту тему, я миновала центральный рынок и, заприметив телефон-автомат, направилась к нему. Следующим в моем воображаемом списке стояло посещение морга. Вряд ли мне так же легко удастся обмануть тамошний персонал, как это вышло с Максимом. Начни я задавать вопросы, они непременно спросят документы, не поверив на слово, что я из милиции.

Я вздохнула и набрала номер Юры, хоть веры ему и никакой, но без него не обойтись.

— Да, — буркнул он.
— Юра, это Полина.

Голос его моментально изменился.

— Ты где? — спросил он с беспокойством.
— А что? — насторожилась я, вспомнив, что парень он мутный.
— Что-что, ты зачем из больницы сбежала?
— Затем, что явился Феликс, а я жить хочу.
— Феликс был в больнице? — ахнул он.
— Конечно. И охрана ему ваша по барабану, плевал он на нее.
— Ты почему в милицию не сообщила?
— Много от вас толку, — разозлилась я, — ладно, мне помощь твоя нужна. Давай встретимся.
— Когда?
— Сейчас.
— Сейчас не могу.
— А ты смоги. Я, между прочим, каждую минуту жизнью рискую.
— Да не могу я, честно. Давай встретимся часа через два. Идет?
— Идет, — вздохнула я, поняв, что настаивать бесполезно. — Ты вот что, ты паспорт мой достань, — попросила я.
— Как... — начал он, но я его перебила:
— Юрка, я без паспорта уехать не могу, ты же понимать должен.
— А ты уедешь?
— Непременно.
— Попробую что-нибудь сделать, — вздохнул он.

— И еще. Выясни, есть ли у Виктора действительно тетка в Успенске или...

— Выяснял уже, тетка есть, — недовольно ответил он. — Зачем тебе его тетка?

— Я хочу знать, что с ним случилось. Он же из-за меня пострадал.

— Уж не думаешь ли ты затеять собственное расследование? — не без ехидства осведомился Юра.

— По расследованиям у нас ты специалист, — буркнула я, — вот и напрягайся. Жду тебя в два возле входа на центральный рынок. — Мы попрощались, и я пошла бродить по рынку, так как делать мне все равно было нечего.

Юра появился за пятнадцать минут до условленного срока. Я подошла к нему сзади и окликнула, он повернулся и взглянул на меня с удивлением.

— Ты это нарочно? — спросил он, разглядывая меня.

— Что нарочно? — не поняла я.

— Замаскировалась. Не пойму, чего ты с собой сделала, но сразу и не узнаешь.

— Я челку выстригла, чтоб лоб прикрыть, — ответила я и продемонстрировала свою рану. Юрка присвистнул и состроил скорбную физиономию.

— Между прочим, у тебя сотрясение мозга, а с этим не шутят. Зря ты из больницы сбежала. И наши все в недоумении. Честный человек от милиции не бегает.

— Я не от милиции, а от Феликса, — съязвила я. — Что толку от здорового мозга, если он бритвочкой чик — и нет меня. Лучше уж с больной головой, но здесь, чем с вылеченной, но на кладбище.

— Ты должна была сообщить, — зудел Юра, — а

не убегать. Твое исчезновение выглядит очень подозрительно.

— Ага, — кивнула я, — честному человеку исчезать ни к чему.

— Вот именно.

— Ладно, кончай воспитывать, я до смерти перепугалась и сбежала. Назад не вернусь. Что ты узнал про Витькину тетку?

— Живет одна в двухкомнатной квартире. Чувствует себя прекрасно. Квартиру оформлять на Витю твоего и не думает, у нее две дочки, есть кому добро оставить. Последний раз он навещал ее месяц назад. Правда, звонил в среду, справлялся о здоровье.

— Вот видишь, — удовлетворенно кивнула я, — Витьку где-то держат...

— Ничего я не вижу, — принялся вредничать Юра. — Он то на работу звонит, то тетке, возможно, все это для отвода глаз...

— Конечно, для отвода глаз, я же видела кассету и палец.

— Может, это и не его палец. На нем что — надпись стояла или серийный номер? То-то. А кассета... при современном уровне техники...

— Ты что хочешь сказать? — теряя терпение, перебила я.

— Я хочу сказать, что, может, ты зря о нем так хлопочешь, может, он в самом деле загулял с подругой?

— А если не загулял? — Юра воздел очи к небесам и выразительно кивнул. — Знаешь, почему у нас такой высокий уровень преступности? — вконец рассвирепела я. — Борются с ней люди на редкость равнодушные. Человека нет ни дома, ни на работе, а ты «загулял». Может, парня уже и в живых-то нет.

— Тем более суетиться ни к чему, — зло заметил Юрка и махнул рукой. — Ладно, я равнодушный, а ты сознательная. Ну и как мы твоего Витю искать будем?

— Не знаю, — честно сказала я.

— Значит, не будем? — продолжал язвить Юрка.

— Будем. Между прочим, тебе положено знать, как это делается, то есть как следует искать пропавшего человека.

— Опросить всех знакомых...

— Вот этим и займемся.

— Сейчас? — скривился Юра.

— Конечно. Я б и без тебя опросила, но у меня удостоверения нет.

— Зато есть паспорт, — вздохнул он и протянул мне паспорт.

— Мой? — обрадовалась я.

— Конечно. Кстати, это должностное преступление.

— Одним больше, одним меньше...

— Ты на что это намекаешь? — обиделся он, а я, убрав паспорт, сказала:

— Поехали в морг.

— Зачем? — опешил он.

— Я по радио передачу слышала, выступал судмедэксперт или кто-то в этом роде и случай рассказал: труп у них исчез, а потом вернулся.

— И что? — спросил Юра, глядя на меня как на сумасшедшую.

— По-моему, это довольно странно.

— А по-моему, у тебя с головой проблемы. Причем здесь какой-то труп?

— Труп ни при чем, а вот то, что он куда-то исчезал... интересно.

Юра смотрел на меня не меньше минуты, затем нахмурился и пробормотал:

— Эх, елы-палы, а труп Мелеха до сих пор не найден... думаешь, это как-то связано?

— Конечно, думаю, — кивнула я, обретя в его словах поддержку. — Я как услышала по радио, так у меня в голове эта история и засела. Поехали в морг.

— Постой, а когда это случилось?
— Не знаю.
— Так, может, это год назад было или два?
— Может, — вынуждена была согласиться я.
— А фамилию судмедэксперта запомнила?
— Нет, конечно.

— Тьфу ты, — разозлился Юрка, но довольно быстро остыл. — Ладно, поехали, на месте разберемся.

— А ты знаешь, куда ехать? — усомнилась я.
— Знаю. Потопали на троллейбус.
— Жаль, что у тебя машины нет, — вздыхала я, вышагивая рядом.
— Есть у меня машина.
— Чего ж тогда на троллейбусе?
— Бензин, между прочим, денег стоит, а зарплата у меня...
— Про зарплату ты уже говорил.
— Слушай, паспорт у тебя есть, отправилась бы ты куда-нибудь...
— Подальше, — подсказала я.
— Вот-вот. А мы бы тут спокойно во всем разобрались.

Подошел троллейбус, и интересную беседу пришлось прервать.

Мы вышли у областной библиотеки и свернули в переулок, по левой стороне он насчитывал всего четыре дома, одноэтажных, деревянных и древних. Второй по счету дом был снабжен табличкой на фасаде, из которой я узнала, что это как раз то, что мы ищем. Юра направился к дверям, а я, признаться, замешкалась. Он распахнул дверь, выразительно взглянул на меня, и я прибавила шагу.

Запах в коридоре был специфическим, но на первый взгляд в обстановке не было ничего зловещего. Обычный коридор, в который выходят обшарпанные двери. Царила тишина, близкая к могильной. Дверь с цифрой 2 распахнулась, и мы увидели тучную женщину в халате с сигаретой в зубах. Заметив нас, она притормозила и грозно поинтересовалась:

— Вам чего?

Юра приблизился, протянул удостоверение и как мог объяснил цель нашего прихода. Но дама не подобрела.

— Чепуха какая-то, — сказала она хмуро. — Делать вам, что ли, нечего... Идите в шестнадцатый кабинет, это по коридору направо, спросите Всеволода Ивановича, он поболтать любит.

Дама еще раз окинула нас недовольным взглядом и скрылась в кабинете напротив. А мы пошли искать шестнадцатый кабинет.

Найти его оказалось делом пустяковым. Юра постучал, услышал «да», мы вошли и обнаружили за столом сухонького старичка, который пил чай с баранками.

— Приветствую, молодые люди, — улыбнулся он, — вы с радио или с телевидения?

— А что, часто беспокоят? — проявил Юра любопытство.

— Не поверите, чувствую себя звездой экрана. Истории мои нарасхват, супруга советует книгу написать. А что? Может, и засяду, есть что вспомнить. За сорок пять лет много чего накопилось. Так вы откуда?

— Из милиции, — вздохнул Юра.

Старичок сразу посерьезнел:

— Присаживайтесь... Как вас по батюшке?

— Можно просто Юра. Это Полина.

— Какие красавицы в милиции работают. Вам бы на телевидение, о погоде рассказывать.

— Почему о погоде? — не поняла я. Мужчины переглянулись и дружно вздохнули. — Мы, собственно, вот по какому вопросу, — решила я не тратить времени даром. — Вы вчера на радио выступали...

— Выступал, — удовлетворенно кивнул Всеволод Иванович.

— И рассказывали о курьезном случае: якобы из морга исчез покойник, а потом появился.

— Было такое.

— Что было? — опешила я.

— Случай этот действительно имел место семь дней назад.

— Семь дней? — переспросила я, лихорадочно высчитывая, когда убили Мелеха.

— Вы расскажите поподробнее, — кашлянув, попросил Юра.

— Собственно, подробностей никаких нет. Привезли бомжа с отравлением, подобрали на вокзале. Провели вскрытие... акт вас интересует?

— Давайте пока без акта.

— Как знаете. Пристроили мужичка в уголочке, вдруг привозят еще двоих после аварии где-то часов в двенадцать ночи. А бомжа-то на столе нет. Что тут делать прикажешь? Валентиныч, его дежурство было, грешным делом решил, может, поторопились с мужиком, может, жив, очухался на холоде да и сбежал?

— А как же вскрытие? — удивленно спросила я.

— То-то и оно. Валентиныч на акт взглянул, все как положено, не мог мужик уйти, если и был жив до вскрытия... это шутка, — поспешно заверил меня старичок, обратив внимание на выражение моего лица. — Когда в таком месте работаешь, юмор обостряется.

— Что шутка? — насторожилась я.

— Никто не сомневался, что мужчина был мертв, — терпеливо пояснил он, должно быть, решив, что шутить со мной не стоит.

— Но он пропал?

— Да, какое-то время отсутствовал.

— И где он мог быть?

— Не знаю. В этом и курьез, так сказать. Меня же просили вспомнить курьезный случай.

— Подождите, — вмешался Юра, — вы говорите, бомж лежал в уголке, так?

— Лежал, — охотно согласился Всеволод Иванович.

— Потом вдруг исчез.

— Валентиныч утверждал, что так и было.

— И что ваш Валентинович стал делать, в милицию сообщил? — допытывалась я.

— Валентиныч решил, что торопиться не следует, у него дела поважнее были, а когда освободился, оказалось, что труп лежит на месте. Так что Валентиныч только удивился, что труп таким подвижным оказался.

— А вы сами что об этом думаете?

— Честно? Думал, Валентинычу спьяну привиделось, но тут одна загвоздка. Не придумал все это мой коллега, потому что за время своего отсутствия труп лишился кисти руки.

— Что? — в два голоса завопили мы.
— Да. Обнаружили это только утром.
— И что?
— В каком смысле?
— Куда делась эта кисть?
— Понятия не имею. По крайней мере, мы ее не нашли.
— Возможно, чья-то глупая шутка, — вздохнул Всеволод Иванович и вдруг заявил: — Зря я эту историю рассказал, хотел пошутить, а выходит, уже не смешно.
— Я что-то не пойму, — нахмурился Юра, — человек, то есть труп, лишился руки, и что, никакого следствия?
— Отчего же, — обиделся Всеволод Иванович, — мы как положено заявили, а нам сказали: не морочьте голову. Бомжа зарыли — и весь сказ, никому его рука не интересна. Вот если б ее нашли...
— Тогда что?
— Ничего. Могли бы узнать, кому и зачем она понадобилась.
— Та-ак, — вздохнул Юра, — а с Валентиновичем этим поговорить можно?
— Нельзя. Два дня назад у него случился инсульт, сейчас в больнице. Надеемся, что выкарабкается, но в реанимацию вас не пустят. К тому же вам лучше с Петраковым поговорить, с дежурным санитаром. Сдается мне, он о пропаже больше Валентиныча знает.
— Почему?
— Часто пребывает в белой горячке, а тогда людям занятные фантазии являются.

— Странное здесь у вас, однако, место, — не удержалась я.

Всеволод Иванович согласно кивнул, а Юра спросил:

— Где найти этого Петракова?

— Сегодня у него выходной, но вы скорее всего застанете его дома, он отлучается только за бутылкой. Живет рядом, восьмой дом, квартиры не помню, у соседей спросите.

Петраков сидел на скамейке возле подъезда в компании пса неизвестной породы и что-то внушал ему, грозя пальцем. Пес слушал, время от времени зевая.

— Вы Петраков? — приблизившись, спросила я.

— Петраков, — помедлив, ответил он, прищурил один глаз, мотнул головой и спросил: — А вам чего?

— Мы из милиции, — со вздохом сообщил Юра, сунув ему под нос удостоверение. Появление данного документа произвело на Петракова прямо-таки целебное действие, он выпрямился, разлепил глаз и посмотрел на нас вполне осмысленно.

— Слушаю вас очень внимательно, — сказал он церемонно.

— Нас интересует труп, — влезла я, — тот самый, что куда-то исчез, а потом вернулся без кисти левой руки.

— Так ведь... — начал Петраков, переводя взгляд с меня на Юрку.

Мой напарник вдруг посуровел и, наклонясь к лицу Петракова, зловеще прошептал:

— За осквернение трупов статья полагается. До трех лет лишения свободы.

— Да вы что, — охнул Петраков. — Да я... о господи... я пальцем его не тронул, зачем мне его рука? У меня и в мыслях... вот сволочи, верь людям после этого...

— Вы нам про людей расскажите, — вкрадчиво предложила я.

— Про каких? — испугался он.

— Которым верить после этого нельзя.

— После чего? Так ведь никому...

— Не пойдет, — перебила я сурово, — нас конкретные люди интересуют. Так что если три года лишения вам не подходит, рассказывайте.

— Ох, как нескладно-то, — принялся бормотать Петраков, раскачиваясь и постукивая себя по колену.

— Ты, дядя, не дури, — заговорил Юра, — мы к тебе по-хорошему, выкладывай все как есть без протокола, а начнешь ваньку валять, я тебе махом...

— Понял, — с готовностью кивнул Петраков, — без протокола я пожалуйста, я даже с удовольствием. Я, можно сказать, сам в переживаниях и рад грех с души снять, потому что хоть виноватым себя не чувствую, если только самую малость, но грех, как ни крути, мой. Хотя если разобраться по существу, так покойнику все равно — с рукой или без руки... Вот мне, к примеру...

— Поехали в отделение, — заявил Юра.

Петраков выставил ладонь и изрек:

— Уже готов покаяться. Сей момент. Только с силами соберусь. Значит, дело было так. — Он вздохнул, с болью душевной посмотрел на нас и продолжил: — Дежурим мы, значит, все тихо, спокойно... Неужто за покойника три года дают? — нахмурился он. — Ведь мертвый и...

— За осквернение трупа. И давай к делу, у меня время — деньги, а терпение не железное.

— Понял. Так вот. Все как обычно, вечер, трупик этот лежит себе в уголке, других-то не было, и слава богу, а то ведь бывает друг за дружкой везут, глаз не сомкнешь, а тут вечер спокойный выдался и мы с Валентинычем вздремнули чуток, а часам к одиннадцати я покурить вышел, вдруг подъезжают на джипе двое, морды — во, и сразу ко мне. Я гадаю, откуда их черт принес? Ихнего брата в тот день не поступало, и мужичок в углу явно не из этих, бомж, одним словом. Они мне: «Здорово, дед» — и с ходу так: «Хочешь стольник?» Я спокойно отвечаю: «Смотря за что». А тот, что помордастее, мне и говорит: «У нас тут спор вышел... Вон Андрюха божится, что с мертвяком в одной комнате запросто всю ночь пересидит и без водки. Жмурики у вас есть?» — «Как не быть, — отвечаю, — имеются, правда, сейчас в единственном экземпляре». — «Мужик или баба?» — спрашивают. Отвечаю: «Пол мужской», а мордастый обрадовался: «Это, — говорит, — хорошо, с мужиком как-то спокойнее. Ну что, дед, пойдем?» — «Ну, пойдем», — отвечаю, а сам думаю, каких только чудаков на свете нет, а мордастый мне водки две бутылки в руки — раз. Я их и повел.

— Они в морге вдвоем были? — спросил Юра, которого, судя по всему, история очень увлекла.

— Нет, один у дверей остался, караулить. Говорит, хочу, чтоб все честно было. А я пошел к себе немного выпить, то есть я сначала к Валентинычу заглянул, сообщить, что у нас гости, но он уже свою норму принял и спал, я и пошел один. Выпил, о жизни подумал, покурить решил, дай, думаю, гляну, как там гости, а возле дверей никого. Я удивился, потому что времени прошло совсем немного, сунулся в мертвецкую, там только клиент в уголке. Ну, думаю, слабоват парень оказался, а на столе, не поверите, сотня лежит, я ее взял и уж к себе идти собрался, но что-то мне трупик не приглянулся, что-то в нем не так было. А я непорядка не люблю, подошел, значит, чтоб разобраться, а у него, у трупа, руки-то и нет, кисти то есть. Честно скажу, очень я испугался, такого у нас отродясь не водилось, да еще сотня эта, ведь припаяют соучастие. Вот я в беспамятстве на каталке его и вывез.

— Куда? — ахнула я.

— Куда-куда, — вздохнул Петраков, — в коридор. А вообще хотел на кладбище. Вон оно, в двух шагах. Думаю, сброшу в могилку, бомжу все равно, где лежать.

— Так кладбище старое, здесь давно не хоронят, — насторожилась я.

— Я тогда об этом не подумал, испугался очень. Ведь положения своего мог запросто лишиться за такие-то дела. Слыхано ли, чтоб у трупа руку оттяпали. Очень я переживал и мозгами немного тронулся, потому и о кладбище рассуждал однобоко, не подумал, что там давно не хоронят, да и труп туда на каталке не повезешь.

— Ты к тому времени и вторую бутылку выпил? — уточнил Юра.

— Так ведь выпьешь, когда такое творится. Просто беда. Труп в коридоре, я в расстройствах, и тут вдруг новеньких привезли, Валентиныч поднялся и трупа хватился. Где, говорит, мужик? Я с перепугу взялся отнекиваться, Валентиныч злой как черт, очень ему труп нужен, точно он ему родственник... Я-то чую, дело плохо, неизвестно, что хуже, одна рука пропала или весь мужик целиком. В общем, вернул его на место, а Валентиныч как увидел, что бомж в уголке лежит, говорит мне: «Все, Василич, пора на кефир переходить, не к добру». В тот момент он натурально увидел, что труп у нас понес потери, и страшно расстроился, хоть я его и уговаривал, давай, мол, сор из избы не выносить. Какое там, никак, говорит, нельзя. В общем, сообщили, но я на своем стоял твердо: ничего не видел и не слышал. Вот хоть режьте. Нам выговор с занесением, на дверь засов и две смены кряду начальник наш с проверкой ходил, чтоб, значит, мы употребляли умеренно. Валентиныч очень расстроился и на этой почве того... в реанимации, инсульт... Бомжа схоронили, и начальство подобрело, даже шутило вчера, мол, что-то у вас покойники по ночам бегают? Вы их поймали? — без перехода спросил Петраков.

— Кого? — не понял Юра.

— Мордастых, — нахмурился Василич. — Откуда вы обо мне узнали?

— Рука объявилась.

— Где? — необычайно заинтересовался Петраков. — Я все гадаю, на кой ляд она им понадобилась?

— Вы бы, гражданин Петраков, лучше вспомнили, как эти мордастые выглядят, — вздохнула я.

— А чего вспоминать, морды круглые, стриженые, одним словом, шпана.

— А поточнее нельзя? — начала злиться я.

— Да не разглядывал я их, опять же выпивши был.

— А джип? Номер запомнили, марку, цвет какой?

— Цвет темный, номеров не видел, а в марках я не разбираюсь. Вижу, что джип, а уж как он там называется...

— Понятно, — вздохнула я, сообразив, что расспрашивать Петракова дальше — только время терять. Как видно, Юра думал так же. Он вздохнул, огляделся и сказал:

— Ладно, дед, об истории этой особо не трезвонь, сам говоришь: мордастые да на джипе...

— Не дурак, понимаю, — поспешно кивнул Петраков, — я только родной милиции, как есть сознательный гражданин, то есть с пониманием и всегда за милую душу, особенно если без протокола.

Мы торопливо простились и побрели в сторону кладбища.

— Что думаешь? — начала я приставать к Юре.

— А чего тут думать? Явились какие-то придурки и оттяпали у трупа руку. Извращенцы.

— Зачем им рука? — схватив Юру за локоть, перешла я на трагический шепот. — Ясное дело, им был нужен палец. Понимаешь?

— Тогда почему оттяпали не палец, а руку?

— А если бы одного пальца им не хватило? — поспешила я развить свою мысль, видя, что Юра с беспокойством смотрит на меня. — Предположим, меня надо было поторопить? Что ж, каждый раз в морг за пальцами бегать? А тут у них в запасе еще четыре штуки...

Юра замер, посмотрел на меня и заявил:

— Белая горячка.

— У кого? — нахмурилась я.

— Ладно, — вздохнул он, — допустим, им нужен был палец, допустим, тот самый, что лежал у тебя на тарелке. Что это нам дает?

— То, что Витьке пальцы никто не отрубал.

— Тогда, может, и искать его ни к чему? Сам найдется?

— Тебе бы только ничего не делать, — разозлилась я. — За что тебе зарплату платят?

— Зарплата, — презрительно фыркнул Юра, —

ты б ее видела. Да за такую зарплату из дома грех выходить.

— Не ты один страдаешь, — попробовала я урезонить его. — Если ты такой корыстный, мог бы найти работу поденежней. Шел бы в бандиты, рожа у тебя, кстати, подходящая, только раскормить ее побольше.

— Мне в бандиты идти совесть не позволяет.

— Что-то я в тебе совести не замечала.

— Ладно, кончай дискуссию. Мне, между прочим, на работу надо, дел по горло — убийство, два изнасилования и четыре ограбления квартир, — а я с тобой полдня таскаюсь, пальцы ищу.

— Юрка, — хмуро позвала я, — ты мне правду сказал?

— Когда? — насторожился он.

— Тогда. Про дочку свою и все прочее. Может, тебе кто-то велел так сказать? Может, тебе начальство запретило в это дело соваться?

Юра таращил глаза и хмурился.

— Чего-то я не понял, — сказал он с печалью.

— Витька — бывший фээсбэшник, — выпалила я. — И за день до его исчезновения к нему заезжал дядька, с которым он якобы вместе работал. А где работал? Ясно: в ФСБ. И пальцы ему никто не резал. Соображаешь?

Юрка схватил меня за локоть и увлек к ближайшим деревьям, при этом как-то странно оглядываясь.

— Что ты несешь? — спросил он трагическим шепотом.

— Пусти, — огрызнулась я, выдергивая локоть. — Это что — какая-то секретная операция ФСБ?

— Да откуда мне знать, если она секретная? — возмутился Юра. — Слушай, мотай из города, а?

Видишь, какие дела творятся. Паспорт у тебя есть и деньги...

— Надо же, не свистнули, — удивилась я.

— Ты слышишь, что я тебе говорю? — возвысил голос Юра.

— Нет. Ты на мой вопрос не ответил, чего ж мне на твой отвечать?

— На какой вопрос?

— Ты мне правду сказал?

— Когда?

— Тогда.

— А если я тебе сейчас правду скажу, ты уедешь?

— Обязательно.

— Прямо сейчас?

— Прямо сейчас.

— У меня и жены-то нет, — выпалил он, минуты полторы до этого собираясь с силами.

— В каком смысле? — растерялась я.

— В буквальном. Жены нет, ребенка, естественно, тоже.

— И ты все выдумал? — вытаращила я глаза. Впрочем, удивляться я быстро перестала, потому что ничего хорошего от Юрки не ждала.

— А что мне оставалось делать? — развел он руками. — Надо было как-то тебя избавлять от глупых мыслей. Кто же знал, что ты такую деятельность развернешь.

— Я еще ничего не развернула, — хмуро заметила я.

— Да неужто? Значит, все еще впереди?

— До чего ты скользкий тип, опять от ответа уходишь.

— Ничего я не ухожу.

— Тогда рассказывай.

— Ты сама все знаешь.

— Ничего я не знаю. Они правда фээсбэшники, Павел этот и его ребята?

— Выходит, правда, — вздохнул Юра. — Я только в отделение вернулся, сижу, кумекаю, как до начальства информацию донести, вдруг заходит в кабинет дядя и с ходу тычет мне в рожу свое удостоверение. Ну и пошло-поехало, у нас секретная операция и прочее в том же духе.

— Откуда они о тебе узнали? — насторожилась я.

— За твоей квартирой, наверное, следили, и то, что я один туда возвращался, видели. Обо всем остальном догадаться нетрудно.

— О чем? — не поняла я.

— О том, что ты обратишься ко мне.

— Это да, — кивнула я в крайней задумчивости. — Что ж выходит: Мелеха фээсбэшники убили? И меня в такое дерьмо втравили... Ну и ну, что у нас за страна такая, скажи на милость?

— Другие не лучше.

— Откуда тебе знать?

— Догадываюсь. Слушай меня: из города сматывайся, а то как бы они на твою активность не разозлились и не пресекли ее самым конкретным образом.

— Что делается, — продолжила тосковать я. — И это моя родина.

— И моя тоже, — обиделся Юра.

— Тебе легче, — разозлилась я. — С твоими моральными принципами...

— Оставь мои принципы в покое, — рявкнул он так, что редкие прохожие начали оглядываться. — Давай рассуждать здраво, впрочем, это не для тебя... Короче, ситуация такая: ФСБ проводит какую-то сверхсекретную операцию, и нам соваться туда, значит... все испортить, — долго подбирал слова

Юра. — К тому же соваться небезопасно. Пусть они делают свое дело, а ты мотай из города куда подальше.

— Я тебе не доверяю, — подумав немного, ответила я. — И ФСБ вызывает у меня подозрение.

— Неужели? — ахнул Юра, театрально заламывая руки.

— Да, вызывает, — твердо повторила я. — Допустим, у них сверхсекретная операция, это я понять могу. Но я, между прочим, получила сотрясение мозга...

— И оно прогрессирует, — съязвил Юрка, — продолжает сотрясаться, а между тем пора бы мозги поставить на место. С чего ты взяла, что Павел из ФСБ?

— Кто-то к тебе приходил, верно? Лет сорока, солидный, по описанию подходит и тому типу, что заглядывал к Витьке на работу.

— Под это описание подходит еще человек сто, по самым скромным прикидкам. Полина, я тебя умоляю, сваливай ты отсюда, ради бога...

— Ты с ними заодно, — проницательно глядя ему в глаза, сказала я.

— О господи... — Он попытался еще что-то сказать, но я не стала слушать, развернулась и пошла прочь. — Ты куда? — крикнул он вдогонку.

— От тебя подальше.

— Ты уедешь?

— Обязательно.

Не знаю, поверил ли он мне, скорее нет, чем да, но я и не особенно интересовалась, если честно.

Ох, как я была зла в тот день. Даже Мелех не вызывал у меня таких жутких эмоций. Конечно, Юрка прав, самое разумное сбежать отсюда, и пусть проводят свои операции сколько душе угодно, но без меня. То, что Павел из ФСБ, бабушка еще надвое сказала, ведь в самом деле описание внешности, данное Максимом, стоящим не назовешь. А если он обычный бандит, то Витька сидит в заложниках и никому до этого по-прежнему нет никакого дела. А кисть руки? «Что кисть, — отмахнулась я, — мало ли идиотов на свете. Витька сам по себе, а кисть сама по себе».

Не могла я уехать, не разобравшись в этой истории. Опять же, на родину зрела обида, раз поступила со мной не по-матерински, а даже совсем наоборот. В общем, я решила прояснить ситуацию и позвонить в ФСБ. Если это их рук дело, то вреда от моего звонка не будет, а если нет, то пора им знать, что у них под носом творится. Кто-то, прикрываясь их именем, такие дела проворачивает.

Я нашла подходящий телефон-автомат. Находился он на тихой улочке, и я надеялась, что здесь меня беспокоить не будут, так что я смогу наговориться вдоволь. Набрала 09 и первым делом узнала телефон ФСБ. До генерала мне вряд ли дозвониться, что ж, сойдет и дежурный. Мужской голос показался мне вкрадчивым и даже подозрительным.

— Слушайте, тут такое дело, только вы не перебивайте, а то я собьюсь, это касается Мелеха, то есть не его самого, а его предполагаемого убийства. — Далее я быстро и, как мне казалось, толково поведала обо всем, при этом не забывая поглядывать по сторонам и следить за часовой стрелкой, на все в комплексе у меня ушло много сил. Особенно беспокоила меня часовая стрелка, что, если мое местопребывание уже засекли, сейчас подъедут на трех машинах, квартал оцепят... Я увеличила темп речи и кое-что в рассказе сократила, очень надеясь, что рассказ записывают на пленку. Непременно должны записывать, что ж это тогда за ФСБ такая?

— Имя свое еще раз назовите, — попросил мужчина. Я, конечно, назвала, торопливо повесила трубку и побежала дворами в сторону кирпичного завода. Оттуда в Костино, где находилась квартира Ольгиной тетки, раньше ходил автобус.

До кирпичного завода я добралась без происшествий и убедилась, что за пять лет расписание движений автобусов не изменилось. Я дождалась одиннадцатого номера и через пятнадцать минут уже стояла перед облезлой девятиэтажкой. Впрочем, двор был уютным: три рябины, береза и даже небольшая клумба в глубине двора, ближе к гаражам. Я поднялась на третий этаж, игнорируя лифт, вошла в квартиру и огляделась.

Квартира была самая обыкновенная — двухкомнатная, на одну сторону с полукруглым балконом и стандартной мебелью. Светло, уютно, но на меня вдруг напала такая тоска, хоть волком вой. Что мне делать в этой самой квартире? Телевизор смотреть? Положим, день-другой я худо-бедно просижу, а потом... «Потом суп с котом», — мрачно подумала я и плюхнулась в кресло.

Моя деятельная натура требовала выхода. Я прошлась по квартире, включила телевизор, заглянула в холодильник: консервы и банка с вареньем. Не густо. Пожалуй, стоит сбегать в магазин, если я не намерена уморить себя голодом. Но идти в магазин не хотелось. От нечего делать я принялась листать старые газеты, которые лежали в кухне на подоконнике. Это занятие мне тоже быстро надоело. Я сложила газету с намерением отбросить ее, и тут взгляд упал на знакомую фамилию внизу последней страницы: Мартынов В.Е. Инициалы подходят. Почему бы и нет? Володя Мартынов, главный редактор одной из газет, выходящей в нашем городе, друг юности, который после гибели Сережи вроде бы даже ухаживал за мной, но, повстречавшись раз с парнями Мелеха, проявил благоразумие и исчез из моей жизни.

Минут пять я разглядывала фамилию, выделенную шрифтом, затем взглянула на дату: газета вышла тринадцатого мая сего года. Прихватив ее, я прошла в прихожую, где на тумбочке стоял телефон, и набрала номер редакции.

— Редакция «Городских огней», — сообщил мне приятный женский голос, и я спросила:

— Могу ли я поговорить с Мартыновым?

— Одну минуту... — Последовала пауза, и вслед за этим мужской голос недовольно сообщил:

— Слушаю.

— Владимир Евгеньевич? Володя...

— Да.

— Это Полина, Лунина.

— Привет. — Теперь в его голосе появился интерес. Выходит, мне рады. — Я недавно встретил Лену, она сказала, что ты в городе. У тебя умерла мама? Сочувствую. Звонил тебе пару раз, но не застал.

— Мы могли бы встретиться? — спросила я.

— Конечно. До шести я на работе...

— А если я приеду в редакцию?

— Хорошо, — с некоторой неуверенностью согласился он.

— Буду у тебя через полчаса.

— Хорошо, — повторил он, — жду. Большая Московская, дом пять. Двадцать седьмой кабинет, — подсказал он.

На сборы у меня ушло пять минут. Я спешно покинула квартиру, возле гастронома остановила такси, в результате к редакции подъехала на десять минут раньше. Размещалась она в пятиэтажном здании, слева аптека, справа табличка — «Городские огни». Я вошла в подъезд, жирная стрелка с такой же надписью масляной краской указывала на второй этаж. Я поднялась по лестнице и оказалась перед внушительного вида дверью, снабженной звонком, позвонила, раздался щелчок, дверь открылась, и я вошла в приемную, где за компьютером с сосредоточенным видом сидела девушка. На меня она внимания не обратила.

— Где двадцать седьмой кабинет? — спросила я.

— По коридору направо, — ответила она, не отрывая глаз от экрана.

Коридор был пуст, но из-за дверей до меня доносились голоса и характерный шум, указывающий на то, что работа идет полным ходом. Двадцать седьмой кабинет, помимо номера, был снабжен табличкой: «Главный редактор». Я постучала и вошла. Володя поднял голову от бумаг, в обилии разбросанных по столу, и приветливо мне улыбнулся, затем поднялся навстречу и сказал:

— Рад тебя видеть. Выглядишь прекрасно. Новая прическа тебе к лицу.

Сам он за пять лет располнел или, если угодно, возмужал, но это не пошло ему на пользу, выглядел он лет на десять старше, чем ему было в действительности.

— Садись, — пододвигая мне стул, предложил он. — Кофе, чай?

— Спасибо. — Я оглядела кабинет, прикидывая, с чего начать разговор, и улыбнулась: — Делаешь карьеру?

— Так, — махнул он рукой и даже поморщился. — Газетка у нас, скажем прямо... но ты ведь не за этим пришла? — В его взгляде появилась настороженность, хотя почему бы мне просто не навестить старого друга. Впрочем, Володя прав, со старыми друзьями встречаются дома, в кафе или еще каком-то подходящем месте и не досаждают им на работе.

— Давно не виделись, — заметила я, точно это объясняло мой приход.

— Да... лет пять... или больше?

— Пять.

— А ты совсем не изменилась, если не считать прически. Про меня такое не скажешь, — вздохнул он.

— Ты выглядишь преуспевающим человеком, — улыбнулась я.

— А-а... — он опять махнул рукой. — Два года назад, когда занял это кресло, радовался как ребенок. В моем возрасте — и вдруг такая должность.

— Теперь не радуешься?

— Честно? Скука смертная.

— Я всегда считала, что журналистика — это увлекательно.

— Я тоже так считал. Может, и увлекательно, только не в нашем городе.

— Чем он так плох?

— Город? Город нормальный. Не хуже других. Но инициатива у нас не приветствуется. Ладно, ты меня особо не слушай, это я так, погода действует. Лучше о себе расскажи.

— Да особо нечего рассказывать. Живу потихоньку.

— Давно приехала?

— Пять месяцев назад.

— Надо же, я и не знал. Чего раньше не позвонила?

— Извини, не до этого было. Мама в больнице лежала, потом похороны.

— Думаешь здесь остаться или опять уедешь?
— Уеду. Родной город меня встретил неласково.
— Что так? — нахмурился Володя.
— С работой проблемы.
— У тебя? Ты ж экономический закончила?
— Закончила, но здесь не ко двору пришлась. Больше месяца нигде не держат, увольняют, не объяснив причины.

Володя молчал, разглядывая меня, может, в догадках терялся, а может, все понял, поди разберись.

— Я к тебе вот по какому делу, — вздохнула я. — Журналисты — народ любопытный... Скажи мне, что ты знаешь о Мелехе?

— Так вот оно что, — теперь и Володя вздохнул. По выражению его лица было ясно, тема ему неприятна. — Что тебя, собственно, интересует?

— Все. Все, что ты можешь мне рассказать.

— Он что, до сих пор не угомонился? Я имею в виду...

— Если я вылетаю с работы с регулярностью часового механизма, значит, нет.

— Нелепость какая, — покачал он головой. — Что ему от тебя нужно? Постой... — В этом месте он взглянул на меня с недоумением. — Его же... он же погиб пять дней назад... черт, ну конечно... а девица, что с ним была...

— Это я, — подсказала я.

— Фамилию менты не называли, тайна следствия... Так ты из больницы сбежала?

— Ушла. Решила, что там небезопасно.

Володя явно чувствовал себя неуютно, выглядел растерянным и не знал, что сказать.

— Ты обратилась ко мне, то есть в газету, чтобы... — помолчав и не дождавшись моих объяснений, начал он, но я перебила:

— Мне нечего рассказать, то есть, конечно, есть, но вряд ли с моей стороны это будет разумным.

— Я не понимаю... ты свидетель убийства...

— Возможно, что никакого убийства не было, ведь труп не нашли. Я обещаю все тебе рассказать, как только сама начну понимать, что происходит. А пока... помоги мне.

— Как? — спросил он.

— Расскажи о Мелехе все, что знаешь.

— Да ничего я не знаю, — сказал он с досадой и даже отвернулся, покатал карандаш, вздохнул и спросил: — Ты что, от милиции скрываешься?

— Я не скрываюсь, я просто встречаться с ними не хочу, потому что никому не верю. Поди разбери, кто из них честный мент, а кто сволочь. На лбу не написано. А мне уже досталось. Так что — Мелех?

— Ладно, — поднимаясь, сказал он. — У меня к нему был свой интерес. Ну, ты понимаешь, сам я с ним никогда не встречался, но в меру сил... — Он подошел к сейфу, вмонтированному в стену, открыл его и извлек папку. Посмотрел на нее, точно прицениваясь, и положил передо мной на стол. — Это все, что я собрал за пять лет.

Папка не выглядела особенно солидно, материалов набралось не так много. В основном вырезки из различных газет, несколько фотографий. Я внимательнейшим образом все просмотрела и прочитала, без особой для себя пользы. Оставалось только гадать, с какой стати Володя держит эту макулатуру в сейфе. Правда, одна фотография меня заинтересовала: на ней Мелех стоял рядом с Тумариным Львом Кирилловичем, который недавно посещал меня в больнице. На фото он стоял за спиной Мелеха и выглядел очень внушительно. Подпись внизу гласила, что господин Мелех вручает кому-то какие-то призы.

— Кто это? — ткнула я пальцем в физиономию Тумарина.

— Начальник охраны у Мелеха. Очень занятный тип, герой войны, служил в разведке, орденов и медалей не сосчитать.

— Как же их черт свел?

— Так черт на такие штуки мастер.

Я покачала головой и вновь принялась просматривать вырезки. Между тем хозяин кабинета, видя мою занятость, куда-то исчез, а вернулся с чаем и пирожными на тарелке, аккуратно расставил все на столе, достал из ящика салфетки и, улыбаясь, сказал:

— Прошу.

Я как раз закрыла папку и с недоумением посмотрела на него.

— Это что такое? — спросила я как можно спокойнее, кивнув на папку.

— Узнаю характер, — хмыкнул Володя. — Это все, что официально известно об этом человеке.

— И я должна поверить, что о нем вовсе ничего не известно?

— Тут ты не права, — усмехаясь, покачал головой Володя. — Родился и вырос в нашем городе, нормальное детство, спортивная школа, как без нее? Армия. Стандартная биография. Следующие два года после армии Мелеха вроде бы и нет вовсе, то есть он себя не проявляет, а через два года мы видим его рядом с господином Быковским, который баллотировался в губернаторы. Правда, выборы он проиграл, но...

— Обо всем этом я читала, — нетерпеливо заметила я, — но это не объясняет, на чем Мелех сделал деньги и каким образом приобрел такие связи.

— И ты всерьез рассчитываешь, что кто-то может ответить на твои вопросы?

— И у тебя никаких догадок?

— Догадок сколько угодно.

— Ну, так не томи душу.

— Ты заметки читала? Найден склад оружия: пятнадцать стволов. Ерунда. Это чтоб ментам было чем похвастать.

— Подожди, — растерялась я, — при чем здесь оружие?

— Ты где живешь? — засмеялся он. — Что за завод у нас под боком — знаешь? А сколько в области военных городков и прочее, прочее, прочее...

— Завод государственный, — съязвила я, — и секретный. Раньше точно был секретным, у меня на нем дед всю жизнь проработал, и я помню, что он рассказывал. Да оттуда гайки не вынесешь.

— Ага, — поддакнул Володя, — но даже во времена твоего деда на черном рынке можно было запросто купить себе огнестрельную игрушку. Конечно, за это тогда сажали... если ловили. А потом пришли смутные времена, когда никто себя моралью не обременял — ни простые смертные, ни те, кто повыше. И вот тут, имеющие возможность... короче, если не дура, поняла.

— Хорошо. Допустим, в те самые смутные времена все так и было, но сейчас?

— А что изменилось? Отлаженный бизнес, связи, все просчитано до мелочей, все имеют свою долю, думаю, немалую, а вокруг война, и конца и края ей не видно.

— Ни фига себе, — сказала я, — и во главе всего этого стоит Мелех?

— Кто во главе стоит, знает лишь господь бог. Думаю, Мелех для таких дел все-таки фигура незначительная. Тут бери повыше и не в нашем городе, а сама знаешь где.

— Так, не могу сказать, что понимаю, в чем тут дело, но настроение уже испорчено. Пожалуй, мне действительно сматываться надо, — пробормотала я. — А чем Мелех может быть интересен ФСБ?

Володя вертел блюдце, внимательно его разглядывая.

— ФСБ? Почему ты спросила?

— Потому что есть подозрения, что ребята из этой конторы его и шлепнули.

— Возможно, — кивнул Володя. — Я не спрашиваю, откуда у тебя такие сведения, хотя, как журналист, обязан, но я плохой журналист, личное благополучие для меня важнее однодневной сенсации. В прошлом году в одной газете появилась серия публикаций на тему торговли оружием за подписью В. Светлов. Так, сплошные намеки и ничего конкретного, а В. Светлов вдруг исчез, и нашли его только в апреле, когда снег сошел. Опознали по одежде. Короче, за сенсациями не гонюсь и тебя вопросами изводить не буду, говорим мы с тобой дружески и не говорим даже, а так, сплетничаем.

— Ты меня запугал, — нахмурилась я.

— Так это для твоего блага. Вернемся к твоему вопросу. Чем Мелех был интересен ФСБ? Ответ простой, точнее, их два и оба простые. Первый: что-то у них не заладилось и драчка пошла промеж своих, оттого Мелеха и убрали. Второй: в ФСБ не одни твари продажные и кто-то всерьез решил навести порядок. Тут тоже логично начать с Мелеха.

— Ничего себе порядок, — ахнула я, — взяли и шлепнули.

— А чего ты хочешь, с врагом приходится бороться его оружием.

— Меня в школе другому учили, — проворчала я.

— Само собой. Мелех, кстати, тоже в школе учился. В двадцать первой. И неплохо учился.

— При чем здесь это?

— При том, — насупился Володя. — Давай чай пить.

— А если он жив? — спросила я невпопад.

— Кто? — удивился он.

— Мелех. Если покушение — инсценировка? Кому это может быть выгодно?

— С такими вопросами лучше обращаться в Голливуд, там крупные специалисты, такого наворотят. Хотя... — Володя некоторое время смотрел на меня, точно прикидывая, говорить или нет, вздохнул и сказал: — Официально Мелеху в этом городе принадлежит лишь ресторан...

— Я знаю.

— Не перебивай. Неофициально... легче сказать, что ему не принадлежит. Наша газета до недавнего времени тоже была его собственностью.

— Газета? — удивилась я. — Зачем ему газета, она же больших доходов не приносит?

— Во-первых, газета — это газета, и польза от нее ощутимая — формирование общественного мнения и прочее, во-вторых, и в-главных, это с газеты доход не большой, точнее, его вовсе нет, но у нас три приложения, например «Досуг», кроссворды, анекдоты, тираж — четыре миллиона экземпляров. Как тебе?

— Четыре миллиона впечатляют.

— То-то. Он имел с газеты большие деньги.

— Почему имел?

— Потому что две недели назад продал нас со

всеми потрохами одному московскому дяде. Это страшная тайна, и узнал я о ней случайно. Дружок у меня в Москве, хороший парень, а у него есть брат, так вот он представлял интересы покупателя.

— И что это объясняет? — туго соображая, спросила я.

— А ты подумай. Человек продает дело, приносящее большую прибыль. Держит сделку в секрете. Теперь вопрос: могли быть еще сделки, подобные этой?

— Мелех все переводит в наличку? — ахнула я.
— Почему нет?
— Эти деньги должны где-то лежать, немалые деньги, и кто-то хотел бы их получить. Тогда просто убрать Мелеха не годится.

— Ну вот видишь, в тебе проснулся сценарист. Вариантов множество, а, значит, есть где разгуляться фантазии.

— Допустим, он надумал смыться, его дружки об этом пронюхали, а что ФСБ? Там не хотят, чтобы деньги ушли за границу? Вот черт...

— Ты главное помни, что это наши фантазии. Сидим, пьем чай и придумываем сюжет для блокбастера, так, легкая гимнастика ума.

— Ничего себе гимнастика, — возмутилась я. — Ты бы знал, что творится...

— А я не хочу, — чрезвычайно серьезно ответил Володя. — У меня к тебе юношеская любовь и светлые воспоминания, вот я и болтаю о том о сем, а знать мне ничего не надо. Я через неделю в Москву отбываю, дружок помог, говорю, отличный парень, вот и подсуетился. Хорошая должность, хороший оклад... У меня счастливое будущее, зачем мне неприятности? Ты, кстати, на фотографию обратила внимание? — Он извлек из папки фото и положил передо мной. — Лучший друг господина Мелеха — Скуратов Денис Алексеевич.

— У него и друзья есть? — не поверила я.

— Ну, друзья не друзья, однако виделись часто, друг друга по плечам хлопали, целовались даже.

— А сейчас не целуются?

— Если Мелех тю-тю, так это затруднительно. К тому же в последнее время он предпочитал сидеть в своем ресторане, не иначе чего-то опасался. Но лучший друг его ежедневно навещал. Говорят, он не только друг, он компаньон.

— То есть вполне мог Мелеха убить?

— Какие у тебя представления о дружбе, — сокрушенно замотал головой Володя, — вполне в духе Голливуда.

— Что ж, и вправду есть над чем голову поломать, — сказала я, вертя в руках фотографию, где Мелех со Скуратовым стояли в обнимку и, по-моему, здорово навеселе. На лицах улыбки, физиономии вполне человеческие, встретились друзья, выпили, сделали фотографию на память... До чего ж все в этой жизни обманчиво.

— Ты почему чай не пьешь? Пирожные вкусные.

— Что-то мне пирожные поперек горла, — поднимаясь, вздохнула я. — Спасибо за содержательную беседу.

— Пожалуйста. Заходи, если что. До четверга я еще здесь.

Мы простились, и я поспешила на свежий воздух. Нечего и говорить, что беседа с Мартыновым произвела на меня самое тягостное впечатление. И так было скверно на душе, а тут хоть вовсе не живи на свете. Если все вполовину так плохо... «Сматываться надо», — мысленно увещевала я себя. Но стоило подумать об этом всерьез, как тоска наваливалась на меня со страшной силой. Куда ехать, к кому, зачем?

И тут же пришли другие мысли, утешительные: отправиться на квартиру Ольгиной тетки, дождаться, когда здесь все уляжется, утрясется и про меня, глядишь, забудут, и я вернусь к себе домой, на работу устроюсь, а коли Мелех нас покинул, то и пакостить мне теперь никто не будет. Буду жить спокойно и счастливо.

Очень хотелось в это верить, и я упорно гнала прочь мысли о Павле, чокнутом блондине с бритвой, Льве Кирилловиче с его мальчиками и автогеном в перспективе.

Я взглянула на часы. До Успенска, где жила тетка Виктора, километров семьдесят, не больше, помнится, мы в те края как-то за грибами ездили. Почему бы не навестить старушку? На автобусе туда добираться чуть больше часа.

Я резко сменила маршрут и спустилась к автовокзалу. Мне необходимо знать: Витька — жертва или игрок? Если игрок, так черт с ним, а если все-таки жертва? Выходит, это я его в историю втравила, следовательно, просто обязана помочь, а для этого надо как минимум найти его. Или хотя бы попытаться.

Автобус отправлялся только через сорок минут, это время я использовала, чтобы пообедать. Кафе больше походило на забегаловку, потрепанные мужички пили водку за столом в углу, слева от меня компания молодых людей увлеклась пивом. Один из них задержал на мне взгляд, потом второй и третий, явно начав проявлять ко мне интерес. В другое время мне бы и в голову не пришло беспокоиться из-за подобных пустяков, а тут я здорово перепугалась. Пожалуй, не стоило запросто расхаживать по городу, когда меня ищет охрана Мелеха. И милиция, скорее всего, тоже.

Стараясь выглядеть естественно, я тихо снялась с места и проскользнула к выходу. Парни остались в кафе, но это меня не успокоило. Я с трудом дождалась посадки и, только когда автобус тронулся, с облегчением вздохнула. Но ненадолго. Минут через десять я принялась оглядываться, прикидывая, кто из пассажиров может быть моим потенциальным врагом. Их набралось с десяток. «Прекращай это», — разозлилась я и даже принципиально отвернулась к окну, а потом и глаза закрыла. Но тревожные мысли не отпускали. Где живет тетка Виктора, мне сообщил Юра, а если он об этом еще кому-то сообщил? И я окажусь в ловушке? Очень захотелось сойти с автобуса, но перспектива сидеть в квартире без всякого дела в ожидании неизвестно чего меня совсем не вдохновляла, и я, в конце концов, решила: будь что будет.

Успенск — маленький, живописный городок, производил самое благостное впечатление. Жизнь здесь была размеренной, уютной, люди спокойные, улыбчивые, улицы чистые, а дома нарядные, в основном деревянные, с резными наличниками, крылечком и колодцем, с неизменным петушком на крыше, они были похожи на комодики с множеством ящичков, где хранились расшитые салфеточки, бабушкины кольца, фотографии в потемневших от времени рамках и поломанный веер, на котором кто-то когда-то написал: «Люби меня, как я тебя» и поставил дату — 1901.

Здесь и дышалось как-то иначе, и жилось иначе, а люди, казалось, вовсе не умирают, как в больших городах, а тихо уходят. Увлеченная этими мыслями и разглядыванием домов, я едва не пропустила нужный поворот. Магазин, дальше кинотеатр, здесь начинался район новостроек, типичные пятиэтажки, которые встретишь везде — от Новгорода до Владивостока.

Дом я отыскала быстро, и тут мне в голову пришла здравая мысль: а захочет ли разговаривать со мной неведомая тетушка? Конечно, об этом стоило подумать раньше. Я очень пожалела, что со мной нет Юры. Впрочем, польза от него небольшая.

Я поднялась на четвертый этаж, позвонила и стала с томлением ждать, что за этим последует. Дверь распахнулась, я увидела женщину лет пятидесяти и выдала свою лучшую улыбку.

— Здравствуйте, — задушевно поприветствовала я женщину. — Вы Наталья Павловна?

— Я.

— Вам из милиции звонили по поводу вашего племянника?

— Да-да, проходите, пожалуйста, — засуетилась она, пропуская меня в прихожую. — Что, Виктор так и не нашелся?

— Пока нет...

— Господи, куда же он делся? Думаете, случилось что-нибудь?

— Надеюсь, с ним все в порядке. Но если есть заявление, мы обязаны проверить.

— Надо же... Куда он мог деться? Парень он, конечно, вольный, может, уехал отдохнуть? Дело-то молодое...

— Обычно на работе предупреждают, если отдохнуть хотят.

— Вы проходите вот сюда, на кухню. А кто заявление написал? Мне сказали — его подруга...

— Да, — я не стала вдаваться в подробности.

— Это какая же? Неужто его рыжая беспокойство проявила? Что-то на нее не похоже. А может, он от нее сбежал?

— А имя у рыжей есть?

— Есть. Светка. Вот уж, я вам скажу, стерва так стерва. По всем статьям. Хотя, конечно, фигуристая, но по лицу видно, непутевая. Может, чаю?

— Нет, спасибо, не беспокойтесь.

— Вас как зовут?

— Полина.

— Уж даже и не знаю, что думать. Переживаю очень. Все-таки племянник, хоть и не скажу, что после смерти Любы, это мать его, моя сестра, мы особенно роднились. У Вити своя жизнь, у меня своя, да и в разных городах живем. Но он меня не забывал. На праздник непременно позвонит, поздравит. У дочки день рождения был, приехал, подарок дорогой привез, правда, рыжая его весь праздник испортила. Такая... одним словом, не очень порядочная девушка. Хвостом мела налево-направо, а мужчины нетрезвые, ну и понеслось, чуть до мордобоя дело не дошло. Я ему утром говорю: «Витя, бросай ты эту курву, от нее одни неприятности». А он смеется. Может, она его в историю втравила, с такой станется.

— Надо бы с ней поговорить. Вы случайно не знаете, где ее найти? Может, фамилию или место работы?

— Фамилию не знаю, а работает в ресторане, танцует. Она нам и здесь танцы устроила, срам смотреть.

— А в каком ресторане, не говорила?

— Я сейчас у дочки спрошу, может, она помнит. — Наталья Павловна направилась к телефону. — Люда, тут опять из милиции интересуются. Не помнишь, где Витькина рыжая танцует, ресторан какой? — Женщине что-то ответили, она внимательно слушала, кивая, а я почувствовала беспокойство: а ну как дочка надоумит спросить у меня документы? Но до этого не дошло. Наталья Павловна повесила трубку и сказала удовлетворенно: — Не ресторан, а варьете какое-то. А больше она ничего не знает. И вот еще что: у рыжей машина есть, «Жигули», двенадцатая модель, как у дочки, синяя, они на ней приезжали, потому что Витина машина была в ремонте.

— А давно у дочки был день рождения?

— В апреле.

— Так, может, Виктор с рыжей уже расстались?

— Вряд ли. Он когда звонил, я спросила: ты, говорю, непутевую свою бросил? А он смеется, она, говорит, мне нравится, хоть и непутевая. А теперь пропал куда-то. Точно, ее работа.

— А когда он вам звонил последний раз?

— В среду.

— А зачем, не объяснил?

— Просто так. Спросил, как дела, здоровье. Говорит, на Пашин юбилей приеду, это дочкин муж.

— Откуда звонил?

— Я так поняла, из дома. Вот еще что, у него гости были. Я слушаю, разговаривают, смеются, я и спросила: «Гости у тебя», а он: «Да, футбол по телевизору смотрим».

— А голос у него какой был? Может, волновался или был напуган?

— Голос как голос, не похоже, чтоб чего боялся.

Ой, а вы думаете... заставил кто нарочно звонить? Ох господи...

— Вы не волнуйтесь, — успокоила ее я, хотя сама вовсе не была спокойна. — Я обязана задать эти вопросы, мы же проверяем... Может, вправду загулял с рыжей...

— Вот-вот, он прошлым летом махнул на юг. На выходной, самолетом. И матери не сказал. Та тоже переволновалась, а ему смешно.

— Он с рыжей ездил?

— Нет, тогда другая была. Если честно, девок у него — пруд пруди. Мать, царство ей небесное, его за это здорово ругала. Уж не мальчик, пора остепениться, семью завести. Но сначала работа, потом неприятности эти... Так в парнях и загулял.

— Какие неприятности? — насторожилась я.

— Ну как же, он ведь где работал, — перешла она на шепот, — небось знаете?

— Конечно.

— Вот. А потом и случилось. Уж что, я толком не знаю, не рассказывал, но Витя очень переживал, и с работы уйти пришлось не ему одному. Какой-то начальник натворил дел, а всех под одну гребенку. У нас ведь как: лес рубят — щепки летят. Но Витя был не виноват, это я точно знаю. И переживал сильно. Потом, слава богу, все наладилось, живет — не тужит. Ох, господи, что-то сердце екнуло. Не иначе к беде. Я себе корвалолу накапаю, а вы чаю выпейте, не стесняйтесь.

— Спасибо, — поблагодарила я, дождалась, когда женщина выпьет лекарство, и спросила: — Наталья Павловна, а у вас фотографий со дня рождения дочери случайно нет? Может, рыжая эта... мы бы ее тогда быстро нашли.

— Есть, — обрадовалась она, — и фотографии, и

на камеру снимали. Но у меня видика нет, у дочери есть, а мне на что? А фотографии сейчас принесу. — Она вышла из кухни и через несколько минут вернулась с десятком фотографий. — Вот она, рядом с Витей, — сказала она удовлетворенно, ткнув пальцем в рыжую девицу, стоявшую в обнимку с Виктором.

Она была на несколько сантиметров выше кавалера и, судя по фотографии, особой красотой не блистала, нос длинноват и рот слишком большой, зато бюст — закачаешься. Слабость Витьки к рыжей становилась понятна.

— Стерва, — разглядывая фотографии и с этой целью водрузив на нос очки, заметила Наталья Павловна. — На что ему эта шалава?

— Мужчин не поймешь, — вздохнула я.

— Это точно. Зять у меня в прошлом году загулял. А кого нашел? Взглянуть не на что. Пришлось принять меры. Пакостница эта нос на улицу неделю высунуть не могла, а наш-то разошелся, думали — все, потеряем мужика. Ко всем экстрасенсам ходили, чего только не пробовали, еле отбили. Теперь точно пришибленный, потому что волка как ни корми... — Она махнула рукой и вздохнула.

— Можно мне эту фотографию взять?

— Берите, раз такое дело. Уходите? — спросила она, заметив, что я поднялась с табурета.

— Да. Спасибо вам за помощь. Если Виктор позвонит, пусть немедленно свяжется с нами.

— Уж только бы позвонил. Что делается на свете, и не поживешь спокойно.

Мы простились, я спрятала фотографию и заторопилась на вокзал. Время поджимало, если опоздаю на последний автобус, придется сидеть на вокзале до утра.

На автобус я не опоздала, пассажиров набралось всего семь человек. Я разглядывала фотографию и прикидывала, как мне найти рыжую. Варьете в городе два, насколько мне известно, рыжая — примета стоящая, но когда фамилии не знаешь... От ее машины тоже мало толку, придется к Юрке обращаться. Перспектива меня не радовала, и я загрустила.

Прибыв на вокзал, я взяла такси и вскоре оказалась в квартире Ольгиной тетки. Минут через пятнадцать позвонила Ольга.

— Ты как? — спросила она неуверенно.
— Нормально.
— Я тебе в пятый раз звоню.
— Отлучалась по делам.
— По каким делам?
— Ольга, не доставай, — взмолилась я. — Лучше скажи, где у нас варьете? Я знаю «Бабочку» и «Монмартр». А ты?

— «Бабочка» — это где? А, вспомнила, варьете есть еще в «Сфинксе», по пятницам и субботам. У Вадьки день рождения был, и мы ходили; классно погуляли, жаль, что тебя с нами не было, мы еще тогда не успели познакомиться.

— В «Сфинксе» есть варьете? — пробормотала я.
— Ну, а чего такого?

Я почесала трубкой затылок, пытаясь таким образом привести мысли в порядок. Не помогло.

— Вот дерьмо, — зло выругалась я.
— Полина, ты чего? — заволновалась Ольга. — Сдалось тебе это варьете? Чего в нем особенного? Слушай, давай я сейчас приеду.

— Не надо, — взмолилась я, но она уже повесила трубку. Я попробовала перезвонить, но Ольга отозваться не пожелала. С отчаяния я набрала 09 и узнала номера телефонов «Бабочки», «Монмартра» и «Сфинкса» тоже. Что-то подсказывало мне: искать рыжую надо в «Сфинксе». Во-первых, с Виктором мы встретились там, во-вторых, все в этой истории так или иначе упирается в Мелеха, вот и выходит, что девица скорее всего оттуда. Что же тогда получается... Что получается, я додумать не успела, в дверь позвонили, я кинулась открывать и увидела Ольгу.

— Рассказывай, — с порога заявила она.
— Что рассказывать?
— Все. Зачем тебе варьете? Где пропадала? Не трави душу, я могу лопнуть от любопытства.
— А мне-то что? — съязвила я. Ольга нахмурилась, а меня начала мучить совесть. — Я ведь тебе уже объясняла: меньше знаешь, крепче спишь. И вообще...
— Ты обо мне не беспокойся. Слава богу, голова на плечах имеется, но чтоб помочь тебе, я должна быть в курсе.
— Ладно, — кивнула я, — необходимо найти вот эту девицу. Известно о ней немногое. Имя, марка ее машины и то, что танцует в варьете. Какие будут предложения?
— Дай-ка телефон, — попросила Ольга.
— Зачем?
— Узнаю номера.
— Вот они, на бумажке.
— Оперативно. Хвалю. Теперь смотри, как надо работать.

Она набрала номер, подмигнула мне и вдруг рявкнула:
— Алло, Светку из варьете позовите... Чего какую? Рыжую... Скажите этой дуре, что у нее с тачки колеса сняли, все четыре. Это Ольга звонит.

Как нет, а куда я попала? Ой, извините... В «Бабочке» рыжей Светки в наличии нету, — пожала она плечами. — Ну ничего, еще не все потеряно.

— Звони в «Сфинкс», — кусая губы, сказала я.

Ольга вновь набрала номер и практически дословно повторила все вышесказанное.

— Я не могу ей сейчас ничего передать, у нее номер, — недовольно ответили ей, я придвинулась поближе, чтобы услышать разговор.

— А когда закончится?

— Через десять минут.

— Хорошо, я перезвоню, — смилостивилась Ольга и повесила трубку. — Ну что, звонить в «Монмартр», может, этих рыжих пруд пруди?

— Позвони, — кивнула я.

В «Монмартре» представления в этот вечер не было, с Ольгой говорили грубо, и она осталась недовольна.

— А название какое придумали — «Монмартр». Вот уроды. Еще бы «Мулен Руж» назвали.

— И назовут, — вздохнула я.

— Ну что, — приободрилась подруга, — катим в «Сфинкс»? Должны же мы убедиться, что эта рыжая — та самая и есть.

— Ты что, с ума сошла? — развела я руками. — Мне там нельзя появляться.

— Почему?

— Отвяжись, ведь просила...

— Ладно. Конспирация должна присутствовать. Но чего ж мы ее тогда искали? Слушай, а если тебя загримировать: паричок, косметика, костюмчик повеселее.

— Ты аферистка, — разозлилась я, — а здесь дело не шуточное. И если меня там заметят...

— Поняла. Так, хорошо. Иду одна. Взгляну на

эту рыжую и сразу сюда. — Ольга уже направилась к двери — так ее распирало. Но я решительно воспротивилась.

— Ольга, говорю тебе, это не шутки. Не лезь, без тебя тошно. Там такое... сам черт ногу сломит. Прошу, не волнуй меня.

— Тебе рыжая нужна или нет?

— Я просто хотела поговорить с ней об одном человеке.

— Вот и поговоришь.

— Думаю, спешить с этим не стоит.

— Тебя не поймешь, — обиделась Ольга. — Давай хотя бы убедимся, что рыжая в «Сфинксе» та самая, что на фотографии.

Если честно, меня прямо-таки подмывало махнуть в «Сфинкс» и в самом деле убедиться, что тамошняя рыжая мне и нужна. Но осторожность пересилила. Встреча с Тумариным, начальником службы охраны, все еще была свежа в памяти, а его наверняка интересует, почему я так неожиданно покинула больницу.

— Вот что, — сказала я, немного поразмышляв, — поехали в «Сфинкс». Но в ресторан не пойдем. Дождемся ее на улице. Если она будет одна, можно поговорить. Если нет, проводим до дома, узнаем адрес.

— Ага, — кивнула Ольга, пылая энтузиазмом. — Я сейчас еще раз позвоню, узнаю, когда представление заканчивается, и предупрежу, что с тачкой порядок, мол, номер перепутала. А то как бы у рыжей инфаркт не случился.

Представление должно было закончиться через час. Этого времени нам с лихвой хватило на то, чтобы поймать такси и добраться до «Сфинкса». В огнях рекламы ресторан выглядел впечатляюще.

— У людей праздник, — грустно заметила Ольга.

— Вечный, — поддакнула я. — Вряд ли персонал пользуется парадной дверью. Давай посмотрим, есть ли служебный ход.

Памятуя расположение резиденции Мелеха, я сразу свернула направо. Налево — арка, забранная решеткой, и никакого служебного входа там точно нет. Мы дошли до угла здания, свернули в переулок и вскоре обнаружили вожделенную дверь.

— Дай-ка фотку, — попросила Ольга, — как бы не обознаться. Хорошо хоть фонарь горит.

— Нам лучше разделиться, — подумав, предложила я. — Давай к центральному входу, а я здесь.

— А если я ее увижу, как я тебе об этом сообщу?

— Сюда прибежишь.

— Ага, пока я пробегаю, мы ее потеряем.

— Придумай что-нибудь получше.

— Может, мне свистнуть?

— Свистни.

— И ты свисти, только погромче, там шумно.

— Я свистеть не умею.

— О господи, ну что ты за человек, такой малости сделать не можешь.

— Я тебе прокукую, хочешь? — предложила я.

— Ладно, — засмеялась Ольга, — потопала, а то проворним девку.

Она направилась к центральному входу, а я немного прошлась. Время, как обычно в таких случаях, тянулось медленно. Пару раз из-за угла выглядывала Ольга и заговорщицки мне подмигивала, я в ответ глупо улыбалась.

Вдруг боковая дверь распахнулась и появилась компания молодых женщин. Они, громко переговариваясь, направились к стоянке такси. Светланы среди них не было. Я с тоскливым видом замерла посреди тротуара, выразительно поглядывая на часы и надеясь, что произвожу впечатление женщины, у которой срывается свидание.

Между тем дамы загрузились в такси и уехали, а я рассудила, что точно так же может поступить и Светлана, и не худо бы заранее позаботиться о транспортном средстве. С этой целью я тоже направилась к стоянке, открыла дверь ближайшей машины и спросила:

— Свободны?

— Как ветер, — игриво ответил молодой человек, я устроилась с ним рядом и с улыбкой пояснила:

— Придется немного подождать подругу.

— Подождем, — согласно кивнул он.

Завязалась беседа. Я старалась отвечать осмысленно, хотя особо к его словам не прислушивалась и не спускала глаз с двери. Тут в поле моего зрения появилась Ольга. Она выскочила из-за угла с таким видом, точно за ней гнались и уже наступали на пятки, она дико огляделась, не находя меня. Я поспешила открыть дверь и крикнула:

— Ольга!

— Быстрее, — заорала она, бросаясь ко мне, — она только что вышла!

— Точно она? — заволновалась я, ожидая, когда Ольга сядет в машину.

— По крайней мере, очень похожа. С машиной ты хорошо придумала.

— Давайте к центральному входу ресторана, — попросила я водителя.

— К центральному, так к центральному, — флегматично отозвался он, трогаясь с места.

Мы выехали на проспект и, признаться, едва не упустили девицу, она как раз садилась в машину.

Я бы её вряд ли узнала, но Ольга, прильнув к окну, завопила:

— Вон она... — И я увидела, как рыжая, устроившись на заднем сиденье, захлопнула дверь. — Давай за этой машиной, — взволнованно пробормотала Ольга шофёру, в избытке энтузиазма ткнув его в плечо.

— Это что, ещё одна подруга? — усмехнулся он.
— Ага. Сейчас посмотрим, куда она намылилась.
— Так, может, легче у неё спросить? — не унимался разговорчивый водитель.
— Так она и ответит. Ну, да ничего, сейчас сами всё узнаем...
— Интересная у вас жизнь, — усмехнулся он, — как в сериалах.
— Начнёт тебе жена рога наставлять, и у тебя интерес появится, не меньше моего.
— Так вот в чём дело, — сообразил парень и вроде бы успокоился. По крайней мере, больше вопросов не задавал.

Между тем мы вслед за «Опелем», в котором находилась рыжая, свернули с проспекта. «Опель» притормозил возле универсама, работающего круглосуточно, и она скрылась за стеклянными дверями.

— Следы заметает, — охнула Ольга, бросаясь следом. Я поняла: в ней погибает прирождённый сыщик.
— Может, не стоит ей глаза мозолить? — нахмурилась я.
— А если уйдёт? — пританцовывая на месте, волновалась подруга.
— Хорошо, ты иди за ней, а я останусь в машине.

Ольга бегом бросилась в универсам, а я виновато пожала плечами под насмешливым взглядом водителя.

— У меня смена скоро закончится, — заявил он.

Я не поняла, к чему он клонит, и ответила:

— Не думаю, что это долго продлится.

— Я в смысле пойти куда-нибудь... Посидим, выпьем...

— Сегодня вряд ли получится, — вздохнула я. В этот миг в дверях как раз появилась рыжая с пакетом в руках, за ней выскочила Ольга. К моему облегчению, рыжая внимания на нее не обращала и, судя по всему, ничего не опасалась. Впрочем, чего ей опасаться? Едет человек после работы, заскочил в магазин. Самое разумное окликнуть ее, извиниться и объяснить, в чем дело. Виктор — ее парень, следовательно, в ее интересах помочь мне. Все вроде бы логично, но что-то меня от этого шага удерживало. «Поговорить можно и возле ее дома», — утешила я себя.

«Опель» тронулся с места. Ольга, плюхнувшись на сиденье сзади, горячо зашептала:

— Купила бутылку коньяка, икры и мяса по-цыгански.

— Ценные сведения, — хмыкнула я, не желая проявлять ответный энтузиазм, потому что не видела для него повода.

— Соображай, — толкнула меня Ольга, — ясное дело — у нее свидание.

Я пожала плечами.

«Опель», а вслед за ним и мы стал кружить по узким улочкам. Движение здесь оживленным не назовешь, и я начала беспокоиться, как бы на нашу назойливость не обратили внимание. Только я собралась открыть рот, чтобы посоветовать нашему водителю сбавить скорость, как «Опель», мигнув габаритами, остановился. Мы проехали метров сто и свернули в переулок. В заднее стекло мы с Ольгой могли наблюдать, как рыжая выходит из машины и направляется к подъезду. «Опель» развернулся и двинулся в сторону проспекта. Стало ясно: рыжая в конечной точке своего маршрута.

Я расплатилась с водителем, и мы с Ольгой помчались к дому. Конечно, к тому моменту Светлана уже скрылась в подъезде. Так как на двери кодовый замок отсутствовал, мы тоже вошли и прислушались. Тишина.

— Проворонили, — с досадой заметила Ольга. — Гадай теперь, в какой она квартире.

Дом был старый, трехэтажный, с широченной лестницей, голоса наши отдавались в огромном парадном, как в пещере.

— Надо проверить, нет ли еще входа, — насторожилась я. Дверь во двор имела место, но была заколочена.

— Значит, она в доме, — мудро рассудила Ольга. — На лестничной клетке по четыре квартиры. Выходит, всего двенадцать. Ерунда. Прогуляемся...

— Не пойдет, — подумав, решила я, — лучше дождаться кого-то из жильцов и спросить.

— В такое-то время? — скривилась Ольга.

— А по квартирам ходить в такое время лучше? — не сдавалась я.

Ждать мы отправились на улицу, однако уже через час вновь перебрались в подъезд — было ветрено, прохладно да еще дождь пошел. Мы устроились на подоконнике, вяло переговариваясь, а потом и вовсе замолчали.

Наконец дверь подъезда хлопнула, мы встрепенулись и через пару секунд увидели паренька лет семнадцати, он поднимался по лестнице. Заметив нас, он стал с интересом приглядываться, а я, дождавшись, когда он подойдет поближе, спросила:

— Извините, вы не скажете, Светлана в какой квартире живет?

— Какая Светлана? — переспросил он.

— Фамилию мы не знаем. У нее волосы рыжие, она в варьете танцует.

— В варьете? — удивился парень. — У нас танцует только Михалыч, и то по пьяни. И рыжих точно нет.

— Как же так? — влезла Ольга. — Мы точно знаем, что она в этом доме живет.

— А я точно знаю, что у нас рыжих нет. Может, Тамарка перекрасилась, но она не в варьете, а на заводе работает.

— А вы хорошо своих соседей знаете? — не унималась Ольга.

— Я здесь всю жизнь живу, — хмыкнул парень, намереваясь продолжить подъем, но вдруг обернулся. — Если только в пятой квартире, у Тихомировых, — неуверенно добавил он. — Они то ли сдают ее, то ли продали...

— Спасибо, — кивнула я. Парень поднялся на третий этаж, хлопнула дверь, и все стихло.

— Ну что, пойдем в пятую квартиру? — шепнула Ольга. — Ясное дело, что она там.

— Вовсе нет, — возразила я. — Ты ж сказала, она гостей ждет или сама в гости собирается, так вот, может, и зашла.

— Время для гостей не самое подходящее.

— Подождем, — подумав, решила я.

Ожидание очень скоро Ольге надоело, и она вспомнила, что завтра ей с утра пораньше ехать к родителям на дачу, и принялась ныть.

— Или звоним в пятую квартиру, или пошли отсюда. Чего мы здесь высиживаем?

— Иди, — согласилась я, — а я еще немного подожду.

— Чего подождешь?

— Рыжую. Узнаю, живет она здесь или нет.

— И долго ты будешь ждать? Может, она к утру объявится или вообще к вечеру.

Обсуждать это я не стала, устраиваясь поудобнее на подоконнике. Ольга промучилась еще полчаса и заявила:

— У меня уже нет сил сидеть здесь.

— Говорю, поезжай домой.

— Не могу же я тебя оставить?

— Почему не можешь? Зачем вдвоем мучиться?

— Это, конечно... — Она вздохнула, посмотрела жалобно на меня и сказала: — Ну, я пойду тогда?

— Иди.

— Позвонишь?

— Конечно.

— Звони вечером, часов в девять, я уже наверняка с дачи вернусь.

— Хорошо.

Мы простились. Ольга покинула подъезд, а я загрустила, хотя до той минуты считала, что толку от подруги мало, но, оставшись одна, сразу почувствовала себя сиротой.

Ветер крепчал, стекла за моей спиной позвякивали, я сидела, нахохлившись, и вскоре начала клевать носом, а потом вроде бы задремала. Из этого состояния меня вывел шум подъехавшей машины, она остановилась прямо возле подъезда, створка подъездной двери была приоткрыта, и я увидела светящиеся в темноте шашечки такси. В ту же минуту на втором этаже хлопнула дверь. Я сползла с подоконника, сообразив, что мое сидение на нем среди ночи наверняка привлечет к себе внимание. Прижимаясь к стене, я юркнула к входной двери, той, что была заколочена. Здесь царил полумрак, и я надеялась остаться незамеченной.

Сверху послышались шаги, затем женский голос отчетливо произнес: «Черт» — и шаги начали удаляться, а я, гонимая любопытством, на цыпочках поднялась на один пролет. Дверь квартиры номер пять с моего места не увидишь, но я была уверена, что женщина находилась как раз перед этой дверью. В тишине подъезда я отчетливо слышала, как она трижды позвонила: длинный звонок, короткий и опять длинный, похоже на условный сигнал. Дверь открылась, и женщина спросила:

— Зонт есть? Дождь разошелся... — Ей что-то ответили, но я не разобрала, а она сказала с обидой: — Пока сядешь в машину, вся вымокнешь.

Я сочла за благо спуститься вниз и спрятаться. Через минуту вновь раздались шаги, по лестнице сбежала рыжая, что меня, если честно, не удивило. Она вышла на улицу, раскрыла зонт, который едва не вырвал из ее рук порыв ветра, хлопнула дверца машины, а я бегом поднялась на второй этаж.

В то мгновение у меня не было никакого плана, более того, не только плана, но даже мыслей вроде бы не наблюдалось и действовала я не иначе как по наитию. Трижды позвонила, как рыжая две минуты назад, держась сбоку, чтобы хозяин квартиры не мог видеть меня в «глазок». Щелкнул замок, а я с опозданием подумала: «Сейчас дверь откроется, и как я объясню свое появление?»

Дверь в самом деле открылась, и мужской голос ворчливо заметил:

— Чего опять... — Мужчина замолчал на полуслове, потому что увидел меня и вытаращил от удивления глаза. Я их тоже вытаращила и по той же причине, потому что передо мной стоял Виктор собственной, так сказать, персоной. — Ты? — растерянно пробормотал он, машинально отступая, что позволило мне войти в квартиру.

— Я, — так же растерянно отозвалась я. Но чувства быстро вернулись ко мне, чего не могу сказать о Викторе, он силился прийти в себя, однако безуспешно. Разумеется, я этим воспользовалась. Закрыла дверь и, ухватив его за руки, быстро пересчитала пальцы. Их оказалось десять. — Рада видеть тебя в добром здравии, — сказала я без всякого намека на дружеские чувства.

— А что случилось? — отступая еще на шаг, спросил он.

— Это тебя надо спросить, что случилось? Что, черт возьми, происходит?

— Подожди, подожди, — заволновался он. — Откуда ты здесь взялась? Как ты меня нашла?

— Следила за твоей подружкой.

— За моей подружкой? Но откуда ты узнала?

— От тетки.

— Ты была у тетки?

— Точно.

— Зачем?

— Чтобы найти тебя, — начала я терять терпение.

— Чего меня искать? — вытаращил глаза Виктор. — Я без конца звоню на дачу, а еще тебе домой. Чуть не свихнулся от беспокойства. Не знал, что и думать.

— Охотно верю, — согласилась я. — У меня примерно те же чувства. Я тоже беспокоилась. И это еще мягко сказано. Я, между прочим, головой рисковала и все для того, чтобы спасти тебя.

— Спасти? — не поверил он.

— Кончай валять дурака и объясни, что происходит? — рявкнула я.

— Подожди, — вытянул Витя вперед руку, призывая меня к спокойствию. — Давай разберемся... Проходи, чего мы у порога стоим.

— Я могу и возле порога выслушать твои объяснения.

— Да что я должен объяснить? — разозлился он.

— Например: что ты здесь делаешь?

— Прячусь.

— От кого?

— А черт их знает, — пожал Виктор плечами. — Форменные придурки, ей-богу. Если честно, я решил, что это ребятишки Мелеха. Ну, что он их послал по мою душу.

Признаться, тут я малость растерялась, потому что все опять здорово запутывалось.

— Ребятишки Мелеха? — повторила я.

— Ну... Отдубасили меня по полной программе. Видишь, рожа в синяках.

И в самом деле: на его лице виднелись следы недавнего рукоприкладства. Я почувствовала настоятельную потребность присесть, о чем и сообщила Виктору.

— Проходи, устраивайся на диване, — засуетился он, — давай куртку.

Он помог мне раздеться, и мы вместе вошли в комнату.

— Расскажи все по порядку, — попросила я.

— Значит так, — вздохнул он. — Я приехал с дачи домой... Впрочем, это неважно... Позвонил приятелю, он парень крутой, вот я к нему и обратился за советом, заодно справки хотел о Мелехе навести. Он, само собой, посоветовал с ним не связываться. Это я и без него знал, в общем, он меня ничем не порадовал. День прошел впустую. Я решил ехать на дачу и отправился за своей машиной, которая все еще стояла возле универмага. Пришлось разбираться с охраной. От них я и узнал, что машиной очень интересовались двое ребят. Меня это не удивило, но и бодрости, конечно, не прибавило. Стал думать, ехать к тебе или подождать, и решил, что разумнее будет отправиться на такси, а машину поставить в гараж. Гараж у меня возле хлебозавода, только я под мост спустился, вдруг откуда ни возьмись придурки на джипе, меня подрезают, и мне ничего не остается, как тормозить, и тут сзади еще одна тачка пристраивается, прямо как в кино. Ясное дело, добра не жди. Я монтировку прихватил, выхожу... в общем, их четверо, я один, а у одного еще и пистолет и по роже видно, что не шутит. Я давай из себя дурака корчить, мол, что за дела, ребята? А мне по шее, запихнули в джип и куда-то повезли. Не поверишь, глаза завязали. Ехали долго, потом из машины выволокли, а когда повязку сняли, вижу, мы в какой-то хибаре, вроде дом частный, меня к стулу привязали и давай дубасить.

— На камеру снимали? — вздохнула я.

— На камеру? — удивился Виктор. — Не знаю. Никакой камеры я не видел, да и не до этого было. Ребята — форменные психи. Я и так, и эдак, прошу объяснить, в чем дело, а сам уже все понял. Думаю, Мелех, сволочь, тебя ищет и порадовался, что сразу на дачу не поехал. Надавали мне по шее, ничего не объяснив, трое ушли, а один меня сторожить остался. Почти сутки я на этом стуле просидел, только в туалет отпускали, и то напросишься. Правда, больше не били. И вопросов не задавали, что меня удивило. Я-то думал, о тебе спросят. Голова гудит, спина ноет, самочувствие ни к черту, потом заставили меня по телефону звонить на работу и тетке. Тут я вовсе понимать, что происходит, перестал, а они не объясняют.

— Откуда они про тетку узнали?

— Про тетку я сам сказал, — смутился Виктор, — парень велел на работу звонить, говорит, придумай что-нибудь, почему отсутствуешь, ну я и придумал...

— Ясно.

— А мне вот ничего не ясно, — обиделся Виктор. — Слушай дальше. Сутки я привязанный просидел, голодный, избитый, а потом мне повезло: парень, что меня сторожил, ушел в другую комнату спать, а мне удалось развязать веревки. Вот я и смылся по тихой.

— В милицию заявил? — вновь спросила я.

— Нет, — вздохнул Витя.

— Почему?

— Испугался, — неохотно ответил он. — Ясное дело, это психи, а милиция что, охрану даст? Ну я и подумал, лучше немного подождать, отсидеться. А тебе я звонил, и на дачу, и домой, сообщение на автоответчике оставил.

— Не было никакого сообщения.

— Как не было?

Отсутствие сообщения меня не удивило, если уж Павел вел себя в моей квартире по-хозяйски, ему ничего не стоило стереть сообщение.

— Вот сижу здесь. Светка приходит, продукты приносит, — пожал Виктор плечами, покаянно глядя на меня.

— И долго еще сидеть думаешь?

— Не знаю. Вновь встречаться с этими типами желания у меня нет.

— Как они выглядели? — спросила я.

— Парни как парни, здоровые, морды злобные, одного Игорем зовут.

— А за старшего у них мужик лет сорока, среднего роста, волосы русые?

— Такого не помню. Все четверо молодые были.

— Где они тебя держали?

— Дом возле старого кладбища, улица Гастелло, там всего несколько домов, половина нежилых. Я на дачу не поехал, потому что за тебя боялся, — отводя взгляд, вздохнул он, — вдруг выследят. Ты на звонки не отвечала, и я решил, что ты укрылась где-нибудь. Ты ж к подруге собиралась...

— Собиралась, — горестно кивнула я. — Мне твой Максим рассказал, что у тебя не так давно приятель был, на работу заезжал. Как раз лет сорока, среднего роста и волосы русые...

— А... так это мой бывший начальник.

— Зачем заезжал?

— Почему ты спрашиваешь? — удивился Виктор.

— Если спрашиваю, значит, имею интерес.

— О жизни поговорить хотел. Интересовался, не хочу ли я вернуться на прежнее место работы.

— Что за прежнее место? — не унималась я.

Витя долго раздумывал, я его не торопила, он опять вздохнул и ответил:

— В ФСБ я работал. Потом меня уволили.

— За что?

— Под горячую руку. Такое, знаешь ли, бывает. Начальству шею намылят, кто-то ответить за это должен, вот мне и пришлось...

— Скажи, ФСБ может интересоваться Мелехом?

— ФСБ многими интересуется. Наверное, и Мелехом. Я только не пойму, с какой стати тебя-то ФСБ интересует?

— Интересует. Вот скажи, сотрудник ФСБ, хоть и бывший, оказывается в дрянной ситуации, его привязывают к стулу, избивают... Он чудом смог сбежать и что: прячется в чужой квартире, вместо того чтобы идти в милицию. Тебе не кажется это странным? Уж ты-то должен знать, как следует поступать в подобных случаях?

— Мне не кажется, — разозлился он, — потому что точно знаю, толку от этого не будет. А сотрудник я бывший, ты правильно заметила, а бывших у нас не жалуют. Менты в особенности.

— Но раз ты в этой конторе работал, должны же у тебя там остаться друзья, знакомые наконец. Почему бы тебе к ним не обратиться?

— Чего это ты мне допрос устраиваешь? — возмутился Виктор. — Обращаться я ни к кому не буду. Сам не хочу, да и они на радостях мне на шею не кинутся, потому что я теперь вроде зачумленного и от меня лучше держаться подальше. В конце концов, били меня и дело тоже мое: обращаться или в чужой квартире прятаться.

— Сожалею, — вздохнула я, — но теперь уже не твое.

— Не понял, — нахмурился Виктор.

— Сейчас поймешь, — пообещала я и коротко поведала о событиях последних дней.

— Значит, это они Мелеха убили? — пробормотал он, когда я закончила рассказ.

— Похоже на то. И единственная возможность выйти на убийц — сообщить в милицию о том, где тебя держали. Это единственная зацепка.

— Какая, к черту, зацепка, — охладил мой пыл

Виктор, — говорю, там половина домов пустует. Никаких концов не найдешь.

— Ну, попытаться стоит, тем более что других зацепок все равно нет.

— Других нет и эта не зацепка. Ничего их с этим домом не связывает, можешь мне поверить.

— Не могу, — покачала я головой.

— Что не можешь? — растерялся он.

— Поверить.

— В каком это смысле?

— В буквальном. Есть у меня подозрение, что ты меня водишь за нос.

— Я? — удивился Виктор.

— Очень похоже, не ты один. Вот скажи, зачем им тащиться в морг и отрубать у трупа руку, здорово рискуя при этом, когда они запросто могли оттяпать палец у тебя?

— Так ведь я сбежал.

— Извини, не сходится. В морг они наведались раньше, чем ты успел сбежать.

— Возможно, тебя это разочарует, но я очень рад, что они не оттяпали мне палец.

— Я, конечно, тоже рада, да вот не пойму, откуда такое человеколюбие?

— И какие мысли на этот счет?

— Ты знаешь гораздо больше, чем мне рассказываешь.

— Я вообще ничего не знаю и до твоего прихода был уверен: это парни Мелеха, он зол на тебя, а заодно и на меня, раз я решил тебе помочь. А с этим придурком лучше не связываться, сама знаешь.

— Но теперь, когда он умер, бояться нечего.

— Но ты сама говоришь, типы, что его убили... вот черт, что же делать?

— Идти в милицию.

— Сейчас пойдем? — поинтересовался Виктор.
— Можно до утра подождать.
— Я бы вообще не стал торопиться. Если рассказывать, то все, и что тогда получится? Глупая история с заложником и отрубленным пальцем, которого никто в глаза не видел, соучастие в убийстве Мелеха... извини, что я об этом напоминаю. Из больницы ты сбежала, тоже подозрительно. Да тебя менты в гроб вгонят и меня вместе с тобой. Они слышат только то, что им выгодно. Вот и выйдет: находясь в преступном сговоре с убийцами... — начал он и махнул в отчаянии рукой.
— А если там секретная операция ФСБ? — сверля его взглядом, спросила я.
— Тогда еще хуже. Никому соваться в свои дела они не позволят.
— Что же делать? — изрядно подрастеряв уверенность, спросила я.
— А что ты хотела? Квартиру продать и уехать? Так и поступим. Отсидимся, все стихнет, продашь квартиру и уедешь.
— Тебе легко говорить, а как я объясню, почему сбежала из больницы?
— А почему ты сбежала?
— До смерти испугалась блондина и этого... Тумарина.
— Кто такой Тумарин?
— Начальник службы охраны у Мелеха.
— Вот так и скажешь. Пойми ты, не к чему нам в эту кашу лезть. Себе дороже.

В целом, я была с ним согласна, и все же сомнения до конца не оставили меня.
— Я бы все-таки позвонила Юре.
— Какому Юре? А... Ну, позвони. И что ты ему скажешь?

— Скажу, что ты жив. Он ведь тебя ищет.
— Спасибо ему большое.
— Ты, кстати, тетке позвони, успокой.
— Позвоню.
— А еще пусть Юра займется домом возле кладбища.
— Согласен. Пусть займется. А нам лучше здесь отсидеться, хотя бы пару деньков.
— Нам? — не поняла я.
— Конечно. Или у тебя есть убежище получше?
— А твоя девушка?
— Моя девушка — нормальный человек, и когда я ей все объясню... Кстати, она собралась замуж.
— За тебя?
— Нет, нашла какого-то типа с большими бабками. Светка всегда мечтала выйти замуж за мешок с деньгами. И что ты думаешь — повезло.
— Мне трудно понять ваши отношения.
— Чего ж тут понимать. Мы были любовниками, стали друзьями. Не знаю, что тебе наговорила тетушка... Впрочем, представляю, так вот — Светка хороший и надежный человек.
— Хорошо, если так, — пожала я плечами.
— Вот что, Юре позвоним утром, а сейчас давай укладываться. У меня глаза слипаются.
— Я бы сейчас позвонила.
— Звони, но не худо бы проявить человеколюбие и дать ему возможность выспаться. Вряд ли он тебе спасибо скажет за то, что ты разбудила его в такое время. К тому же среди ночи он все равно не побежит на кладбище.

В этом я не сомневалась и, поразмыслив маленько, согласно кивнула. Квартира, в которой мы находились, была однокомнатной, так что нам предстояло ее как-то делить. Решив, что это неудобно, я сказала:

— Вызови такси, я поеду к подруге.

— Да брось ты, — отмахнулся Виктор, — ложись на кровати, а я устроюсь в кухне.

— Я вполне могу... — начала я, но Виктор не стал меня слушать.

— В такое время лучше держаться вместе, — заметил он сурово, подошел к кровати, скатал матрас с постельным бельем и ушел в кухню. Через минуту вернулся, достал из шкафа чистое белье и принялся застилать мне постель. — Полотенце в ванной, — кивнул он мне, и я пошла в ванную.

Когда я вернулась оттуда, Виктор уже перебрался в кухню, крикнул мне:

— Спокойной ночи. — И выключил свет.

Я легла и, как ни странно, уснула почти мгновенно. Однако с первыми лучами солнца проснулась, и меня вновь одолели сомнения. В основном они касались рассказа Виктора. Я мысленно повторила его и не смогла обнаружить причину своего беспокойства, все вроде бы складно, но что-то меня тревожит.

Я крутилась в постели, мучимая разного рода догадками и предположениями, пока не остановилась на одной: если я так легко смогла найти Светлану, то и другим заинтересованным лицам сделать это будет нетрудно, а значит, находясь здесь, мы здорово рискуем. Я вскочила с желанием разбудить Виктора и бежать отсюда без оглядки, но тут появилась другая мысль: после убийства Мелеха меня вроде бы никто не преследовал, если не считать блондина и начальника мелеховской охраны. Лев Кириллович, возможно, все еще желал встретиться со мной, а вот прочей компании я, по большому счету, ни к чему, раз Мелех погиб. Какой прок от меня блондину, к примеру? Но ведь зачем-то он наведался в больницу? Хотел убедиться, что его враг мертв, но точно утверждать такое и я бы не стала. Ладно, допустим, блондин оставил меня в покое (вот было бы здорово), а Павлу я и вовсе без надобности, хотели бы убить — шлепнули вместе с Мелехом. Виктор прав, менты его вряд ли найдут, по крайней мере, сам Павел в этом уверен, не то бы в живых меня не оставил. Следовательно, на сегодняшний день у меня лишь один предполагаемый враг: Лев Кириллович (вдруг он все-таки убежден, что я имею прямое отношение к убийству шефа), ну и еще, конечно, Феликс, с которым вовсе ничего не ясно, оттого очень тревожно. Виктор жив-здоров, значит, мне ничто не мешает вернуться к нормальной жизни, продать квартиру и бежать отсюда.

Вместо того чтобы успокоиться от таких-то вырисовывающихся перспектив, я продолжала волноваться, поднялась с кровати и пошла на кухню, решив выпить воды. Если честно, мне просто хотелось убедиться, что Виктор здесь, в квартире. Дверь предательски скрипнула, с кухни послышался какой-то шум, а я подумала, что идти туда не совсем удобно, Виктор может расценить мое появление по-своему. Поэтому я сменила маршрут и направилась в туалет.

— Полина, — позвал Виктор с кухни.
— Да, — отозвалась я.
— Не спишь? — Через мгновение он появился в дверях в халате, щурясь на свет, и улыбнулся.
— Только что проснулась, — ответила я.
— Уверяю, тебе не о чем беспокоиться, — сказал он. — Об этой квартире никто, кроме Светки, не знает.
— Да я в туалет.

Я щелкнула выключателем, вошла, закрыла за

собой дверь и вновь задумалась. Такое впечатление, что он за мной приглядывает. А может, так оно и есть? Я вышла, вымыла руки в ванной, а Виктор опять позвал:

— Чаю выпить не хочешь?

Я побрела в кухню.

Виктор сидел за столом, электрический чайник был включен, и я пристроилась в уголке на стуле, потом решила, что не худо бы мне надеть джинсы. Я уже начала подниматься, но Витя взял меня за руку и заявил:

— Я тебе говорил, что ты очень красивая?

— Не помню, — ответила я, потому что в самом деле не помнила.

— Ну так вот: ты очень красивая.

— Ага, особенно сейчас, с заспанной физиономией и не расчесанная.

— А еще в этой футболке, — поддакнул он. — Тебе идет.

— Заспанная физиономия?

— Футболка. Можно я тебя поцелую?

— Нет. Я, конечно, не сомневаюсь, что ты сказал правду и со Светой вы друзья, но в настоящий момент я не готова к тому, чтобы в душе моей вспыхнули нежные чувства. А без них целоваться неинтересно.

Он засмеялся и вроде бы совсем не обиделся, что меня порадовало.

— Давай смоемся куда-нибудь? — предложил он. — Например, в Сочи. Бархатный сезон. Наплюем на все неприятности и будем наслаждаться жизнью.

— У меня денег нет.

— У меня есть. Ну так что?

— Заманчивое предложение, — пожала я плечами.

— Тогда поехали. Может, мне повезет, и ты будешь готова к нежным чувствам.

— А если не повезет?

— Тогда просто полежу на солнышке. Договорились?

— Не знаю, — вздохнула я. — Все это время я торчала в городе, потому что за тебя переживала. Теперь выяснилось, что переживала напрасно, и я не знаю, что делать.

— Наплевать на все, — махнул он рукой.

— Наплевать вряд ли получится, — не согласилась я. — Убийство есть убийство, и кому-то придется за него отвечать.

— Ты здесь совершенно ни при чем.

— Не скажи, — вновь не согласилась я.

— Ты... ты считаешь меня виноватым? — со вздохом произнес он, отводя взгляд.

— В чем?

— В том, что это случилось с тобой?

— Нет, конечно. Просто все ужасно запуталось, и меня это беспокоит.

Виктор собрался что-то ответить, но тут в дверь позвонили условным сигналом. Виктор нахмурился и с недоумением посмотрел на меня.

— Светка, — сказал он шепотом. Я нахмурилась, выходит, парень несколько исказил действительность и теперь не знает, куда меня деть: то ли в шкаф запихнуть, то ли выбросить в окно.

— Мне что, спрятаться? — спросила я, не приходя в восторг от этой идеи.

— Зачем? А-а... нет, конечно. Я же тебе все объяснил, просто ей ни к чему приходить. Странно. Неужели что-то случилось?

— Может, ты откроешь дверь и узнаешь...

— Она могла бы позвонить по телефону, — продолжал он думать вслух. В дверь еще раз позвонили. Виктор поднялся и пошел в прихожую, я осталась в кухне. Щелчок открываемой двери, голос Виктора: «Ты чего...» Затем какой-то шум, возня, а вслед за этим знакомый голос: «Не дергайся».

«Ну вот и Павел пожаловал», — с тоской подумала я, косясь на окно. Второй этаж. Выпрыгнуть, конечно, можно, но сотрясение мозга у меня уже есть, прибавим к нему переломанные ноги, и жизнь покажется прекрасной.

В этот момент в кухне возник Игорек и сказал, радостно скалясь:

— Павел, ты посмотри, кто у нас здесь.

Павел посмотрел и вроде бы тоже обрадовался.

— Счастье мое, — пропел он, — как ты себя чувствуешь?

— Уже не очень, — отозвалась я, — до вашего появления было лучше.

— Выглядишь божественно. Как твоя головка, не болит?

— Болит. И кошмары мучают.

— Ничего, пройдет, — заверил он и повернулся к Игорю: — Давай их всех в комнату.

Я поднялась, не дожидаясь особого приглашения, и пошла за ними. В прихожей с понурым видом стоял Виктор под присмотром Артема, а также Светлана, испуганная и несчастная, она жалась к стене, сцепив на груди руки. Артем легонько ее подтолкнул, и она, ойкнув, побрела в комнату. Виктор вошел следом. Мы втроем устроились на постели, Павел в кресле, а Игорь с Артемом заняли позиции возле двери и окна, как будто кто-то всерьез хотел прыгнуть со второго этажа.

— Ну вот, все в сборе, — удовлетворенно сказал Павел. Он сверлил нас взглядом, а я терялась в догадках. Первый и основной вопрос: на кой черт мы ему? Если он Мелеха убил, ему бы сидеть и носа не высовывать, ну, и радоваться, конечно, тоже, если есть с чего. И тут меня озарило: а если Мелеха убил кто-то другой? Ох, мама моя, сейчас начнется, кому я сказала да на кого я работаю... Сотрясение мозга за счастье покажется.

— Я все сделала, как вы велели, — опережая события, заявила я. — Если что-то вышло не так, я не виновата.

— Слышишь, что она говорит? — кивнул Игорьку Павел. Тот подошел, схватил меня за руки, а я взвизгнула, так как ничего хорошего не ждала.

— Ты ментам настучала? — зарычал он. Я отчаянно затрясла головой.

— Нет.

— Ах нет? Сейчас трахну тебя прямо здесь при всем честном народе...

— Настучала, — зажмурившись, кивнула я.

А Игорь вдруг засмеялся:

— Ну и что, помогли они тебе?

— Нет.

— Вот видишь? Впредь слушай, что тебе умные дяди говорят.

— Хорошо.

— Чего? — усмехнулся он.

— Буду слушать, — с готовностью кивнула я.

— Павел, она поумнела.

— Сомневаюсь, — весело ответил тот, хлопнул себя ладонью по колену и продолжил: — Значит, так, дети мои. Сейчас мы все вместе едем в одно спокойное и приятное место. Подчеркиваю: приятное. Но ваше существование может измениться в худшую сторону, если вы продолжите свои фокусы. Вам придется некоторое время провести под охраной, а потом вы отправитесь по домам. Всем все понятно? — Мы недружно кивнули. — Отлично. Значит, спокойно выходим, садимся в машину, и никаких резких движений.

— Можно мне одеться? — спросила я.

— Ты мне и так нравишься.

— В приятном месте я должна ходить в футболке? — проявила я интерес.

— Не все ли равно? — пожал он плечами.

— Все равно только на кладбище, — ответила я.

— Хорошо, оденься, — согласился он. Я схватила свои вещи и направилась в ванную. Игорек пошел за мной.

— Куда я денусь? — возмутилась я.

— Кто тебя знает? — Он привалился к двери, наблюдая за моими действиями.

— Слушай, — перешла я на жалобное бормотание, — нас убьют, да?

Он закатил глаза и вздохнул:

— Ты что, глухая? Пару дней посидите взаперти. И все.

— Вы из ФСБ? Это какая-то секретная операция?

Парня при этих словах заметно перекосило.

— Павел, — возвысил он голос, — послушай, что она болтает.

Павел вошел и хмуро кивнул.

— Что?

— Спрашивает, не из ФСБ ли мы?

— Оттуда, — развеселился он, и оба дружно заржали.

— И чего смешного? — разозлилась я. — Ответили бы по-человечески, так ведь нет — надо непременно поиздеваться. Если не ФСБ, значит, бандиты, а если бандиты, значит, все вы врете и нас не отпустите.

— Почему это? — удивился Павел.

— Потому что в ваших действиях отсутствует логика.

— Вона как, — присвистнул он. — Ты подумай, — обратился он к Игорьку, — она нас еще учить будет. Оделась? Потопали.

— Да не бойся ты, — подмигнул мне Игорь, выглядел он при этом совершенно искренним. Либо все криминальные сериалы сплошная липа, либо сам черт не разберет, что здесь происходит.

Пока мы общались в ванной, Виктор тоже успел переодеться, и мы гуськом покинули квартиру. Первым шел Артем, за ним Виктор с рыжей, потом я с Павлом и замыкал шествие Игорек. Мы вышли на улицу, возле подъезда стоял минивэн, кажется, «Форд», номера я видеть не могла. Игорь сел за руль, а мы устроились в просторной кабине, причем мне досталось самое неудобное место, а неудобно оно было тем, что Павел закрывал от меня лобовое стекло, а окна по соседству были зашторены. Я прострадала всю дорогу, пытаясь понять: куда нас везут. Вытягивать шею я не рискнула, потому что Павел на это непременно бы обратил внимание, а делая вид, что ничем особо не интересуешься, разглядеть пейзаж как следует было невозможно.

Поездка длилась не меньше получаса, наконец минивэн затормозил, Игорь распахнул дверь, а Павел сказал:

— Ну вот мы и на месте.

Мы выбрались из машины, и я с некоторым удивлением обнаружила себя в симпатичном дворике с клумбой в центре. Впереди двухэтажный дом из красного кирпича с белыми ставнями, которые в настоящий момент были закрыты. Несмотря на это обстоятельство, место вполне можно было назвать приятным.

Мы топтались возле крыльца, ожидая команды войти в дом. Игорь открыл дверь своим ключом, мы поднялись по ступенькам, оказались в холле и принялись оглядываться. Игорь запер дверь и кивнул нам на коридор, который из холла уходил в глубину дома.

— Ваши комнаты там, — сказал он, а мы переглянулись.

— Идемте, — подал голос Артем, который вообще не особенно любил разговаривать. Я отправилась за ним и оказалась в небольшой комнате. Здесь стоял диван, кресло, журнальный стол и телевизор в углу. Под потолком горела лампочка, потому что окна были закрыты ставнями, жалюзи тоже были опущены. — Нравится? — спросил Артем, чем, признаться, меня насторожил, я хмуро покосилась на него и ответила:

— Нет.

Он вроде бы удивился, пожал плечами и заметил:

— Остальные не лучше.

— И долго мне здесь сидеть? — осмелела я.

— Нет, — ответил он и удалился, оставив дверь приоткрытой. Я тут же выглянула в коридор. Светлана и Виктор как раз входили в свои комнаты, одна была рядом с моей, другая напротив. Через полминуты они также выглядывали из-за дверей.

— Ну что ж, господа, — обратился к нам Павел, не спеша вышагивая по коридору, — должен вас предупредить: сбежать отсюда невозможно. На окнах, дверях и прочих местах, которые можно использовать для побега, сигнализация. Но дело даже не в этом. Если вы начнете создавать ненужные нам сложности, от вас придется избавиться. Я ясно выражаюсь?

— Конечно, — громче всех ответила я.

— Счастье мое, тебя это особенно касается, — перевел на меня взгляд Павел. — Ты и так доставила нам массу беспокойства.

— Извините, — буркнула я.

— Так вот, распорядок дня такой: утром завтрак, днем обед, вечером ужин. Остальное время свободное. У каждого в комнате телевизор, так что вы должны согласиться, мы искренне заботимся о вас. В холодильнике продукты, шеф-повар в штате не предусмотрен, но так как среди нас две дамы, с голоду мы, надеюсь, не умрем. Общаться, ходить друг к другу в гости можете сколько угодно. У меня все. Спасибо за внимание.

— А на улицу выйти можно? — спросила я. — Прогуляться?

— К сожалению, нет. Это небольшое неудобство, за которое я приношу свои извинения. — Театрально раскланявшись, Павел направился дальше по коридору, и два его товарища с ним. Мы проводили их взглядом и беспомощно переглянулись.

— Что будем делать? — хрипло спросила Светлана. Впервые за все время я услышала ее голос.

— Я бы чего-нибудь съел, — виновато заметил Виктор. — Где здесь кухня?

— Давайте поищем, — предложила Светлана.

Кухня оказалась большой и какой-то необжитой (впрочем, как и весь дом), будто сюда наспех свезли вещи, расставили по местам и забыли о них. Скорее всего, так на самом деле и было.

Я пристроилась на подоконнике, Виктор сразу

же направился к холодильнику, а Светлана включила чайник.

— Тебя как зовут? — обратилась она ко мне.
— Полина.
— А я Света. Из-за всех этих ужасов мы даже познакомиться не успели.

Хоть она и сказала «ужасы», но выглядела спокойной, как видно, поверила словам Павла, а может, решила, что лучше поверить. Верь не верь, ничего от этого не изменится, так зачем же волновать себя понапрасну. Светлана оказалась очень деятельной женщиной. К данному утверждению я пришла, понаблюдав, как деловито она принялась обживать кухню, причем не забыв задействовать и нас: Виктор чистил картошку, а я мыла помидоры, работа шла полным ходом. Через пару часов, когда был приготовлен царский обед, из глубин дома на запах подтянулись Игорек с Артемом, и мы мило, по-домашнему устроились за столом.

Если честно, у меня все это не укладывалось в голове. Уж если схватили тебя и держат взаперти, то все должно быть правильно: каземат какой-нибудь или, на худой конец, подвал, кормить пленников обязаны водой и черным хлебом. А тут что получается? Сидят люди за столом, анекдоты рассказывают, Игорек мне подмигивает да еще спрашивает:

— Тебе салат положить?
— Положить, — кивнула я, приходя к выводу, что это ни на что не похоже. Но ведь должно быть объяснение? Ох, как мне хотелось его найти.

После обеда я занялась посудой, а Артем, расставив на подносе тарелки со всякой снедью, понес их куда-то на второй этаж. Так как Павел за столом отсутствовал, я решила, что это ему. Игорек тоже удалился, и мы вновь остались втроем.

— Вроде все нормально, — нерешительно заметила Света, глядя на нас. — Конечно, как-то на работе объясняться придется... но что же делать, хорошо хоть голова на плечах. Когда они ко мне в квартиру заявились, я, признаться, едва от страха не умерла. Павел этот грозил, что ноги переломает, если не скажу, где ты. Я пробовала поотнекиваться, но стало ясно, они не шутят. Павел обещал, что ничего плохого тебе не сделает, не то я бы ни в жизнь их не привела. — В это она и сама не очень верила, но лично я ее прекрасно понимала, памятуя свои недавние приключения. Как, в самом деле, прикажете поступить, если тебе обещают переломать ноги?

— Может, все обойдется, — вздохнул Виктор, косясь на меня. — Конечно, здесь не санаторий, но могло быть и хуже.

— Интересно, что они затевают? — спросила я, обращаясь в основном к Виктору, по всему выходило, что Света о происходящем знает еще меньше, чем я.

— Что я могу думать? — возмутился Виктор. — Ни черта не понимаю. Но для чего-то они держат нас здесь...

— По мне, лишь бы не убили и не покалечили, — заметила Света, — а остальное меня не касается.

Я была согласна с ее точкой зрения, но ничего поделать со своим любопытством не могла, все-таки очень хотелось понять, что за дела творятся здесь.

Выпив чая, мы еще немного поговорили и вскоре разбрелись по комнатам. Не успела я устроиться на диване, как в дверь постучали и появился Виктор.

— Смотришь телевизор? — спросил он.

— Пытаюсь. Здесь всего три программы, и по всем какая-то чепуха.

— Надеюсь, это продлится недолго, — заметил он, садясь в кресло. Я бы предпочла, чтобы он убрался восвояси, но сказать ему об этом было бы невежливо. — А этот Игорь, он на тебя глаз положил, — помолчав немного, изрек Виктор.

— Ты думаешь? — спросила я, ожидая продолжения: вдруг у него созрел какой-то план.

— Он смотрит на тебя очень выразительно. И Павлу ты, по-моему, тоже нравишься.

— Ничего такого я не заметила.

— Не скажи... И я их, между прочим, прекрасно понимаю. Ты все еще злишься на меня? За то, что все так вышло?

— Ты зачем пришел? — выключив телевизор, спросила я. Он пожал плечами.

— Чувствую себя... паршиво, — с трудом нашел он нужное слово.

— Неудивительно. Я так же себя чувствую.

— Втравил тебя в такую историю...

— Это еще посмотреть, кто кого втравил. Светку твою жалко, она вообще ни за что пострадала.

— Светка не пропадет...

— Жаль, что я послушала тебя и не позвонила Юре. Был бы шанс выбраться из передряги.

— Ерунда. Ничем бы нам твой Юра не помог.

— Теперь-то точно никто не поможет...

— Будем надеяться, что эти придурки нас действительно отпустят.

Я только покачала головой. Происходящее для меня было по-прежнему лишено всякой логики.

— Пожалуй, сосну после обеда, — зевнув, заявила я.

— Я ухожу, — поднялся Виктор и добавил: — Извини.

Он ушел, и я честно попыталась уснуть. В доме царила такая тишина, что трудно было поверить, что я здесь не одна. Если никто не запрещал мне ходить по дому, почему бы не осмотреть его? Я скользнула к двери, приоткрыла ее и выглянула в коридор. Ни души. Вышла, сделала несколько шагов, тут же дверь напротив распахнулась, и я увидела Свету.

— Ты куда? — шепотом спросила она.
— В туалет, — ответила я.
— Так он в другой стороне. — Она вышла из комнаты, приблизилась и прошептала мне на ухо: — Думаешь, отсюда можно удрать?

Я пожала плечами.

— Я с тобой, — заявила она, — глупо сидеть и ждать...

Договорить она не успела, распахнулась дверь комнаты Виктора, и он предстал перед нами.

— Что происходит? — спросил он тихо.
— Ничего, — ответила я, — просто я пошла в туалет.
— Они предупреждали, что сбежать отсюда невозможно и насчет последствий тоже. Давайте думать друг о друге, а не только о себе.
— Ты ведешь себя, как последний трус, — зашипела Света.
— Я? Просто стараюсь проявлять благоразумие.
— Да будет вам, — вмешалась я. — Стоит человеку отправиться в туалет...
— Идем, — кивнула она и отважно зашагала первой.
— Черт, — пробормотал Виктор, но последовал за нами.

Мы прошли вдоль коридора, миновали кухню, обследовали холл и, конечно, взглянули на входную дверь. Виктора она очень заинтересовала.

— Дохлый номер, — огорченно заметил он. — Видите эту штуковину с огоньком?

— Вижу, — нахмурилась я.

— Открыть дверь не удастся, а если ты к ней прикоснешься, такой вой поднимется...

— Не собираюсь я к ней прикасаться, — заверила я, — просто любопытно взглянуть.

— Вкручивай... Ты хочешь удрать, а нам тут расхлебывай.

— Слушать тебя тошно, — проворчала Света, обращаясь к Виктору.

Делать в холле было нечего, и я повернула назад, прошла коридор до самого конца и оказалась перед лестницей на второй этаж. Так как никто до сих пор не обратил внимания на нашу экскурсию, я решила ее продолжить и поднялась по лестнице, Света и Виктор с опаской последовали за мной.

Планировка второго этажа отличалась от планировки первого. Коридор отсутствовал, зато было большое полукруглое помещение, из которого вели двери, в центре этого помещения перед телевизором сидел парень с жутким шрамом на физиономии, а рядом с его креслом стоял автомат. Заслышав шаги, парень повернулся и спросил:

— Чего тебе?

— Просто хотела осмотреть дом, — испугалась я.

— Осматривай внизу, а сюда не суйся.

Я поспешно спустилась вниз, Виктор со Светой сделали это чуть раньше.

— Там что-то есть, — шепнула я.

— Разумеется, и нам туда лучше не соваться. Не понимаю, зачем нарываться на неприятности? —

возмутился Виктор, а я удивилась, как нелегкая занесла его в ФСБ. Может, его оттуда за трусость уволили?

— Давайте здесь все как следует осмотрим, — шепнула Света. — Ведь он сказал, что внизу мы можем ходить сколько угодно.

— Сказал, — согласилась я. — И это нелогично.

— Почему?

— Сбежать со второго этажа должно быть труднее.

— Никуда мы не сбежим, — гнул свое Виктор, — здесь везде датчики.

Я решила согласиться со Светой и осмотреть первый этаж. Три наших комнаты меня не заинтересовали, холл я уже осмотрела, далее шли кухня, туалет, огромная ванная и еще одна дверь, запертая на ключ. Я подергала ее, разумеется, без всякого толка. На этом экскурсию можно было и закончить. Виктор постоял немного, привалившись к стене, и, махнув рукой, скрылся в своей комнате.

— Если б можно было отвлечь парня наверху, — мечтательно пробормотала я. Светлана сразу же ухватилась за эту идею.

— Зачем?

— Могли бы взглянуть, что там.

— А если он сообразит... давай попробуем. Я отвлеку, а ты...

Честно говоря, я сразу же пожалела о своем предложении, но отступать было некуда. Я заняла позицию под лестницей и стала ждать, что будет дальше. Через минуту раздался жуткий грохот, а потом отчаянный визг. Визжала, конечно, Светка. Затем раздались торопливые шаги, по лестнице быстро спускался парень со шрамом, между прочим, с автоматом в руках.

— В чем дело? — рявкнул он.

Витька появился из комнаты и, вытаращив глаза, наблюдал, как я бегом поднимаюсь по лестнице.

— Мышь, — визжала с кухни Светка, — выскочила мне прямо под ноги.

К тому моменту я была уже на втором этаже и только тогда поняла, какого дурака сваляла. Парня со шрамом я раньше никогда не видела, выходит, кроме Павла и моих друзей, Игорька и Темы, здесь есть еще люди. Очень возможно, что я сейчас столкнусь с ними нос к носу. «За каким чертом меня сюда понесло?» — в отчаянии подумала я, и тут раздались шаги на лестнице, парень возвращался. Пожалуй, не стоит попадаться ему под горячую руку. Не раздумывая, я дернулась в ближайшую дверь, и она легко подалась. Я осторожно прикрыла ее за собой и только тогда огляделась. Средней величины комната, с окном, сбоку еще одна дверь. Я подошла и прислушалась. Ни звука. Подумала и взялась за ручку. Дверь была не заперта. Я выглянула в широкий коридор. Следовало признать, дом был спланирован довольно замысловато. На всякий случай надо запомнить расположение.

Я вышла в коридор. Где-то совсем рядом работал телевизор. Коридор вел на лестницу, слева от нее виднелась дверь, звук шел именно оттуда. Справа от лестницы еще дверь, она одна была открыта, так что со своего места я отлично видела, что это ванная комната, но все-таки заглянула в нее и обратила внимание еще на две двери, теперь уже в ванной. План расположения помещений стал мне более-менее ясен. У двух комнат общая ванная, а из нее выход в коридор. Итак, четыре комнаты, две ванные. «Ну и что? — мысленно скривилась я. — Стоило из-за этого сюда тащиться». Я приблизилась к лестнице и посмотрела вниз. Если я не могу воспользоваться той лестницей, может, повезет с этой? Я начала быстро спускаться и через несколько секунд оказалась в небольшой прихожей. Одна дверь, вне всякого сомнения, вела на улицу, но была снабжена такой же коробочкой, как и центральная, и огонек тоже горел. Я потопталась рядом, но открывать ее все-таки не рискнула. Еще одна дверь была заперта на задвижку и открылась легко. В щель я отлично видела коридор первого этажа и дверь кухни. Я осторожно выбралась в коридор, закрыла дверь, стараясь все проделать бесшумно, и уже гораздо спокойнее направилась к кухне.

— О господи, — ахнула Света, — как ты смогла вернуться?

— Парень ушел в туалет, а я спустилась, — ответила я, устраиваясь за столом.

— Что там наверху? — нетерпеливо спросил Виктор.

— Четыре комнаты. Ничего интересного.

— Если ничего интересного, тогда что он там сторожит? — нахмурился Виктор.

— Не знаю. Я была только в одной комнате, а их четыре. Теперь твоя очередь идти на разведку.

Предложение его совершенно не вдохновило.

— Между прочим, парень здорово разозлился, — заметил он. — Может, завяжем с этой партизанщиной?

Я пожала плечами и вскоре убралась в свою комнату. Ближе к вечеру Света приготовила ужин, и мы съели его в обществе Артема и парня со шрамом, который представиться не пожелал. Артем взял поднос и отправился с ним наверх. Значит, там Павел или еще один охранник. Но ни Игоря, ни Павла я в тот вечер не видела, впрочем, это вовсе не значило, что их нет в доме. Вернувшись в комнату, я включила телевизор, подумывая, а не лечь ли мне спать, однако уже через пятнадцать минут натянула джинсы, носки и, оставив телевизор включенным, выбралась в коридор.

Из Светкиной комнаты доносились голоса — ее и Виктора. Я заскользила по паркету, не особо прячась и почти не рассчитывая на удачу, достигла нужной двери и убедилась, что она не заперта. Я оказалась в прихожей черного хода. Проклятая коробка была на месте и лампочка мигала, да я всерьез и не ждала, что смогу удрать, меня интересовал второй этаж. Я быстро поднялась по лестнице и заглянула в ближайшую дверь. Так и есть, ванная. Огромная, выложенная мраморной плиткой. Я оглядывалась, стоя как раз посередине, когда услышала свист. Кто-то за дверью слева лениво насвистывал популярный мотивчик. Не знаю почему, но сердце у меня вдруг забилось так, точно я находилась на пороге какого-то открытия.

Мало что соображая, я бросилась к двери, открыла ее и увидела Мелеха. Он лежал на кровати, закинув руки за голову, разглядывал потолок и свистел. Повернул голову, посмотрел на меня и без всякого выражения заявил:

— Привет.

— Ты... — пробормотала я, не в силах справиться с эмоциями, они были бурными, но весьма противоречивыми: и удивление, и обида, что этот гад лежит себе как ни в чем не бывало и, конечно, радость. Он жив, следовательно, ни о каком убийстве и речи нет, а это значит, я не соучастница убийства... Было, правда, еще кое-что, но на этом чувстве я останавливаться не хочу.

— Разумеется я, — ответил он и отвернулся. Я закрыла за собой дверь и приблизилась к кровати.

— Что ты здесь делаешь? — спросила я возмущенно. Да и было от чего разозлиться: сначала один мученик оказывается на редкость здоровым, теперь покойник лежит себе и насвистывает, а мне даже вспоминать тошно, как я мучилась, переживала. И все напрасно? Мелех взглянул на меня, хмыкнул и насмешливо ответил:

— Это ты у своего Павла спроси.

— У моего? Ах да... ты же думаешь... Объясни мне, пожалуйста, ты здесь в каком статусе?

— Я здесь на курорте. Отдыхаю. В сопровождении автоматчиков.

— Значит, тебя не убили, а похитили?

— Соображаешь, — опять хмыкнул он.

— А зачем?

— Пока не сказали.

— А ты не догадываешься?

— Мне это на фиг не надо. Понадобится, скажут.

— А удрать отсюда ты не пробовал? — нахмурилась я.

— Пробовал, конечно. Но это дохлый номер.

— Почему?

— Потому. Еще вопросы есть?

— Конечно, — кивнула я, но для того, чтобы их задать, неплохо было бы собраться с мыслями.

— Знаешь что, — заявил Мелех, приподнимаясь, — катись-ка ты отсюда со своими вопросами.

— Почему? — растерялась я. — Мы же в одинаково скверном положении и должны...

— Дружить, — подсказал он.

— Ну, в общем, да...

— Ты меня со своим Павлом заманила в ловушку, хотела шлепнуть, а теперь, когда твой дружок сам решил с тобой разделаться, ты надумала дружить со мной?

— Почему разделаться? — испугалась я. — Он что, так сказал?

— Возможно, сказал тебе. Мне он ничего не говорил, но ты сама только что заявила, что мы в одинаковом положении.

— Конечно... Послушай, я все объясню. Павел вовсе не мой...

— Убирайся, — фыркнул Мелех и даже повернулся ко мне спиной.

— Да послушай ты меня, — попросила я возмущенно.

— Мне не интересно, что ты скажешь. Знаешь, кто ты?

— Знаю, то есть представляю, что ты обо мне думаешь, но все не так. Честно.

Я обежала кровать, чтобы видеть его лицо, но он перевернулся на другой бок, и я, разумеется, увидела его спину. Некоторое время мы развлекались таким образом: я бегала, а он переворачивался, — пока я, наконец, не села на постель в его ногах и едва не заорала:

— Выслушай меня!

— Не хочу, — упрямился он, однако лег на спину, скрестил руки на груди и уставился на меня.

— Коля, — начала я, а он презрительно засмеялся:

— Надо же, Коля. Прибавь еще «дорогой», а лучше «любимый». Что, кинул тебя твой Павел? И правильно. Я бы тоже кинул. Если баба спокойно заманивает человека в ловушку, чтоб его убили...

— Заткнись, — прошипела я.

— Не нравится? Прикидывалась влюбленной...

— Врешь. — Я схватила подушку и запустила ею

в голову Мелеху. — Я не прикидывалась, то есть... все было не так.

— А как? — рявкнул он, отшвырнул подушку, легко приподнялся, схватил меня за руку, и через мгновение я уже лежала на спине, а Мелех навалился сверху. — Ну что, дорогая? Как там насчет любви? — И самым наглым образом стал расстегивать мои джинсы.

— Ты что, спятил? — ахнула я, поражаясь чужой подлости.

— Нет. Я тут который день без бабы, а в такое время и ты сгодишься.

— Ах ты, мерзавец! — возвысила я голос.

— Прежде чем орать, подумай, — остудил он мой пыл, — на твои крики прибежит парень с автоматом. Мне что, я лежу там, где мне и положено, а вот ты... Опять же, если твой Павел тебя кинул, почему бы этому парню самому не воспользоваться ситуацией? Так что давай, ори.

— Вот сволочь, — в сердцах сказала я и попробовала вырваться. Через пару минут стало ясно, что дело это бесперспективное, мне с Мелехом не справиться, либо орать, либо... И я заорала. Правда, Мелех успел заткнуть мне рот, но парень все равно не мог не услышать и не заинтересоваться.

Где-то хлопнула дверь, Мелех сполз с меня, схватил пульт и включил телевизор.

— Быстро в ванную, — сказал он тихо. — Да шевелись ты, дура, ведь пристрелят.

Я вскочила с кровати, схватила джинсы, которые он успел с меня стащить, и бросилась в ванную. Мелех за мной. Я-то, конечно, рвалась к двери, но он схватил меня за руку и потащил в душевую.

— Не успеешь, — шепнул он тревожно, включил

душ, и меня тут же окатило водой. Мелех по-армейски разделся и теперь тоже стоял под душем, а от двери мужской голос громко позвал:

— Николай Петрович!
— Да, — ответил он. — В чем дело?
— Мне послышалось, кто-то крикнул.
— Это телевизор.
— Что?
— Телевизор.

Парень, должно быть, вошел в ванную, потому что голос его звучал совсем рядом.

— Вы в душе? — спросил он.
— Да.
— Я на всякий случай проверю...

Чего он там собрался проверять, я не поняла, но перепугалась до смерти и, видимо в беспамятстве, вцепилась в Мелеха, когда он обнял меня, стоя под хлещущими струями воды. Если честно, поначалу я решила, что он таким образом загораживает меня от охранника, уже по одному этому можно судить, что с головой у меня наметились проблемы. Он взял из моих рук джинсы, которые я все еще держала, и бросил на пол.

— Давай я помогу тебе снять футболку, — шепнул он.
— Зачем? — все-таки насторожилась я.
— Она мокрая.

Конечно, так оно и было, но... Додумать я не успела, он уже стаскивал ее, и я, как ни странно, покорно подняла руки. Если б на голову мне лилась холодная вода, это, возможно, привело бы меня в чувство и я до всего этого безобразия себя бы не допустила, но вода была приятно горячей, Мелех был нагишом, и я, к сожалению, тоже, кругом были враги, и вообще... Каюсь, когда мерзавец меня целовал, это было почти приятно, то есть я хочу сказать... короче, я вела себя как последняя дура, однако здравый смысл не совсем покинул меня, потому что, когда Мелех от жарких поцелуев перешел к решительным действиям, я заявила:

— Он ушел. — И довольно резко отстранилась.
— Не уверен, — заявил он.
— Тем хуже.

Если б я не была в тот момент красной, как рак, то непременно бы покраснела. Стараясь смотреть куда угодно, только не на своего врага, я подхватила одежду и, отойдя ближе к двери, натянула футболку. Мелех тоже оделся, но, в отличие от меня, его одежда была сухой, а я стояла и тряслась, как мокрая курица, то ли от страха, то ли по какой другой причине, судить не берусь, потому что все в голове у меня перемешалось.

Мне хотелось побыстрее сбежать отсюда, но меня поджидал сюрприз: дверь в коридор оказалась заперта.

— Заперто, — испуганно шепнула я.
— Конечно, — отозвался Мелех, подходя сзади. — Зачем-то он сюда заходил.
— Что же делать?
— Ждать. Повесь свою одежду на сушилку для полотенец. Я сейчас принесу халат. И не паникуй.

Паниковать я не могла. Я вообще ничего не могла, дождалась, когда Мелех принесет халат, стоя к нему спиной, переоделась и развесила свои вещи.

— Идем, — позвал он, взял меня за руку, и мы вернулись в комнату. На всякий случай я проверила дверь — заперта. Впрочем, через нее все равно не выйдешь, раз там охранник.

— Можно попытаться пройти через смежную комнату, — озарило меня.

— Не выйдет. Дверь закрыта. Я проверял.
— Сейчас проверял?
— Нет. Но правила здесь неизменны.
— Ведь меня непременно хватятся, — испугалась я, опускаясь на кровать. Мелех пожал плечами:
— Что-нибудь придумаем.
— Думай быстрее, — не выдержала я.
— С какой стати мне особенно суетиться, — сразу же посуровел он. — Это твои проблемы, и я, по понятным причинам, добрых чувств к тебе испытывать не обязан.
— Почему? — все еще плохо соображая, спросила я.
— Потому что я сижу взаперти благодаря тебе. То, что и ты здесь сидишь, только справедливо.
— Я же пыталась объяснить... Все не так, как ты думаешь. Да, я нарочно пригласила тебя на дачу, но я не хотела, чтобы тебя убили.
— Серьезно? — хмыкнул он.
— Конечно. Я искала возможность сообщить о готовящемся убийстве в милицию.
— Но не нашла?
— Что? А-а... нашла, но Юрка не доложил своему начальству...
— Вон оно что...
— Нечего делать такое лицо, я говорю правду.
— Не сомневаюсь.
— Да, правду, — возвысила я голос, забыв, что мы находимся в стане врага. — Я была уверена, что на даче нас ждет милиция и они всех разом схватят. И Павла этого, и блондина.
— Блондин — это тот, что порезал тебе шею?
— Ну, конечно.
— И он знал, что меня собираются шлепнуть?
— Разумеется, раз я ему об этом рассказала.

— Отлично, ты все разболтала блондину, какому-то Юре, но ничего не сказала мне. Хотя чего бы проще?

— Я не могла. У них был Виктор. Они предупредили, что покалечат его и даже прислали мне его палец. Правда, потом оказалось, что это не его палец, они раздобыли кисть руки в морге.

— Дорогая, — пристально глядя на меня, заметил Мелех, — как ты себя чувствуешь?

— Неважно. Надеюсь, тебя это утешит. Я пытаюсь все рассказать, но ты не слушаешь.

— Хорошо. Говори. — Мелех сложил руки на груди, поудобнее устроившись на постели, а я стала рассказывать. На это ушло время. Одно радовало: этот гад больше меня не перебивал, и произошедшее я изложила довольно подробно и вполне связно. — Выходит, Тумарин сомневается в моей кончине? — задумчиво произнес Мелех, когда я завершила свое повествование.

— Лев Кириллович? — отозвалась я. — Не знаю. У меня создалось впечатление, что ему хотелось бы взглянуть на твой труп. Ой, извини.

— Ничего, — усмехнулся Мелех. — Значит, не верит...

— Надеюсь. Потому что, пока у него есть сомнения, он будет искать тебя и если нам повезет, то найдет.

— Ну, это если повезет, — вздохнул Николай.

— Чего они от тебя хотят? — перешла я на шепот, косясь на дверь.

— Денег, — вроде бы удивился Мелех.

— Много?

— Миллион.

— И у тебя есть такие деньги?

— Откуда? Ресторан, конечно, чего-то стоит, но миллион баксов за него никто не даст.

— Баксов? — охнула я. — Так вот что ты называешь деньгами... И что будет, если ты не найдешь денег?

— Обещали снять с меня шкуру.

— О господи. И ты говоришь об этом так спокойно?

— На самом деле я здорово волнуюсь, но тут, как говорится, ничего не поделаешь.

— Мы могли бы сбежать.

— Это вряд ли. Дом отлично охраняется. Сунься в дверь — и останешься без рук, а то и без головы.

— Дом что, заминирован? — вытаращила я глаза, вспомнив фильм, который недавно смотрела по телевизору.

— Сверху донизу, — осчастливил меня Мелех.

— Но не можем же мы сидеть и ждать...

— Тихо, — приложив палец к губам, шепнул он, я замерла, прислушиваясь, но ничего достойного внимания разобрать не смогла. — Смена караула, — пояснил Мелех. — А этот Виктор, он что, твой приятель? — без перехода спросил он.

— Я же рассказывала.

— Об этом нет.

— Мы познакомились, и он решил мне помочь...

— И ты поехала к нему на дачу. Ты с ним спала?

— С какой стати?

— Значит, не спала? Впрочем, время еще есть.

— Какое время, для чего?

— Это я так. Он тебе нравится?

— Виктор? Нет, — подумав, ответила я. — Он трусоват. Довольно странно для бывшего фээсбэшника. Я думала, туда набирают людей отчаянных.

— Он работал в ФСБ?

— Да. Но потом его уволили.
— Ясно.
— Что тебе ясно?
— Ясно, что уволили. Про ФСБ он тебе сам рассказал?
— Нет, я узнала случайно. К тому же я подозревала, что Павел тоже из ФСБ. Незадолго до того, как все это началось, к Виктору заходил тип, бывший коллега, и его описание вполне бы подошло Павлу.
— Чего же проще, спроси об этом у Виктора.
— Я спрашивала, он сказал, что это не Павел, а кто-то другой. Правда, если честно, я теперь не особенно ему доверяю. Он вполне мог соврать. Но если у тебя требуют деньги, то это, конечно, не ФСБ.
— Конечно, — серьезно кивнул Мелех. — С какой стати ФСБ вообще интересоваться мной? — удивился он.
— Не придуривайся. Думаю, миллион Павел с тебя не просто так требует. Мне сказали, что ты занимаешься торговлей оружием.
— Кто сказал? — вытаращил глаза Мелех.
— Неважно. Как видишь, мне многое известно. Так что ты лучше бы не дурил и все рассказал как есть. Тогда мы могли бы попытаться справиться с ситуацией.
— Ни о каком оружии я сроду не слышал, — возмутился Мелех, — а ситуация простая: эти придурки решили, что у меня есть деньги, а ресторан миллиона не стоит. Разубедить их в обратном я не могу, значит, они меня шлепнут, как только поймут, что денег у меня нет.
— Сколько им потребуется на это времени? — кусая губы, спросила я. Происходящее мне очень

не нравилось. Если Мелеха убьют, то и нас, по понятным причинам, в живых не оставят.

— Откуда мне знать?
— Но ведь они чего-то ждут, верно?
— Это ты у них спроси.
— Кошмар какой-то, — вздохнула я устало. — У меня от всех этих мыслей голова болит.
— Это с непривычки, — заметил Мелех, а я, заподозрив подвох, спросила:
— Да?
— Да. Ложись и отдохни немного.
— Как я могу отдыхать, когда...
— Тебе все равно сейчас отсюда не выбраться, вот и отдыхай.

С подозрением глядя на него, я завернулась в одеяло и попробовала думать о чем-то приятном. Этому сильно препятствовал тот факт, что Мелех лежал по соседству. Мое бедственное положение его, судя по всему, совершенно не волновало. Впрочем, чему ж тут удивляться? Одно хорошо: меня до сих пор не хватились, в доме все тихо... Как же мне отсюда выбраться?

Я продолжала ломать голову, прислушиваясь к звукам, доносившимся с первого этажа (впрочем, ничего оттуда не доносилось), Мелех смотрел телевизор. Потом я уснула. Должно быть, сказались волнения этого дня.

Снилось мне что-то приятное, так что и просыпаться не хотелось, но сон неожиданно испарился, да так, что даже внятного воспоминания о нем не осталось. Я открыла глаза, успев подумать, что вокруг подозрительно тихо, и обнаружила Мелеха — он лежал рядом, опершись на локоть, и разглядывал меня.

— Ты чего? — испугалась я.

— Ничего, — покачал он головой и поцеловал меня.

«О господи», — мысленно простонала я, дав себе слово, что сейчас же завою, как сирена, и плевать мне на последствия, но тут в дверь постучали, затем она приоткрылась и в проеме возник Павел. Челюсть у него при виде представшей его очам картины слегка отпала. Мелех, между тем, оторвался от меня, хмуро взглянул на нежданного гостя, а тот, должно быть в растерянности, пробормотал:

— Извините. — И поспешно закрыл дверь.

Я тут же вскочила и заметалась по комнате в чужом халате, не зная, что делать: то ли ожидать здесь решения своей участи, то ли ускорить события и выйти из комнаты самой.

— Что ты мельтешишь? — без всякого намека на любезность спросил Мелех.

— Он же меня видел, — зашипела я и шарахнулась от двери.

— Ну и что?

— Если здесь есть охранник, значит, Павел не хотел, чтобы я знала о том, что ты находишься на втором этаже, а я теперь знаю...

— И ему придется это пережить, — равнодушно кивнул Николай. Меня, признаться, такое поведение возмутило. Впрочем, это не с него шкуру спустят за то, что он сюда пробрался, с него, конечно, тоже, но по другой причине. — Павел! — неожиданно позвал Мелех. Дверь почти сразу же распахнулась, из чего я сделала вывод, что Павел если и отошел от двери, то не более как на пару шагов. — Если уж мы встретились, — развалившись на постели с томным видом, сказал Николай Петрович, — может, не стоит устраивать представление? Мне осточертел телевизор, и я бы не возражал против компании.

— Разумеется, — косясь на меня, ответил Павел. — Полина Владимировна, должен заметить, вы чрезвычайно... подвижная девушка, — с трудом нашел он нужное слово.

— Что мне теперь делать? — хмуро спросила я.

— Продолжайте развлекать нашего дорогого гостя.

— Еще чего. Я хочу в свою комнату.

— Неужели? Отчего ж вам тогда в ней не сиделось?

— Вы стали говорить мне «вы», — заметила я. — Это что, перед самым концом?

— Моим или вашим? Я начинаю испытывать беспокойство, может, не стоило мне знакомиться с вами?

— Если вы еще помните, знакомство было всецело вашей идеей.

— К сожалению.

Затянув потуже пояс халата, я с гордо поднятой головой покинула комнату. Охранник взглянул на меня с ухмылкой, но я не стала принимать ее близко к сердцу.

Внизу на кухне Виктор со Светланой пили чай.

— На втором этаже они прячут Мелеха, — сообщила я.

— Серьезно? — ахнул Виктор. — Значит, он жив?

— И совершенно здоров. Сами можете убедиться, — добавила я, потому что в этот момент Николай Петрович лично появился на кухне в сопровождении Павла.

— Ну вот, все в сборе, — с лицемерной улыбкой заявил Павел. — Знакомить вас ни к чему, основные действующие лица друг друга знают, некоторые даже слишком близко.

— Вы на что намекаете? — возмутилась я. — Между прочим, это была ваша идея соблазнить Николая Петровича. Так что нечего теперь делать такие глаза.

— Не помню, чтобы я просил вас соблазнять его здесь. Но уж коли все так вышло...

— Что вышло? — нахмурился Виктор. Перевел взгляд на меня и спросил с намеком на отчаяние: — Ты его соблазнила?

— Вовсе нет. Просто я...

— Перепутала комнаты, — подсказал Мелех, и я согласно кивнула. Мелех препротивно усмехнулся и обратился к Виктору: — А ты, надо полагать, тот самый парень?

— В каком смысле? — насторожился Виктор, отступая на шаг.

— Это на твоей даче меня должны были убить?

— Хочу заметить, я здесь совершенно ни при чем. Меня схватили, избили... А теперь я здесь, и никто даже не потрудился объяснить...

— Они требуют у него денег, — вмешалась я, хотя меня никто и не спрашивал. Павел сурово насупился, а Мелех пожал плечами, точно извиняясь. Вообще, на несчастную жертву он не походил, скорее наоборот — в его присутствии Павел чувствовал себя явно неуютно. Тут я вспомнила о сумме, которую он надеялся получить, и некоторая несуразность в их поведении стала мне более-менее понятна. Светлана все это время пребывала в состоянии прострации и вдруг счастливо охнула:

— Коленька, ты жив.?..

Я собралась удивиться, но вспомнила, что раз

она работает в ресторане Мелеха, то с хозяином просто обязана быть знакома.

— Пока да, — флегматично ответил он, и мы продолжили чаепитие в расширенной компании. Разговор не клеился, Павел вертел свою чашку и неодобрительно косился на всех, а у меня просто не было сил молчать и я заявила:

— Они хотят миллион.

Светка оказалась сообразительнее меня.

— Долларов? — Огляделась испуганно и добавила: — Да где ж взять такие деньги?

Павел презрительно хмыкнул, а Николай Петрович вновь пожал плечами.

— Объясни им, — зашептала Света, — они ведь должны понять... И почему нас здесь держат? За меня точно миллион никто не даст.

— Это уж несомненно, — съязвил Виктор.

— За тебя, кстати, тоже, — съязвила она. — «Сфинкс», конечно, классный ресторан, но он не может стоить таких денег.

Тут я подумала, что неразумно разочаровывать Павла, вдруг он, осерчав за свою ошибку, решит отыграться на нас. Неизвестно, куда это может завести.

— Возможно, у Николая Петровича есть сбережения. К примеру, он продал... — Договорить я не успела, Мелех схватил меня за шиворот и больно ткнул лбом в стол, так что я заорала, правда, скорее с перепугу.

— Извините, — ласково улыбнулся он, — Полина Владимировна не так давно побывала у меня в гостях. Часа три я слушал ее, не переставая, так что это нервное.

Я зло покосилась на него и собралась достойно ответить, но что-то меня остановило, возможно, взгляд, которым сопровождались его слова. Черт знает, что следует говорить, а что нет. Поди разберись в этом гадючнике.

— Да идите вы к черту, — проворчала я и удалилась с кухни.

В комнате по-прежнему работал телевизор, но я не обращала на него внимания. Меня переполняли мысли. В основном невеселые. Я ворочалась с боку на бок и думала, думала, пока голова не разболелась, что и неудивительно: голову с сотрясением мозга стоило поберечь и не давать ей такую непосильную нагрузку.

Между тем вечер сменила ночь, в доме стояла гробовая тишина, а я пошла в кухню выпить воды. Не успела открыть кран, как в дверном проеме мелькнула чья-то тень, я прижалась к стене, осторожно выглянула и увидела Светку — она пробиралась по коридору с видом заправского разведчика, замерла перед моей дверью, прислушиваясь. Я собралась ее окликнуть, но она заспешила к лестнице, поднялась по ней, а я припустилась следом. Парень с автоматом отсутствовал, холл наверху был совершенно пуст, Светка направилась к комнате Мелеха, постучала в дверь, сказала:

— Коля, это я. — И вошла.

Либо после моего ухода они успели подружиться, либо дружить начали гораздо раньше. И тут я вспомнила рассказ Виктора. Он говорил, что Светка собралась замуж за богатого человека. Выходит, богатый человек и есть Мелех? А что, она у него работает, знакомство переросло в сердечную дружбу, а там и до загса два шага. Мне бы угомониться и идти спать, но чужое коварство меня неожиданно возмутило: долго эти гады будут водить меня за нос своими тайнами, нет чтобы рассказать все как есть.

В основном почему-то меня злил Мелех: вот сволочь, у него здесь, можно сказать, невеста, а он нагло приставал ко мне.

Я направилась к его двери с намерением высказать наболевшее, конечно, не в том смысле, что он приставал, а в том, что раз мы в беде, стоило бы быть друг с другом откровеннее. До двери оставалось не более трех шагов, когда мое внимание привлек мужской голос. Доносился он из-за двери, соседней с мелеховской, и принадлежал, вне всякого сомнения, Виктору.

— Какого черта мне здесь сидеть? — не очень любезно выговаривал он кому-то, что меня, признаться, удивило. Витька не казался мне храбрым парнем, и теперь стало интересно: с кем это он так разговаривает?

— Какая разница, где сидеть? — флегматично отозвался Павел.

— Для меня есть разница.

«Нет, судя по голосу, он явно не боится».

— Если бы не твой идиотизм... — вроде бы начал злиться Павел. — Зачем ты позвонил Светке? Да еще сказал, где прячешься.

— Подумаешь...

— Идиот. У нас не должно быть осечек. Мы обязаны предусмотреть все, иначе все наши труды пойдут насмарку.

— Ты просто помешался на дурацкой конспирации.

— Не такая уж она дурацкая. Ты бы лучше девкой занялся, неизвестно, что у нее на уме. А Светке скажи, чтоб она присмотрела за Мелехом. Я ему не очень-то доверяю.

— Светку учить не надо. А девкой займись сам,

если считаешь нужным. От нее одни неприятности, и тебе это хорошо известно.

— Я ж не предлагаю тебе ее трахнуть, — вроде бы обиделся Павел, — но раз вы большие друзья...

— Иди ты к черту. Она вовсе не такая дура, как кажется, и думаю, о многом догадывается.

— Вот и узнай о чем. Мне не нужны осложнения.

Я слабо охнула и скатилась с лестницы, потрясенная людским коварством.

«Это что же выходит? — бегая по комнате в крайнем волнении, думала я. — Витька никакой не пленник. Он с самого начала заодно с ними. Ну, конечно, не будь я такой идиоткой, давно бы догадалась... Мы встретились у Мелеха в баре и вряд ли случайно... Да мне его нарочно подсунули. Боже, — отчаянно простонала я, злясь на свою глупость. — Ладно, теперь уж ничего не поделаешь». Так, что у нас получается? Эти типы задумали получить с Мелеха деньги, устроили похищение, выдав его за убийство... Зачем? Затем чтобы после получения денег, избавиться от Мелеха. Тогда и труп появится. Боюсь, даже не один. Витька и Светка с Павлом в сговоре, и, когда я притащилась к нему на квартиру, он просто позвонил Павлу, они явились и разыграли этот спектакль. А Светка понадобилась для того, чтобы придать их появлению у Витьки необходимую достоверность, а еще чтобы следить здесь за Мелехом. Выходит, в этом гадючнике у меня только один союзник и это, как ни странно, мой старый враг. Было отчего впасть в отчаяние, потому что ему-то я, по понятным причинам, верить была просто не в состоянии.

Вдоволь набегавшись по комнате, я все-таки решила предупредить Николая о том, что здесь жулик на жулике, и с этой целью отправилась к нему, начисто забыв, что одна дама сделала это несколько раньше. Оттого, постучав и распахнув дверь, я застала картину, которая прозрачно намекала на крайнюю близость их отношений.

— Черт... — в досаде на свою бестолковость пробормотала я, и Мелех, увидев меня в дверях, эхом повторил:

— Черт... — и поторопился откатиться от Светки, а та стыдливо прикрылась простыней. — Стучать надо, — заметил Мелех со вздохом.

— Я стучала, — пояснила я, вместо того чтобы убраться восвояси.

— Извини, не слышал.

— Вы продолжайте, я уже ухожу, — сказала я, отступая к двери, и только тогда поняла, что сморозила.

— Спасибо, — без намека на иронию ответил он.

— Я просто... я случайно... — облизнув губы, начала Светка.

«Нет у человека совести, уж хоть бы помолчала, раз попалась».

— Нечего мне мозги пудрить, — сурово ответила я. — Между прочим, ее послали за тобой приглядывать. Она со своим Витькой в сговоре с Павлом. Я собственными ушами слышала...

— Спятила? Ты что плетешь? — разозлилась Светка, да так, что даже стесняться перестала, отбросила простыню, вскочила и пошла на меня, уперев руки в бока.

— Жулики вы — и ты, и он, — не унималась я. — В такую историю меня втравили.

— Я втравила? — сверкая глазами, заорала Светка и нацелилась когтями мне в лицо. Этого я стерпеть не могла и рявкнула:

— Негодяйка!

Она попыталась вцепиться мне в волосы, я вывернулась, и... стыдно сказать, началась драка. В оправдание могу заявить: такого со мной не случалось с раннего школьного возраста. Одно хорошо — Светка тоже особо тренированной не была, так что мы в основном шумели, а не дрались. Мелех попытался разнять нас, одновременно он натягивал штаны и больше мешал, я и его лягнула за компанию. Он охнул и ненадолго сосредоточился на штанах. Я схватила подушку, Светка накинулась на меня сзади, я не удержалась на ногах и вместе с врагиней сползла на пол. Тут что-то негромко стукнуло, и на ковре в нескольких сантиметрах от своей руки я увидела пистолет. До того момента он, скорее всего, лежал под подушкой и вот свалился. В пылу сражения Светка не обратила на него внимания, я торопливо прикрыла оружие упавшей подушкой, совершенно охладев к драке. Светка, конечно, непременно бы воспользовалась этим, но к ней подскочил Мелех и оттащил ее в сторону. Она вопила и силилась вырваться, а я сидела на полу дура дурой и пыталась прийти в себя от очередного людского коварства. Еще пять минут назад я была уверена, что мы с Мелехом союзники. И что теперь? У этого гада пистолет под подушкой. Как такое может быть, раз он пленник? Тут и прочие несуразности мне весьма кстати припомнились: и его подозрительное поведение перед покушением, и то, что здесь вел он себя, прямо скажем, необычно для заключенного, и то, что дверь, ведущая на заднюю лестницу, запиралась изнутри, следовательно, Мелех вполне мог ею воспользоваться. Чего ж тогда сторожить его с автоматом? Охранник был нужен для того, чтобы я не могла обследовать второй этаж, то есть обнаружить все того же Мелеха. Заодно стало ясно, как они смогли вычислить Юрку: когда я заявилась к Мелеху домой, мою сумку проверили и наверняка нашли его визитку. В этом доме лишь один пленник — я, а вся эта свора заодно и нагло пудрит мне мозги.

Открытие буквально потрясло меня. Я продолжала сидеть на полу в крайней задумчивости. Между тем события развивались. В комнате появился Павел и, обнаружив нас в несколько необычном виде, резонно спросил:

— Что происходит?

— Дамы поссорились, — пожал Мелех плечами.

— Черт, Николай, где у тебя мозги? — рявкнул Павел, наконец сообразив, в чем тут дело. И это явилось последней каплей, теперь я окончательно уверилась в правильности своих догадок. «Николай» да еще тон, которым все это было сказано... Возмущению моему не было предела — все последние дни меня колотили, преследовали, грозились убить, а все потому, что Мелех что-то там задумал. Да меня едва не убили...

В общем, я здорово разозлилась, а в таком состоянии человек на многое способен... Я схватила пистолет, все еще прикрытый подушкой, поднялась, а потом вытянула руку с этим самым пистолетом. Мелех первым обратил на него внимание. Николая Петровича заметно перекосило, и он даже попытался что-то сказать, но я ничего слушать не желала. Нажала на какую-то штуку (движение вышло нервным, действовала я в беспамятстве), раздался сухой щелчок, а присутствующие вдруг заволновались, из чего я сделала вывод, что хоть и в беспамятстве, но действую правильно.

— Эй, припадочная, — насторожилась Светка, — положь пушку.

— Ага, — усмехнулась я, — очень умная.

— Ты ж стрелять не умеешь, — влез Мелех.

— Тебя-то точно пристрелю за милую душу, — осчастливила его я.

— А меня за что? — возмутился он.

— За то, что сволочь. Все это лажа чистой воды. И убийство. И похищение. Вы тут все из одной команды и мне надоели. Я хочу вас покинуть.

— И как ты думаешь это провернуть? — удивился Павел моей бестолковости.

— Возьму заложника.

— Свежая идея, — кивнул Мелех, знать не зная, кому выпадет эта роль. Я приблизилась к нему, ткнула стволом в бок и сказала:

— Пошли. Если кто-нибудь из этих гадов дернется, убью. Ты знаешь, сколько добрых чувств накопилось у меня за семь лет.

— Он не заряжен, — ласково сообщил Мелех, глядя мне в глаза.

— Да? Сейчас проверим. — И я нажала на курок, пистолет у меня в руках дернулся, а Мелех заорал, хватаясь руками за свое брюхо.

— Ты что, сдурела? Черт бы тебя побрал... вот идиотка.

— А не фига врать! — рявкнула я. — Не заряжен... Если не заряжен, чего тогда вопишь?

— Да ты чуть меня не убила.

— У нас все еще впереди, — заверила я. Между тем Павел и Светка стояли, выпучив глаза, а в комнате появились Артем и парень со шрамом. Сначала они выглядели встревоженными, потом обалдевшими. — Оружие на пол! — скомандовала я, а Светка пискнула:

— Дорогой, тебе очень больно?

— Да заткнись ты, — отозвался Мелех. Парни аккуратно положили оружие на пол и отошли в сторону, как я приказала.

— Кто еще в доме? — спросила я. Все неуверенно переглянулись, и Светка ответила:

— Витька.

Тут и Витьку принесло. Он заглянул в комнату, с удивлением начал:

— Что у вас... — И точно поперхнулся.

— Оружие есть? — задала я ему вопрос.

— Да ты что, Полина, — ахнул он, — ты что задумала?

— Хочу выбраться из этого осиного гнезда, только и всего. Мелех, давай к двери, а вы все к окну и только дернетесь, я его пристрелю. Ей-богу...

— А я не пойду, — заявил Мелех, все еще держась за свое брюхо. — Я кровью истекаю. Видишь? — Он разжал руки, и я в самом деле увидела кровь и почувствовала настоятельную потребность упасть в обморок. Но вместо этого вдруг здорово разозлилась, потому что Мелех продолжил болтовню: — Ты человека убила... почти.

— Тебя убили неделю назад, и Витька, кстати, без вести пропавший. И если я вас всех перестреляю, человечеству от этого только польза. Ты идешь? — кивнула я Мелеху.

— Нет, — нагло ответил он и завалился на постель. — Умру с комфортом.

— Хорошо, — не стала я возражать и кивнула Павлу: — Тогда со мной идешь ты.

— Куда? — нахмурился он.

— Немедленно выведи меня из дома.

— И что дальше?

— Дальше не твое дело.

Он немного замешкался, а я пальнула. На этот раз пострадала люстра, но впечатление я все равно произвела. Граждане притихли, а Павел шагнул к двери.

— Убил бы я тебя, — сказал он зло, вышел из комнаты, и я за ним.

— Ключи есть? — спросила я.

— От чего?

— От этой двери. Запри их там.

Он весьма неохотно выполнил приказ, и мы спустились друг за другом по лестнице.

— Полина, — заговорил он, когда до входной двери осталось несколько шагов, — не валяй дурака. Тебе осталось пробыть здесь всего два дня. А потом мы тебя отпустим. Честное слово.

— Если хочешь, чтобы я поверила, объясни, что вы задумали.

— Хорошо, — согласился он. — Давай вернемся в гостиную, и я все расскажу.

Тон, которым это было сказано, очень мне не понравился. Ясное дело, парень пудрит мне мозги, я посуровела и приказала:

— Открывай дверь.

— Полина...

— Последний раз говорю...

Он нажал кнопку, что-то щелкнуло, огонек в коробочке на двери потух, а я уставилась на Павла.

— Открыто, — кивнул он на дверь, но я усомнилась и предложила:

— Выходи первым.

— Пожалуйста, — вроде бы обиделся он, распахнул дверь, и мы вышли на крыльцо.

Ночь была темной, но над крыльцом горел фонарь. Я увидела, что впереди виднеется калитка.

— Вперед, — продолжила я командовать.

Мы подошли к калитке, и он ее открыл. До свободы оставалось два шага, и я их сделала, потом резко захлопнула калитку, угодив Павлу по носу.

— Ой, — взвыл он, а я вежливо извинилась и побежала вдоль улицы, понятия не имея, куда бегу, потому что фонарей не было, и оставалось лишь догадываться, где я.

Однако продолжалось это недолго. Ночная прохлада подействовала на меня благотворно, и я начала соображать. Наверняка Павел и компания пустятся в погоню и, конечно, смогут меня поймать, раз я не ориентируюсь на местности. Я замерла и огляделась. Улица как улица, похоже на пригород. Тишина как в могиле, милиции в помине нет, и это несмотря на выстрелы.

Я шмыгнула в первый попавшийся переулок, потому что торчать посреди улицы представлялось мне опасным. Надо добраться до города, то есть до Ольгиной квартиры. Для этого как минимум необходимо знать, где я сейчас нахожусь. Если за мной будет погоня (а как же без нее), разумнее где-то укрыться до утра, потому что, бестолково слоняясь в темноте, у меня есть шанс попасть к ним в лапы.

Похвалив себя за способность рассуждать здраво, я направилась вдоль чужого забора и вскоре обнаружила в нем калитку. Просунула руку и нащупала щеколду, она легко открылась — и я проникла на чужую территорию. Как раз в этот момент улицу осветили фары машины и огромный джип проехал в нескольких метрах от моего убежища. Судя по звуку, в противоположную сторону удалялось еще одно транспортное средство. Я присела в траву, очень надеясь, что у хозяев сада, в котором я сейчас нахожусь, отсутствует четвероногий друг.

Вскоре вновь стало тихо, ни лая собак, ни звука

машин, ничего, что бы намекало на погоню. Одно никуда не годилось: было холодно. Поначалу я не обращала на это внимания, уж очень была возбуждена, потом начала ежиться, а затем клацать зубами. Прошло совсем немного времени, и стало ясно: если я еще немного посижу здесь, все проблемы решатся сами собой, потому что я попросту замерзну. Я почувствовала себя Красной Шапочкой, заблудившейся в дремучем лесу.

Я вскочила, растирая плечи и очень сожалея, что, убегая, не прихватила с собой куртку. Надо было на что-то решаться, и я решилась покинуть сад. Тут выяснилось, что, пытаясь согреться посредством трения, я куда-то подевала пистолет, то есть он должен лежать на земле, но сколько я ни ползала, сколько ни шарила руками, все безтолку, он точно сквозь землю провалился. В отчаянии я едва не заревела. Либо придется остаться здесь до утра с перспективой замерзнуть, либо бросить пистолет к чертовой матери. Разум подсказывал: надо остаться, пистолет — вещь опасная, а ну как угодит в преступные руки, но холод гнал прочь. Неизвестно, чем бы все это кончилось, но тут я неожиданно споткнулась, упала и приложилась физиономией к чему-то холодному, что и оказалось пистолетом, а он взял да и выстрелил, уж не знаю как. Я вскочила, с опаской подняла его с земли и, держа руку чуть в сторону, направилась к калитке. Надо было бежать отсюда без оглядки. Но беспокоилась я совершенно напрасно. Сонную тишину улицы и после выстрела ничто не нарушило — ни тебе криков граждан, ни милицейских сирен. Чудеса да и только.

Сунув пистолет в карман, я переулком выбралась на соседнюю улицу и обнаружила следующее: во-первых, фонарь, при свете которого я смогла прочитать название улицы на фасаде ближайшего ко мне дома, во-вторых, автобусную остановку. Название улицы мне, к сожалению, ни о чем не сказало, и автобусом я не могла воспользоваться, вряд ли они ходят ночью, да и опасно... Минут пять я размышляла, куда идти — налево или направо. В конце концов пошла направо и оказалась права. Впереди возник мост, сооружение своеобразное и хорошо мне знакомое. Значит, я в самом деле в пригороде, миную мост, а дальше уже проще.

К сожалению, проще не стало, стоило мне приблизиться к мосту, как я заметила здоровущий джип. Ясное дело, раз в город есть одна дорога через этот самый мост, Павел не стал носиться по улицам, а тихо-мирно поджидает меня здесь. «Что же делать-то?» — огорченно подумала я. Другой дороги в город нет, по крайней мере, я о ней не знаю, вплавь реку не преодолеть, время года не подходящее.

Размышляя об этом, я удалилась под тень деревьев, беспокоясь, что враги меня заметят. Положение казалось мне безвыходным. Можно, конечно, идти вдоль берега и попытаться отыскать лодку, но я как-то не очень верила, что мне повезет. Есть надежда, что при свете солнца Павел не рискнет вести себя особо нахально. Однако до утра надо дожить, опять же двигать по городу днем в банном халате с чужого плеча затруднительно, не обратив при этом на себя внимания.

Я тряслась от холода и уговаривала себя придумать что-нибудь стоящее. Тут вдалеке сверкнули фары, а потом начали стремительно приближаться. Если бы я могла остановить машину... то есть если бы водитель захотел остановиться, у меня был бы шанс попасть в город. Остановить машину, завидев среди ночи в глухом месте девицу в халате, мог только полный псих. Но против психа в настоящий момент я не возражала, раз у меня в кармане пистолет и я почти что умею им пользоваться. Словом, я отважно вышла на дорогу и махнула рукой, подумав, что так стремительно ко мне приближаются ребята Павла. У них могла быть не одна машина и даже не две, а я как последняя дура сама лезу в ловушку. Я хотела броситься в кусты, однако поняла, что уже поздно. Если это люди Павла, они меня непременно поймают, загнав к реке. Оставалось надеяться на везение. Между тем джип, то ли черный, то ли темно-фиолетовый, проследовал мимо, и я, признаться, порадовалась: страхи мои были напрасны. Потом мне стало обидно — машина была моей единственной надеждой перебраться на тот берег.

Тут джип резко затормозил и сдал назад, а я уже не знала: то ли мне радоваться, то ли бежать сломя голову. Задняя дверь распахнулась, и мужской голос поинтересовался:

— Тебя что, из дома выгнали?

— Хуже, — ответила я, — сама сбежала. На ту сторону отвезете?

— Садись.

Душа моя ликовала, что все так хорошо и складно получилось, я устроилась на заднем сиденье, хлопнула дверью, джип тронулся с места, а я повернула голову и глухо простонала: в опасной близости от меня сидел начальник мелеховской охраны Тумарин Лев Кириллович.

— О нет, — пробормотала я, но было, конечно, поздно.

Мы как раз выезжали к мосту. Лев Кириллович положил могучую руку мне на плечо и сказал:

— Здравствуй, красавица, давно не виделись.

— Да я не скучала, — со вздохом отозвалась я.

— А я с ног сбился, все тебя искал.
— Зачем?
— Вопросы кое-какие накопились.
— Опять? Вы ж со мной дважды беседовали, и все мало?
— Ты зачем из больницы сбежала?
— Испугалась.
— Чего?
— Блондина. Он ночью явился, а у меня аллергия на лезвия.
— Какой блондин, какое лезвие? — нахмурился Лев Кириллович.
— Блондина зовут Феликс, больше я о нем ничего не знаю, а лезвие его — любимая игрушка. Сунет его в рот и жует, страшная гадость.
— Постой, — насторожился Лев Кириллович, — а он откуда взялся? Ах ты черт...
— Черт не черт, а взялся. И встреч с ним я не ищу, потому и сбежала.
— Так это Феликс убил Мелеха?
— Хватит дурака-то валять, — обиделась я. — Никто вашего Мелеха не убивал, и вам об этом хорошо известно.
— Что? — вытаращил глаза Лев Кириллович, а я поразилась людскому лицемерию, вопил он вполне искренне и, казалось, был действительно потрясен.
— Как вы мне осточертели со своими прибамбасами, — пожаловалась я. Тут Лев Кириллович торопливо и даже нервно огляделся и вновь полез с вопросами.
— Ты откуда в таком виде?
— Пришлось спешно покидать один негостеприимный дом.
— Что за дом? Да отвечай ты путем.
— Тогда как следует спрашивайте.

— Где ты была, то есть куда сбежала из больницы?

— Сбежала я домой, потом нашла Витьку. Но он из компании вашего Мелеха и прямиком отправил меня к нему.

— К кому? — явно туго соображая, спросил Лев Кириллович.

— Вы меня с ума сведете. К Мелеху, конечно.

— К Мелеху? Да что за черт... Он что — жив?

— А то вы не знаете. Конечно, жив. А его дружки сидели в джипе, возле моста. Может, обратили внимание, когда мы мимо ехали?

Водитель, парень лет тридцати, и Лев Кириллович растерянно переглянулись, а я, кивнув, констатировала очевидное:

— Не обратили.

— Подожди, подожди... Мелех точно жив, и ты его видела?

— Охота вам, в самом деле, дурачиться? Точно дети малые. Я же в курсе, вы у него начальник охраны и просто обязаны знать, где тот тип, который вам деньги платит. А вы мне мозги пудрили: из милиции мы... Нет у людей совести. Просто противно.

Лев Кириллович ненадолго примолк, глядя на меня с душевным волнением, потом сказал водителю:

— Олег, давай к Денису. Да поторопись ты...

Парень прибавил газа, и джип стрелой полетел по ночному городу. Лев Кириллович продолжал сидеть истуканом, а я зло на него косилась. Конечно, вновь оказаться в плену было хуже некуда, но особо я не боялась, автогеном меня не разрежут, потому что не за что, раз их любимый Мелех жив-здоров. «Ой, — вспомнила я с испугом, — я же ему бок прострелила». И опять начала смотреть на жизнь с тоской и отчаянием.

Между тем Лев Кириллович вроде бы пришел в себя, достал сотовый и торопливо набрал номер.

— Денис, — заговорил он в заметном волнении, — у меня тут девчонка Мелеха, та самая, что из больницы сбежала. Она утверждает, что он жив.

— Был жив, — поспешно поправила я, — может, уже помер. Откуда мне знать?

Льву Кирилловичу отвечали довольно эмоционально, но слов я не разобрала. Он сказал «хорошо» и отключился, после чего вновь пристал к шоферу:

— Олег, что ты плетешься.

Я откинулась на спинку сиденья, сложила на груди руки и закрыла глаза. Мне не нравился этот мир. По крайней мере, в ту ночь точно не нравился.

Минут через десять глаза пришлось открыть. Мы тормозили возле какого-то дома, в предутреннем тумане разглядеть его было трудно, да я и не стремилась. Скрипнула кованая калитка, тип в костюме и при галстуке вышел нас встречать. И это в такое время. Кругом форменные психи.

— Выходи, — сказал Лев Кириллович, и я, конечно, вышла.

По дорожке, подсвеченной фонариками, мы подошли к крыльцу, дверь была гостеприимно открыта. Мы миновали холл и оказались в гостиной. Лев Кириллович нервно вертелся у окна, я плюхнулась в кресло, шофер маячил в районе двери, а парень в костюме куда-то удалился. Тут послышались шаги, и в гостиную вошел мужчина лет тридцати пяти довольно примечательной внешности. Ростом он был с меня, то есть чуть выше среднего, туловище длинное, а вот ноги короткие. Голову его украшала шевелюра, которую он в настоящий момент пытался пригладить. Темные, густые и жесткие, как проволока, волосы упорно торчали в разные стороны.

Одет господин был в пижаму и шелковый стеганый халат. Он не очень-то походил на свой портрет в газете, но я его узнала: передо мной друг и предполагаемый партнер по бизнесу господина Мелеха Скуратов Денис Алексеевич.

— Здравствуйте, — сказала я, решив быть любезной.

— Что за черт? — спросил парень, замирая в нескольких шагах от меня. Я нахмурилась, мгновенно раздумав быть вежливой.

— Это она, — подходя к креслу, где я сидела, возвестил Лев Кириллович.

— И она утверждает, что Мелех жив?

— Да.

— Детка, — обратился ко мне Денис, — ты понимаешь, что дело серьезное? Если ты вздумала шутить с нами...

— На фига мне это? — удивилась я.

— У нее ведь что-то с мозгами было, — приглядываясь ко мне, заметил Денис. — Может, того, прогрессирует?

— Если вам надо, чтоб я помалкивала о Мелехе, — взяла я быка за рога, — пожалуйста, буду молчать. Только отпустите домой. Меня от всех этих приключений уже тошнит. Я завтра же смоюсь из города, — пообещала я, нащупывая в кармане халата паспорт. После больницы, наученная горьким опытом, я с ним не расставалась, в другом кармане лежал пистолет, и, судя по всему, никому до этого просто не было дела. — А вы продолжайте здесь вовсю веселиться, — закончила я.

— Что она говорит? — спросил Денис Льва Кирилловича, должно быть, плохо соображая в столь ранний час.

— Если вы хотите, чтобы я помалкивала о том,

что Мелех жив, — повторила я, — пожалуйста. Я даже могу сказать, что он умер. Мне все равно.

— Так он жив? — пробормотал Денис с некоторой опаской. Я посмотрела на одного, на другого и даже на третьего, на водителя, что стоял возле двери, и со вздохом поинтересовалась:

— Что я должна ответить?

— Правду, — рявкнул Денис, да так, что я подпрыгнула.

— Ой, мама моя, зачем так нервничать? Правду, так правду. Конечно, жив, а то вы не знаете? Сами небось все это придумали.

— Что придумали? — несколько тише задал вопрос Денис.

— Дурацкое покушение.

— Почему дурацкое?

— А какое же тогда, если Мелеха никто и не думал убивать.

— Так в него стреляли или нет?

— Конечно, стреляли. Но он жив и здоров. Значит, покушение — чистой воды липа. И мне голову совсем заморочили, а у меня сотрясение.

— У нее правда сотрясение, — вступился за меня Лев Кириллович, — без дураков. Я у врача спрашивал.

— Да я это лучше тебя знаю, — взвился Денис, который представлялся мне довольно нервным субъектом. — Кто-нибудь мне ответит по-человечески: Мелех жив?

— Жив, — поспешно кивнула я и тут же посоветовала себе проявить осторожность. Судя по лицам обоих мужчин, новость произвела на них ошеломляющее впечатление. Выходит, они в спектакле не участвовали и до сегодняшнего дня были уверены, что лишились друга и товарища. Надо бы держать язык за зубами, вдруг новость их не обрадует? Господи, как же я устала от этих глупостей.

— Жив, — пробормотал Денис, тяжело опускаясь в кресло.

— Вы расстроились? — закинула я удочку.

— Он жив, — повторил Денис, не обращая внимания на мой вопрос. — Где он?

— За рекой. В пригороде.

— Что он там делает? — Вопрос поставил меня в тупик. В самом деле: что там делает Мелех?

— Не знаю, — ответственно подойдя к этому делу, ответила я. — Лежит в своей комнате и телевизор смотрит. А его сторожит автоматчик. Конкретнее ничего сказать не могу.

— Но ты его видела?

— Видела.

— Значит, его захватили какие-то люди и держат в этом доме? — влез Лев Кириллович. В отличие от Дениса, он выглядел более собранным.

— Я так думаю, — прикинув все «за» и «против», кивнула я.

— Но ведь его расстреляли на дороге, ты сама говорила.

— Да. Я считала, что его убили. И в больнице сказала правду, потому что думала, что убили. Раз стреляли на моих глазах, непременно должны были убить. Поэтому я здорово удивилась, когда увидела его живым и здоровым.

— Детка, давай-ка, не торопясь и очень подробно, — попросил Лев Кириллович, и я согласно кивнула, изо всех сил напрягая свои многострадальные мозги.

Если я сейчас выложу им всю правду, тогда получится, что в больнице я ему соврала, это вряд ли придется ему по душе. Дядька решит, коли соврала один раз, то и второй совру за милую душу, и неизвестно, к чему все это приведет. Я имею в виду, к какому решению в отношении меня. Если я в больнице промолчала о сотрудничестве с Павлом, то и сейчас лучше всего помалкивать, а в случае необходимости все валить на Витьку.

— Что случилось на дороге, вы знаете, — начала я. — Потом я оказалась в больнице. Ночью появился псих по имени Феликс и начал расспрашивать меня о Мелехе. Я все как есть рассказала, а он пристал: где труп? Откуда мне знать, если я сама была в отключке. Он ушел, но обещал вернуться. А я поняла: спокойной жизни не жди, надо сматываться, и сбежала из больницы. Стала искать Виктора, это к нему на дачу мы с Мелехом поехали. Виктор, когда об убийстве узнал, тоже решил прятаться. Пока мы у него сидели, явились какие-то типы, запихнули нас в машину и увезли. Главного у них зовут Павел, он ничего не объяснял, а еду на второй этаж носили. Мне стало интересно, что у них там. Я пробралась наверх, а в комнате Мелех лежит — телик смотрит.

— Так его держат под охраной?

— Ну... — ответила я задумчиво. — Говорю, там автоматчик.

— А что Мелех?

— Ничего.

— Он тебе сказал что-нибудь?

— Только мне и дел, что с ним разговаривать. А если б меня там застукали? Я быстрее к себе. А потом мне повезло. Смогла удрать. — Я очень переживала, что сейчас они зададут вопрос, как мне это удалось, и что я отвечу? Но я их волновала мало.

— Как думаешь, кто это может быть? — кусая губы, спросил Денис, глядя на Льва Кирилловича.

— Не знаю. Похоже...

— Зураб, — перебил его Денис. — Точно он. Больше некому.

— А зачем это Зурабу?

— Ты что, забыл? Осталось два дня. Этот сукин сын решил все прибрать к рукам.

Я переводила взгляд с одного на другого, но оба точно забыли обо мне, поглощенные разговором. Неведомый Зураб был мне совершенно неинтересен, а вот намек на некое событие, которое последует через два дня, запало в душу — Павел уговаривал меня подождать, называя тот же срок. Интересно, что такое должно произойти через два дня?

— Ты думаешь? — неуверенно пробормотал Лев Кириллович, и оба на некоторое время замолчали. По их лицам было заметно, что мужчины напряженно мыслят. — Что мы должны предпринять в такой ситуации? — спросил минут через пять все тот же Лев Кириллович и перевел взгляд на меня. — Где этот дом?

— В котором держат Мелеха? — охотно поддержала я разговор. — За рекой.

— За рекой целый район. Где конкретно?

— Слушайте, я сбежала ночью, темень там страшная, а единственным моим желанием было оказаться как можно дальше от этого места. Поконкретней могу указать только в общих чертах. Дом вроде двухэтажный, высокое крыльцо, забор каменный, калитка кованая. Да, у крыльца четыре ступеньки, я с них чуть не свалилась, справа, метрах в ста, переулок. — Когда я закончила свой рассказ, мужчины выглядели слегка утомленными.

— У меня есть карта города, — сообщил Денис,

удалился и через несколько минут вернулся с картой. Ее разложили на столе, а я принялась шевелить мозгами. Ох, нелегко же это было.

Где-то через полчаса мы пришли к выводу, что нужная нам улица скорее всего Паромная, а дом 16, 18 или, на худой конец, 20. Пока мы все это выясняли, Лев Кириллович успел сделать несколько звонков, и мне стало ясно, что Мелеха собираются освобождать. Несмотря даже на то, что вряд ли Павел продолжает сидеть и ждать у моря погоды в доме под неизвестным номером. Но с советами я не лезла. Если Павел с Мелехом заодно (а в этом я не сомневалась), появление друзей в лице компаньона и начальника охраны, которых Мелех посвятить в свои планы не пожелал, явится для него приятным сюрпризом.

Я злорадно усмехнулась и вдруг обратила внимание на Дениса, он взирал на Льва Кирилловича с чувством, подозрительно напоминающим досаду, причем чувство это было столь явным, что я подумала: «Может, новость о том, что дорогой друг жив, не показалась ему особенно приятной?» Тут они оба обратили свои взоры на меня, и Лев Кириллович спросил:

— А с ней что делать?

Денис уклончиво пожал плечами, и мне это не понравилось.

— Запри ее где-нибудь... до полного выяснения.

С их точки зрения, это было вполне разумно, вдруг я все выдумала, а если человек врет, у него должна быть цель. Но дело в том, что находиться в заточении я не только не желала, но к тому моменту просто не могла физически, меня неудержимо манила свобода: небо, солнце, чистый горизонт и возможность перемещаться по своему усмотрению.

Поэтому я хоть словесно возражать не стала, но про себя решила, что лишней минуты здесь не останусь.

— Олег, — позвал Денис, — отведи ее в подвал.

Я вздохнула, поднялась и покорно пошла за Олегом. Мы удалились от гостиной на значительное расстояние, подошли к лестнице, которая вела в подвал, а я увидела входную дверь буквально в нескольких метрах от себя и решила, что грех упускать такую возможность. Олег, который шел впереди и мало обращал на меня внимания, начал спускаться, а я позвала:

— Олег...

— Чего? — отозвался он без всякого интереса, поворачиваясь ко мне.

— Я знаешь, что подумала? Пожалуй, я пойду.

— Куда? — не понял он.

— Домой. Не хочу я в подвал.

— Здрасьте... не хочет. Не хочешь, но придется. Слышала, что хозяин сказал?

— Это он тебе хозяин, а мне на его слова наплевать. Ты мне это... дверь открой.

— Ну-ка иди сюда, — беззлобно начал он, поднимаясь по ступенькам. — И кончай дурить.

Тут я извлекла из кармана пистолет и продемонстрировала его Олегу.

— Ну и что? — спросил он, косясь на него с подозрением. — Ты хоть стрелять-то умеешь?

— Сегодня стреляла. Два раза нарочно, а один нечаянно. Выпусти меня, а? Мне домой очень надо.

Олег выглядел печальным и вроде даже злился, а чего злиться, не моя вина, что они даже не поинтересовались, что у меня в карманах.

— Лева, — вдруг заорал Олег, я от неожиданности вздрогнула и на что-то там нажала, грохнул выстрел. Олег закрыл голову руками и завопил: — Ой, блин...

— Открой дверь, — рявкнула я.

— Сама открой, — огрызнулся он, — она просто открывается.

Замок действительно был самый простой, так что я через секунду оказалась на улице, слыша, как в доме забегали и загалдели. «Как все некстати», — волновалась я, удирая во все лопатки, но тут вновь сработал инстинкт самосохранения: не бежать надо, а укрыться. Однако в этом чертовом районе, где стояли одни особняки, не особо спрячешься, а тут еще утро подоспело, а на мне халат. Но я не позволила себе отчаиваться, пробежала вдоль соседнего забора, увидела раскидистое дерево и, недолго думая, влезла на него. Лучшего укрытия все равно не найти.

Отсюда дом Дениса не увидишь, а больше смотреть было не на что. Улица точно вымерла, что и неудивительно: богатые не любят вставать в такую рань. Минут двадцать я просидела спокойно, потом начала мерзнуть. Появился первый автобус. С тяжким вздохом я спустилась и мелкими перебежками направилась в сторону цирка, его купол с дерева был отлично виден.

Опасный район я покинула, но стало даже хуже: особо трудолюбивые граждане уже выбрались из домов и взирали на меня с недоумением. Опять же люди Дениса, а также Павла могли появиться в любой момент. Самым разумным было бы затаиться, позвонить Ольге и дождаться ее прихода с одеждой, а уж потом продолжить путешествие. Но карточки, чтобы позвонить, у меня не было. В общем, пришлось бежать к Ольге со всех ног и при этом еще стараться не попасть на глаза милиции, в халате, с пистолетом и совершенно дикими рассказами я моментально оказалась бы в психиатрической больнице.

Через полчаса бешеной гонки я влетела в Ольгин подъезд и вскоре уже звонила в ее дверь.

— Кто? — сонно поинтересовалась она.

— Полина, — нетерпеливо ответила я, дверь распахнулась, и Ольга, вытаращив глаза, пробормотала:

— О господи. — Я вошла, она захлопнула дверь и трагически зашептала: — Ты что, опять из больницы?

— Почему? — испугалась я.

— Потому что в халате. Нормальные люди... Да что случилось-то?

— Рассказывать долго. Мне надо умыться, а ты приготовь какие-нибудь шмотки.

— У меня их, конечно, много... было до встречи с тобой, но если ты каждый раз... ладно, иди в ванную.

Я поспешно умылась, тут появилась Ольга с ворохом одежды.

— Держи.

— Спасибо. Мне очень неловко сообщать тебе об этом, но я потеряла ключ от квартиры твоей тетки.

— Ерунда. У меня есть пара про запас. Один заберешь ты, а второй я отнесу в мастерскую, чтоб дубликаты сделали. Штук пять хватит, как думаешь?

— Вполне.

— Может, расскажешь, в чем дело?

— Мелех жив.

— Да? Это хорошо или плохо?

— Там что-то затевается.

— И что?

— Я тебе позвоню, — закончив одеваться, пообещала я.

— И все расскажешь?
— Непременно.

Я направилась к входной двери, и тут дверь комнаты распахнулась и очам моим предстал **Игорек** в полотенце, обмотанном вокруг бедер, и с заспанной физиономией.

— Что за шум? — зевая, осведомился он, а я рванула к двери. Игорек, конечно, не мог не обратить на меня внимание, сонливость его улетучилась, и он заорал: — Стой! Куда? Ты откуда?

— Оттуда, — кивнула я, не особенно заботясь о направлении, и накинулась на Ольгу: — Ты где его подцепила?

— Гошу? — растерялась она. — Чего его цеплять, он живет напротив. Вы знакомы?

— Еще бы. Форменный бандит твой Гоша. Это он за мной охотится.

— Да ты что? — ахнула Ольга, затем вытолкала меня за дверь, захлопнула ее и заорала: — Беги, Полинка, я его задержу!

Я кубарем скатилась по лестнице, выскочила на улицу и преодолела две трамвайные остановки, прежде чем вполне резонно подумала: «Белая горячка. Вместо того чтоб бежать сломя голову, надо было с Гошей поговорить, уж он-то, поди, знает, что за дела вокруг творятся. А стал бы скрытничать, могла бы пистолетом пригрозить». Тут мысли мои переключились на Ольгу, и я всерьез забеспокоилась за нее и заметалась возле остановки, не зная — то ли к ней вернуться, то ли милицию вызывать. По соседству как раз открыли киоск «Роспечати», я купила карточку, рассудив, что для начала не худо бы позвонить. Ольга сразу же сняла трубку.

— Ты где? — спросила тревожно.
— На Красносельской. У тебя как дела?

— Нормально.
— Гоша ушел?
— Убежал как ошпаренный.
— Ты с ним поосторожней, он...
— Ну чуди. Я его сто лет знаю, третий раз замуж зовет. Думаю, надо соглашаться.
— Даже и не знаю, что тебе сказать на это, — растерялась я.
— Гоша хороший парень, туповат малость, но счастью это не помеха.
— Ты ему про квартиру тетки не проболталась?
— Конечно, нет. Его дела мне по фигу. Я за тебя переживаю. Так что будь спокойна. Расскажи, что случилось-то?
— Карточки не хватит.
— Тогда дуй к тетке и позвони оттуда. Я предупрежу, что приду на работу попозже. А хочешь, я к тебе приеду?
— Нет. Вдруг твой Гоша за тобой следит?
— Говорю, убежал как ошпаренный. Я у него вечером взяла сотовый, отключила и спрятала, чтоб не доставали. Он как тебя увидел, умом чуть не тронулся. Поди, начальство-то ищет, а он... в общем, сильно расстроился парень.
— И все же я на твоем месте особо ему доверять бы не стала.
— Я подумаю. Вообще-то я замуж не тороплюсь, чего-то не завидно...
— Все. Жди звонка, — отрезала я, зная Ольгину способность болтать по телефону не менее часа. Конечно, хорошо, что она не ждет пакостей от своего Гоши, но беспокойство мое не проходило. Как все в жизни перепуталось... Мало в городе парней, нате вам, Ольгин жених один из супостатов. Несправедливо это, вот что.

В печали и тревоге я вошла в квартиру Ольгиной тетки и начала прикидывать, что сделать в первую очередь: принять ванну или завалиться спать? Чтобы думалось легче, я выпила чаю, косясь на телефон. Болтать с Ольгой не хотелось, и я не торопилась звонить, Но и Ольга не звонила, что было все-таки странно. Я прошла в ванную, включила воду и начала бродить по квартире, размышляя, отчего на душе у меня так тревожно. Сама душа по этому поводу молчала, так что оставалось лишь догадываться.

Раздался телефонный звонок. Я схватила трубку и с облегчением услышала Ольгин голос.

— Полина, — позвала она, — как дела?

— Нормально.

— Ага, — вяло согласилась Ольга и повесила трубку. Чудеса. Я уж было собралась паниковать по-настоящему, но, вспомнив про Ольгин авантюризм и невероятное любопытство, решила, что она на всех парах мчится сюда, чертыхнулась, набрала ее номер с намерением отговорить Ольгу от этой затеи, но ответить мне не пожелали. «Точно, ко мне понеслась», — подумала я.

Через десять минут в дверь позвонили, я головой покачала, изумляясь Ольгиной оперативности. Должно быть, перед тем как мне звонить, она уже вызвала такси. Поспешила к двери, открыла ее и увидела блондина, то есть Феликса. Он стоял, привалясь к стене, и беспечно улыбался.

— Здравствуй, солнышко, — сказал он ласково, а я схватила его за рукав, втащила в прихожую, захлопнула дверь и произнесла:

— Вот ты-то мне и нужен.

— Ты мне тоже, — кивнул он, — до зарезу.

— Отлично. Идем чай пить.

— Мне бы лучше водки.

— Да где ж я ее возьму? Короче, так: Мелех жив.

— Кто бы сомневался, — отозвался Феликс презрительно, это было даже обидно. Я ему такую новость, а он...

— Ты знал? — нахмурилась я.

— Пока я не увижу труп этой крысы...

— Увидишь, то есть я очень на это рассчитываю, потому что хочу проводить его в последний путь. Ты даже не представляешь... Конечно, я знала, что он сволочь, но не до такой же степени. Впрочем, удивляться тут нечему...

— Может, ты мне объяснишь, что к чему?

— Конечно. Ой, я про воду забыла. — Я кинулась в ванную и вовремя — еще полминуты, и вода бы полилась через края. Я нашла ковш и стала ее вычерпывать, за этим меня и застал Феликс, заглянув в ванную.

— У тебя очень насыщенная жизнь, — не к месту заметил он.

— Нормальная... была до встречи с вами. Слушай, что если я приму ванну? Я сегодня ночью так намерзлась... и побегать пришлось. А ты возьми стул и садись возле двери с той стороны, а я буду говорить погромче. Идет?

— Зачем же с той стороны... — начал он, но я сурово одернула:

— Что ты дурака валяешь?

Он демонстративно подхватил стул из кухни и устроился возле двери в ванную, а я, заперев ее на хлипкую задвижку, опустилась в горячую воду.

— Господи, какое блаженство... Ты меня слышишь? — крикнула я.

— Ты это мне или господу? — отозвался Феликс.

— Тебе.

— Я слышу хорошо.

— Ага. Значит, так. Мелех — последняя сволочь и жулик. Так меня подставил... чтоб ему... короче, он жив-здоров и, подозреваю, в сговоре с Павлом. Хотя пудрил мне мозги: мол, тот деньги с него требует, миллион баксов. Прикинь? Но потом я посмотрела-посмотрела, и стало ясно: они валяют дурака. И Мелех у них за главного. Хотя, может, за главного все-таки Павел. Мелех им очень дорог. Когда я его подстрелила, они здорово расстроились и дали мне возможность сбежать.

— Ты стреляла в Мелеха?

— Угу. Тебе что, его жалко?

— Нисколько.

— Обидно, что не убила. Я стреляю не очень хорошо, то есть за всю жизнь всего три раза.

— И все три раза в Мелеха?

— Нет. В него один. Второй так, пугнуть хотела, а третий нечаянно получилось.

— Полина, а ты своих предков хорошо знаешь?

— В каком смысле?

— Ну, деда, бабку, как у них со здоровьем?

— Отлично. Тебе бы такое здоровье. Будешь гадости болтать, я тебе вообще ни слова не скажу. Понял?

— Солнышко, ты не могла бы рассказать мне свою историю с момента нашего последнего свидания. И поподробнее. А эмоции можешь опустить.

— Хорошо, — согласилась я и взялась за подробное изложение. Когда рассказ подошел к тому месту, где я пробиралась партизанскими тропами к подруге, я вдруг вспомнила об Ольге, и не просто вспомнила. Страшная догадка родилась в моем мозгу. Я пробкой вылетела из воды, набросила халат, схватила пистолет, который спрятала под ванной, и распахнула дверь. — Как ты меня нашел? — рявкнула я. Феликс закатил глаза и тяжко вздохнул. — Кончай придуриваться, отвечай.

— Подруга сказала.

— Как ты о ней узнал?

— Вы же вместе работали. Я заглянул на всякий случай, и так удачно получилось.

— Что ты с ней сделал? — взвыла я.

— Привязал к стулу. Попросил позвонить тебе, чтоб удостовериться, что ты здесь, и напрасно сюда не кататься. Перерезал телефонный провод, чтоб подруга перезвонить не могла, вот и все.

— Где она сейчас?

— Полагаю, все еще на стуле.

— Боже мой, — простонала я, — бедная Ольга... я тебе не верю. Уж я-то знаю, как мерзко ты можешь себя вести. Вы с Мелехом два сапога пара.

— Солнышко, убери пушку от моей рожи, меня это нервирует. К тому же ты сегодня уже выстрелила случайно...

— Набери Ольгин номер.

— Зачем, если я перерезал провод?

— Тогда поехали к ней, я хочу убедиться...

— Хорошо, — легко согласился Феликс. — Ты в халате поедешь?

— Переоденусь.

— Поосторожнее с оружием. Дом, в котором держали Мелеха, сможешь найти?

— Смогу. Только после того, как буду убеждена, что Ольга жива и здорова.

— Что с ней сделается?

— Не знаю. У тебя скверные привычки, — вздохнула я, заметив, что он опять грызет лезвие.

— Это фокус, — обиделся Феликс, — просто ловкость языка. Оделась?

— Не совсем. Зачем тебе этот дом? Туда наверняка поехал Лев Кириллович.

— Кто такой Лев Кириллович? А-а... охрана Мелеха.

— Конечно. Я же вынуждена была рассказать им.

— Вот нам и следует посмотреть, что из этого вышло. Теперь ты готова?

— Да.

— А пушка где?

— Не твое дело.

Он опять закатил глаза, но промолчал.

Мы покинули квартиру. В нескольких метрах от дома стоял «Опель», к нему мы и направились. Феликс открыл передо мной дверь, а когда я садилась, легко извлек пистолет из кармана моей куртки, куда я его засунула.

— Верни, — испугалась я.

— Девушка с оружием не является моей мечтой. К тому же это опасно. Я конфискую его для твоего же блага.

— Мы едем к Ольге? — спросила я хмуро, ожидая самого худшего.

— Конечно, — удивился Феликс.

Ольга в самом деле сидела на стуле связанная и с кляпом во рту, но без видимых увечий, и это меня порадовало.

— Я пароль забыла, — виновато пробормотала она, косясь на Феликса, как только я ее освободила.

— Ничего, я его тоже ни за что не вспомню, — ответила я, и мы, поддавшись порыву, крепко обнялись.

Присутствие блондина Ольгу нервировало. Тот, по обыкновению, грыз лезвие, пристроившись рядом с дверью.

— Я не пойму, он за нас или нет? — заволновалась Ольга.
— За вас, — лучезарно улыбнулся Феликс.
— Если против Мелеха, выходит, за нас, — рассудила я.
— Чего б тогда сразу не сказать? Напугал-то как, зверюга. И телефон сломал, теперь вот мастера вызывай.
— Но это не самое страшное в жизни, — заметил Феликс, и Ольга эхом отозвалась:
— Не самое...
— Ну вот и отлично. А теперь мы вынуждены вас покинуть. Полина, вперед, если хочешь видеть Мелеха в гробу.
— Еще как хочу, — кивнула я, бросаясь к двери.

Возле дома мы оказались ближе к полудню. Тишина вокруг царила прямо-таки невероятная, за все время проехали две машины и ни одной живой души вокруг.
— Ты уверена, что это здесь? — спросил Феликс, сворачивая за угол.
— Конечно. Вот крыльцо, вот калитка. И дом двухэтажный.
— Рядом тоже двухэтажный.
— Рядом с мансардой.
— А тот был без мансарды?
— Вроде мансарды не было.
— Вот именно, «вроде». Ты бежала ночью и как следует не могла разглядеть.
— Точно он. Фонарь как раз на этом месте.
— Ладно, сиди здесь, а я пойду на разведку.
— Ты не мог бы дать мне сотовый?
— Зачем?

— Я бы поболтала с Ольгой, сидеть просто так скучно.

— Вернусь, наболтаешься.

Он захлопнул дверь, а я начала нервничать. Самое время смыться от этого психа. Только куда? Опять же ему известно, где живет Ольга... Феликс вернулся очень быстро.

— Похоже, ты не ошиблась, — сообщил он деловито.

— Там кто-нибудь есть?

— Ага. Хочу, чтобы ты взглянула.

— Это не опасно?

— Не думаю.

И мы пошли к дому, миновали калитку, свернули за угол и вскоре стояли перед дверью черного хода. Феликс легко открыл ее, я вошла и едва не заорала. В полуметре от меня лежал парень со шрамом с аккуратной дырочкой в голове, рядом лежал еще один человек, но его узнать я не могла — вместо лица у него была какая-то кровавая каша. Я прижалась к стене и начала медленно сползать на пол, однако Феликс подхватил меня, встряхнул и сказал:

— Солнышко, в обморок упадешь попозже, а сейчас шевели ножками, иначе мы его никогда не похороним.

Стараясь ничего не видеть, я побрела за ним в глубь дома. На кухне, раскинув руки, лежал Павел. Взгляд его был устремлен в потолок, а рот чуть приоткрыт. Ничего страшнее я сроду не видела.

— Ох, — слабо вскрикнула я, — это он.

— Кто?

— Павел.

— Ясно. Теперь привались к стеночке, а я осмотрю дом.

«Доигрались, — с ужасом думала я. — Теперь

лежи вот... И все это из-за паршивых денег...» Я оглянулась в поисках телефона. Он стоял на тумбочке, я подошла и набрала Юркин номер. Юрка мне совсем не обрадовался.

— Привет, — вздохнула я, — тут такие дела...
— Ты не уехала.
— Нет. А Мелех жив. Был. Сейчас уж и не знаю, может, тоже пристрелили, как Павла.
— Павла пристрелили? — насторожился Юрка. — Кто?
— Может, Тумарин, начальник мелеховской охраны, может, Денис, дружок Мелеха, а может, какой-то Зураб. Откуда мне знать?
— Полина, где ты? — заволновался он.
— В пригороде. Запиши адрес. Тут я, Феликс и три трупа. Может, больше...
— Феликс... это который Феликс? Это тот самый?
— Ага.
— Ничего не понимаю. Почему ты с ним?
— Да я как переходящее красное знамя, кочую от одного к другому. Вызывай бригаду.
— Ты кому звонишь? — рявкнул Феликс за моей спиной. Я бросила трубку и обернулась.
— Юрке, то есть в милицию. О трупах сообщить надо. Это обязательно.
— Черт, — буркнул Феликс, схватил меня за руку, и мы поспешили к двери.

Милиция встретилась нам на светофоре. Я порадовалась: оперативно сработали, но занимало меня в тот момент другое.

— Знаешь, что я тебе скажу, — подумав немного, заявила я Феликсу, — у него эти деньги есть.
— Что? — не понял он.
— Я про Мелеха. Может, не миллион, конечно,

но много. Преуспевающая газета с тремя приложениями стоит недешево. Неизвестно, что он еще продал. А Павел об этом не знал. Потому Колька и ткнул меня физиономией в стол, когда я об этом заговорила.

— Солнышко, если ты хочешь, чтоб я понял, давай потолковее.

— Он все по тихой продал, а они об этом не знали.

— И что?

— Ничего. Просто размышляю... Но если деньги у него есть, может, их действительно вымогали?

— У меня к тебе просьба, в следующий раз надумаешь куда-то звонить, предупреди меня.

— Не худо бы знать точно: замешана здесь ФСБ или нет? Если Павел все-таки из ФСБ, то теперь, когда он убит, операция сорвана и таиться им просто глупо. Следовательно, Юрка теперь может узнать: Павел из ФСБ или действовал по собственной инициативе.

— Солнышко, я восхищаюсь твоим умом.

— И нечего ехидничать.

— Да ты что? Я в восторге. Еще какие-нибудь ценные мысли?

— Сколько угодно. Отвези меня домой. Часа через два я перезвоню Юрке, может, появятся новости.

— Мы теперь одна команда и должны держаться вместе.

Ясное дело, что мои возражения впечатления на него не произведут, а стоит только этого психа разозлить, так даже подумать страшно...

— Я не против, — кивнула я, — но при трех условиях.

— Валяй условия.

— Ты выбросишь свое дурацкое лезвие и перестанешь меня запугивать. Ты не будешь ко мне приставать и не станешь мне врать, то есть скрывать важные для общего дела сведения.

— Идет, — легко согласился Феликс, выплюнув лезвие. — Солнышко, я обожаю тебя.

— Не приставать, — напомнила я.

— Само собой. Только после бракосочетания.

Феликс притормозил и принялся что-то искать на заднем сиденье. Через несколько секунд в руках у него появился ноутбук, он подключил его к сотовому, весело подмигнул мне и принялся стучать по клавишам с виртуозностью пианиста. Это произвело на меня впечатление. Я-то была убеждена, что имею дело с дикарем, и вот пожалуйста. Ничему нельзя верить, даже собственному мнению.

— Так, солнышко. Наклюнулся один Зураб. Думаю, это наш.

— А на что он нам сдался?

— Я еще сам не знаю. Но должен пригодиться.

— Ты бы рассказал, какие у тебя планы?

— Убить Мелеха.

— Это я помню. Но ведь ты не просто так хочешь его убить? В противном случае, ты мог сделать это раньше.

— Наверное, мог бы. Хотя Коля не такой дурак, как кажется, и переиграть его совсем не просто. В этом весь кайф. Верно?

— Никакого кайфа я не вижу. Давай лучше прикинем, где может быть Мелех. В доме три трупа, так? Павел, один из охраны и некто, кого я не узнала. До этого, кроме Павла и типа со шрамом, я видела Гошу и Артема. Если один из них лежит сейчас в доме, то другой где-то бродит («Я даже знаю кто», — мысленно добавила я, Гоша вряд ли успел попасть в дом до начала стрельбы), в доме еще находились Светка и Витька с Мелехом, но они исчезли. Вместе или по отдельности.

— Я думаю, по отдельности, — широко улыбнулся Феликс.

— Почему?

— А зачем они Мелеху? Если и отправились вместе, то теперь точно по отдельности.

— Мелех ранен, — возразила я, — ему необходимо обратиться к врачу.

— Он собирался скончаться?

— Не похоже.

— Тогда мы зря о нем беспокоимся, на нем заживет, как на собаке. И к врачу он обращаться не станет, чтобы не подвергать риску все задуманное им.

— А если попытаться найти Витьку и узнать, что у них там за дела?

— Думаю, Витька уже труп.

— А Светка? — испугалась я. Хоть не так давно мы основательно и повздорили, но зла я ей не желала.

— И Светка, скорее всего, тоже.

— У них с Мелехом любовь, — напомнила я. Он равнодушно пожал плечами. — Как ты думаешь, кто их убил? Лев Кириллович? Подожди, — внезапно озарило меня, — но если Павла убил Лев Кириллович, следовательно, Мелеха он освободил, то есть... Какая-то чепуха получается.

— Точно. Если Мелех с Павлом заодно, то Коленька не пришел в восторг от появления начальника своей охраны. Тот факт, что Лев был не в курсе относительно планов хозяина, говорит о многом.

— Выходит, Мелех прятался от Дениса и начальника собственной охраны?

— Вполне возможно. Конечно, в том случае, если тебе не пригрезилось и они с Павлом были заодно.

— Черт их знает, — пробормотала я неуверенно. — Когда я грозилась его пристрелить, это произвело впечатление. Однако затея могла им не понравиться совершенно по другой причине. Например, они беспокоились о денежках, которые без него не смогли бы получить. Ну, как тебе версия?

— Гениально. Насколько я знаю, Мелех предпочитает держать свои планы при себе и морочить друзьям голову. Так что о планах Мелеха знает лишь сам Мелех.

— Как же мы его найдем? — расстроилась я. — Мы даже не знаем, покинул он дом вместе со Львом Кирилловичем или...

— Он сам нас найдет, — заверил меня Феликс, опять-таки улыбаясь.

— Почему ты так думаешь?

Он радостно хохотнул и заявил:

— У меня есть кое-что, весьма его интересующее.

— Хорошо, если так, — не стала я спорить, — хотя, если он избавился от Павла, ничто не мешает ему смыться. Не зря же он тайно все распродавал, значит, готовился удрать... Он чего-то ждет, — пробормотала я. — И это произойдет через два дня. Точно. К примеру, деньги откуда-то надо забрать... Ты слышишь?

— Конечно. У меня абсолютный слух. В детстве я играл на скрипке.

— Ты? — не поверила я.

— Почему тебя это удивляет?

— Ну... не знаю. По мне, играй хоть на барабане.

— Кстати, мы уже сорок минут стоим перед кафе. Не хочешь перекусить?

— Хочу, — кивнула я, а желудок отреагировал на этот вопрос глухим урчанием. — А нам не опасно ходить по городу? — на всякий случай спросила я.

— Что ты, даже полезно.

И мы пошли в кафе. Запивая обед чаем с лимоном и продолжая бесконечный мыслительный процесс, я хмуро заметила:

— Нам следовало бы навестить Светку.
— В ее квартире?
— Ага.
— Если ей удалось сбежать от Тумарина, вряд ли она рискнет там появиться.
— Не скажи. Допустим, она решила уехать из города. Логично прихватить с собой кое-какие вещи. Меня она опасаться не должна, раз мне ее адрес неизвестен, милиции тоже понадобится время...

Феликс равнодушно пожал плечами. Светка его не очень занимала, а вот мне не терпелось разобраться в происходящем, я была уверена: Светке есть что рассказать.

— Правда, мы тоже не знаем ее адреса.
— Это дело двух минут, — поднимаясь из-за стола, сказал Феликс.

Через некоторое время мы подъехали к «Сфинксу», я осталась ждать в машине, а он пошел в ресторан. Мне это показалось неразумным, но свои замечания я решила попридержать. Феликс вернулся быстро, подмигнул и сообщил:

— Улица 9 января. Едем?
— Конечно.

Жила Светка в новом двенадцатиэтажном доме, больше похожем на башню, стоял он на холме и, казалось, слегка колыхался от ветра.

Возле двери с номером 42 Феликс на мгновение замер, окинув ее критическим взглядом, потом достал набор отмычек и с первого раза открыл дверь. Определенно у парня талант.

Мы тихо вошли в прихожую и прислушались. В квартире кто-то был, я отчетливо различала шаги, затем скрипнула дверь. Феликс сделал мне знак оставаться в прихожей и бесшумно прошел в глубь квартиры. Вдруг что-то с грохотом упало, потом Светка тоненько взвизгнула, а я бросилась на ее голос, зная манеру компаньона вести себя с дамами без всякой почтительности. Я вбежала в спальную и увидела Феликса, который хмуро разглядывал Светку. Она сидела на кровати рядом с раскрытым чемоданом и терла ладонью глаза, из которых горохом катились слезы.

— Я ничего не знаю, — торопливо сказала она. — Правда, ничего. Кто мне что рассказывать-то будет? Я просто до смерти перепугалась. Я хотела к бабушке в деревню уехать, пока здесь все не утрясется.

— Ты не бойся, — решила я ее утешить, она взглянула на меня с недоверием, а Феликс заявил:

— Это она говорит, а не я. Ты была в доме, когда все случилось?

Светка заревела еще горше и кивнула.

— Кончай реветь.

— Я не могу успокоиться, — пожаловалась она.

— Поторопись, не то я тебя навеки успокою, — заметил Феликс. Это подействовало, Светка вытерла слезы и начала рассказывать:

— Когда ты сбежала, ребята кинулись за тобой, а мы остались втроем: Витька, я и Мелех.

— Он серьезно ранен? — нахмурилась я.

— Так... царапина. Но он здорово злился. Если честно, я от тебя такого не ожидала. Неужто бы взаправду убила?

— Не отвлекайся, — влез Феликс.

Светка виновато кивнула и продолжила:

— Утром вернулся Павел, сказал, что надо сматываться, потому что ты припадочная и непременно кинешься к ментам.

— Сами вы припадочные, — обиделась я.

— А Мелех сказал, что спешить некуда, — игнорируя мое замечание, продолжила Светка. — Менты в твои байки сразу не поверят и пока раскачаются... Они начали ругаться, а я пошла в душ, надоели они мне до смерти. Я выстрелов не слышала, только когда из ванной выходила, увидела Левку Тумарина. Это мелеховский начальник охраны. И здорово перепугалась. Откуда, думаю, его черт принес?

— Чего ты перепугалась? — насторожилась я. — Чем он такой страшный?

— Как чем? Он же вдовец, и мы... мы заявление подали. В ноябре свадьба.

— О господи, — простонала я. — Так твой богатый жених — Тумарин?

— Ну...

— А как же Мелех?

— Что Мелех? А-а... ну, я же на него работаю, надо поддерживать отношения.

— С ума с тобой сойдешь. Испугалась, и что дальше?

— Залезла в шкаф. Вы поймите, я их дел не знаю. Витька мне позвонил, когда в той квартире прятался. Я даже не в курсе, с какой стати прятался, думала, может, долги у него или еще что... И поехала к нему, жалко парня. Я хоть замуж собираюсь, но Витька мне роднее. С Тумариным совсем другое дело, жизнь устраивать надо, а у Витьки в башке ветер свищет, он бы еще сто лет не женился.

— Нельзя ли покороче? — перебил Феликс. — Ты сейчас сидишь в шкафу...

— Не мешай, — возмутилась я, потому что рассказ Светки был мне очень даже интересен. — Ты уехала от Витьки, когда тот в квартире прятался, а потом вернулась уже с Павлом.

— Ну, он ко мне приперся, напугал до смерти. Я и поехала, куда деваться? А уж когда мы в доме оказались, чувствую, что-то не так. Витька велел за тобой смотреть в оба и с Павлом разговаривает, как с лучшим другом. Я голову себе забивать не стала, пусть, думаю, дурака поваляют. Отдохну три дня. На работе полный порядок, раз сам Мелех здесь. Конечно, я у Витьки спрашивала, что да как, но он только злился. Потом ты сбежала и я вовсе понимать перестала, чем они там заняты. Ну, и спряталась в шкаф от греха. Сидела, сидела, в доме тишина. Ну, вылезла, а там... три трупа: Павел, Валерка и Артем. Ужас какой-то.

— А Мелех с Витькой?

— Их не было. Наверное, с Левкой уехали. Зачем они их перестреляли? Или не поделили чего?

— Ты меня спрашиваешь? А Витька твой с Мелехом давно дружбу водит?

— Какая дружба? Да они и знакомы, по-моему, не были. Витька в бар заходил и Мелеха, конечно, знал, но я не видела, чтоб они хоть раз здоровались. Почему и удивилась, когда он в доме оказался, Мелех то есть. И Павел этот, откуда он вообще взялся?

Рассказ в целом меня не порадовал, ясно было, что Светка ничего не знает да еще напугана. Что, в общем-то, понятно, кто не напугается, обнаружив три трупа.

— Ты парня со шрамом Валеркой назвала. Раньше его встречала?

— Ну, его и Гошу. Они у Мелеха работали, потом свое дело открыли.

— Какое дело?

— Вроде фирму какую-то охранную...

— Ничего не понимаю, — пробормотала я. — Выходит, Тумарин Мелеха увез и Витьку тоже? Что ж это получается? Мелех действительно находился у них в заложниках, а Тумарин его освободил?

— Ничего не получается, — съязвил Феликс. —

Говорю тебе, Николай Петрович у нас такой гнус, что с ним уверенным можно быть лишь в одном: он непременно захочет тебя обставить.

— И все-таки получается... — гнула я свою линию и неожиданно предложила: — А что, если ему позвонить?

— Кому?

— Кольке. Раз его спасли, то...

— Не забывай, что официально он мертв, — напомнил Феликс, — зачем-то ему это понадобилось!

— Может, не ему, может, Павлу, а Павел погиб...

— Хорошо, звони Мелеху. Номер есть?

— Ага. — Я прошла к телефону и позвонила на сотовый. Женский голос сообщил, что господин Мелех в зоне недосягаемости. — И где его теперь искать? — нахмурилась я.

— Ответ на этот вопрос, скорее всего, знает Тумарин, — заметил Феликс. — Хотя я тебе уже говорил: Мелеха искать ни к чему, он сам появится. Однако он успел меня заинтриговать. Очень хочется понять, что он затеял. Вот что, красавица, — обратился он к Светке, — если ты собралась замуж за Тумарина, вполне можешь наведаться к нему в гости. Звони любимому.

Светка не стала возражать, набрала номер и, косясь на Феликса, спросила:

— Чего сказать-то?

— Скажи, любишь и хочешь видеть сию минуту.

— Это пожалуйста.

Светке повезло больше, чем мне, ей ответили. Приходилось признать, господь наделил ее красноречием. Уже через пять минут щеки мои пылали, а Феликс довольно лыбился. Однако Тумарин утверждал, что очень занят и ответить ей взаимностью никак не может. Светка начала гневаться и в досаде бросила трубку. Почесала нос и заявила:

— А я знаю, где он.

— Где? — заинтересовался Феликс.

— В коттедже. Он коттедж строит, возле моста на Заречной.

— С чего ты взяла, что он там?

— Эхо. Комнаты большущие и пустые, вот эхо и отдается, точно в бочке.

— Значит, говоришь, коттедж строит? — усмехнулся Феликс. — Очень подходящее место.

— Для чего подходящее? — насторожилась я, но он не обратил на мой вопрос внимания.

— Что ж, девочки, давайте-ка прогуляемся.

— Если Тумарин знает, где Мелех, значит, должен знать, где Витька, — рассудила Светка. — Поехали.

— Ты за кого замуж собралась? — на всякий случай уточнила я.

— Витька — моя первая любовь, хоть он и придурок, конечно.

Мы отправились на Заречную. Место довольно глухое, то есть, конечно, живописное, особенно в это время года, но жилых домов раз, два и обчелся, в основном строительство. Тумарин строился с размахом. Феликс проехал мимо особняка и остановился в переулке.

— Сейчас вы обе отправитесь в гости.

— А чего я ему скажу, если он не велел приезжать? — нахмурилась Светка.

— Скажешь, что к тебе явилась Полина и требует встречи с ним. А познакомил вас Витька. К примеру, в баре «Сфинкс» неделю назад.

— Он орать будет, почему не позвонила.

— Долго орать мы ему не дадим. Главное, чтоб жених открыл тебе дверь, а там мое дело.

Мы покорно вышли из машины. Если честно, позиция Светки мне была не особенно ясна, но лезть с нравоучениями я не стала — взрослый человек, сама должна решать, как поступить. Обходя груды строительного мусора, мы направились к крыльцу. Забор вокруг дома возводили из кирпича, но пока лишь выложили столбы по периметру, так что подойти к дому было делом пустяковым. Железная дверь, несокрушимая на вид, была заперта. Звонок отсутствовал.

— Будем стучать? — косясь на Светку, спросила я. Она пожала плечами и грохнула кулаком по железу, гул пошел по всей округе. Мы немного подождали, но дверь по-прежнему напоминала банковский сейф, а его, как известно, просто так не откроешь. Светка постучала еще раз. — Может, его здесь и нет вовсе? — засомневалась я, тут дверь распахнулась и мы увидели господина Тумарина с очень злобным выражением на физиономии, но его почти тут же сменило изумление. Теперь Лев Кириллович взирал на меня.

— Это что? — не совсем корректно выразился он.

— Это Полина, и я понятия не имею, что с ней делать.

— Так вы знакомы?

— Еще бы. Город небольшой... Мы войдем?

Тумарин либо медленно соображал, либо вовсе не соображал, он попятился, пропуская нас в дом, и тут появился Феликс, черт знает откуда его вынесло. Он ударил Льва Кирилловича в лицо, тот грохнулся на пол и замер, слабо дернув ногами, хотя обладал солидной комплекцией, а вот Феликс похвастать этим не мог.

Далее было так. Феликс впихнул нас в холл, запер дверь (ключи торчали в замке) и, сделав нам знак молчать, склонился над поверженным врагом.

— Где они? — спросил он тихо.
— Внизу. В гараже, — хрипло ответил Тумарин.
— Сколько человек?
— Двое и Витька.
— А Мелех?
— Его в доме не было.

Феликс ударил Льва Кирилловича еще раз, и тот замолчал, заметно обмякнув. Я обратила внимание на сотовый Тумарина, который отлетел в сторону, и, пользуясь тем, что все очень заняты, сунула его в карман.

— Где гараж, знаешь? — спросил Феликс Светку.
— Ага.
— Веди.
— Ты его, случаем, не убил? — заволновалась она. — Мне же замуж...
— Оклемается, у него черепушка чугунная.
— Тогда пошли.

Мне никуда не хотелось идти, но в холле оставаться было страшно, и я пошла. Дверь из дома в гараж отсутствовала, поэтому голоса мы услышали издалека. Один мужчина грозно рычал, второй, захлебываясь, отвечал что-то невнятное. Светка забеспокоилась и ускорила шаг. До последнего мгновения никто не обратил на нас внимания. Мы вошли и застали вот какую картину: Витька был подвешен за руки над смотровой ямой на жуткого вида крюке, а двое типов, один из которых вместе с Тумариным посещал меня в больнице, по очереди его пинали, да так, что он раскачивался наподобие маятника от одного к другому.

— Ты чего вкручиваешь? — злился один из мучителей.
— Мамой клянусь, — вопил Витька, — ничего не знаю. Меня туда вместе с мелеховской девкой привезли. Я ее у себя прятал, а они нашли. Девчон-

ке хотел помочь, красивая девчонка. — В этом месте он взвыл от очередного удара, затем раздались два хлопка и оба Витькиных мучителя грохнулись на цементный пол, не издав ни звука, а я увидела в руках Феликса пистолет с глушителем.

Я открыла рот, собираясь заорать, да так и замерла. Господи, он их убил. Конечно, убил. Да что ж это такое? Разумеется, они придурки и в тюрьме или в сумасшедшем доме их точно заждались, но нельзя же вот так... Светка стояла рядом белая как полотно, не в силах прикрыть рот.

— Привет, — между тем заговорил Феликс, приблизившись к Витьке. — Как дела? Ничего не беспокоит?

— Ты кто? — тревожно спросил Витька. Чувствовалось, что появлению нового персонажа он отнюдь не обрадовался.

— Я святой Петр, принес ключи от рая. Думаю, ты уже все понял, так что начинай говорить прямо сейчас. Если будешь валять дурака, шкуру спущу.

— Чего я должен сказать? — испуганно спросил Витька.

— Все о вашем гениальном плане. — С этими словами Феликс схватил железяку, которая валялась на полу, и с силой ударил Витьке по колену, тот взвыл, а я поняла, что не могу стоять на ногах, и привалилась к стене. Светка возле стены напротив сцепила на груди руки и вроде бы лишилась сознания. Мне очень хотелось бежать без оглядки из этого гаража, но сил не было, так что оставалось лишь таращить глаза.

Конечно, Витька заговорил. Однако в том состоянии, в котором я в тот момент находилась, не могу ручаться, что я все поняла правильно. Рассказ звучал примерно так. Мелех, по утверждению Витьки, был у ФСБ на крючке и некоторое время сотрудничал с ними, возможно, вполне искренне считая, что имеет дело с блюстителями закона. Однако сами представители ФСБ думали не о законе, а о своем кармане. Но им не повезло, вскоре их активность обратила на себя внимание и, хотя доказательств преступной деятельности не обнаружили, с работы их поперли. Однако если Мелех и решил, что теперь сможет сорваться с крючка, так как напрямую работал с Павлом, то очень скоро понял, что ошибся. Павлу резко разонравился наш город да и отчизна тоже, он решил заграбастать большой куш и смыться. Если верить Витьке, Мелех, пытаясь «выскочить» из преступного бизнеса, постепенно передоверил все закадычному дружку и компаньону Скуратову Денису Алексеевичу и сосредоточил усилия на отмывании денег, нажитых неправедным трудом. Попытки Мелеха стать законопослушным гражданином не остались не замеченными компаньоном. В результате в их давней дружбе наметилась трещина. Неизвестно, к чему бы это привело. Возможно, Мелеху в конце концов и удалось бы покончить с криминальным бизнесом, но тут появился Павел с прозрачным намеком на шантаж и планом, как обогатиться в один момент. План оригинальностью не блистал. Через два дня некие граждане явятся за грузом, само собой, явятся с деньгами, которые господин Скуратов не получит, так как их планировалось перехватить. Сие должно произойти на рыбозаводе в час ночи, возле ангаров, где стоят два груженных товаром рефрижератора. Мелех обоснованно предполагал, что друг и компаньон Скуратов не совсем законченный дурак, и решил заблаговременно скончаться, перед этим активно распуская слухи, что со дня на день ожидает прибытия старого врага, который поклялся убить его. В подтверждение своей легенды он безвылазно сидел в резиденции. Так как предъявить его предполагаемый труп не было возможности, надумали обойтись свидетелем убийства и выбрали на эту роль меня. Выбирал сам Мелех, за что ему большое спасибо. Начальнику своей охраны Мелех не доверял, подозревая, что его давно прикармливает Скуратов. Оттого-то для Тумарина его воскрешение явилось полной неожиданностью. А вот Скуратов, само собой, заподозрил подвох и из друга в один момент превратился во врага. И правильно, друзьям головы не морочат. Куда исчез Мелех, Витька не знал. На момент появления в доме Тумарина и начала пальбы Мелеха точно не было. По крайней мере, Виктор его не видел. Павла и еще двоих убили, а Витьку схватили с намерением узнать чужие тайны, но он, точно зная, что после этого ему не жить, молчал из последних сил.

— Значит, Мелех смылся, — с усмешкой кивнул Феликс. — Впрочем, это и неудивительно. Наш пострел везде поспел. Башка у него работает. Наверняка прикинул, что девчонка стукнет ментам, и надеялся что-то с этого выгадать. Правда, девчонка угодила к Тумарину, и теперь уже не скроешь от друзей, что он воскрес. Однако от Павла он все же сумел избавиться и, как всегда, чужими руками. Солнышко, я им восхищаюсь, — заявил он, обращаясь ко мне, затем повернулся к Виктору и выстрелил, тот дернулся на крюке и затих, продолжая потихоньку раскачиваться.

«Теперь наша очередь», — как-то отстраненно подумала я, и тут Светка рванула вперед, схватила железку, которой не так давно воспользовался Феликс, чтоб разбить Витьке колено. Я же, сообразив, что, услышав шум, он непременно повернется и тогда Светке конец, заорала и бросилась к нему, он повернулся ко мне, а не к Светке, и в результате схлопотал железом по голове. Феликс крякнул и рухнул на колени.

— Бежим! — крикнула Светка, схватила меня за руку и потянула за собой.

Мы выскочили в холл. Тумарин с безумным видом сидел на полу, тряся головой. Я достала сотовый и набрала 02.

— Ты чего делаешь? — спросила Светка.
— Милицию вызываю.
— Спятила? Какая милиция?
— Он же людей убил...
— Вот именно, ноги уносить надо. И побыстрее. Да вставай ты, боров, — накинулась она на жениха. — Этот псих сейчас очнется и пристрелит тебя. Он по людям палит, как по тарелкам. Вставай, тебе говорят. — Но Тумарин только тряс головой, не приводя конечности в движение. — Бери его под руки, — скомандовала Светка. Совершенно ошалев, я повиновалась, и мы выволокли Тумарина из дома. — Давай к соседям, — продолжала командовать она. Мы смогли оттащить его на соседний участок, Светка прикрыла жениха, все еще находящегося в прострации, куском толя и рявкнула: — Попомни, гнида, кто тебе жизнь спас. Попробуй теперь не жениться. Полина, давай через овраг, там Феликс нас на машине не достанет. — И мы бросились к оврагу.

Бежали мы довольно долго. Начало темнеть, от усталости мы принялись то и дело спотыкаться. Вышли к реке и присели на крутом берегу.

— Надо звонить в милицию, — упрямо напомнила я.

— Надо сматываться. Ты слышала, о чем Витька болтал? Какая милиция, все на корню куплено. Интересно, с чем там рефрижераторы стоят? Неужто наркота? Это ж какие бабки...

— Оружие.

— Чего?

— Там оружие. По крайней мере, один человек намекал мне, что Мелех занимался торговлей оружием.

— Вот сволочи, а у меня братан на войне... что делается...

— Тем более надо звонить.

— Полина, нас прихлопнут, как мух. Вот если бы Мелеха отыскать...

— Зачем тебе Мелех? — удивилась я.

— Как зачем? Он мужик хороший, не дал бы пропасть.

— Это он-то хороший? — ахнула я.

— Ну... Колька — правильный мужик, можешь мне поверить. Я его не один год знаю и слышу, что о нем люди говорят.

— Он придурок и сволочь.

— А твой Феликс психопат. Как тебе в голову пришло с ним связаться? Витьку жалко. Ну чего дурак полез в это дерьмо? Ведь было свое дело, бабки, пусть и не большие, но чистые, поженились бы, зажили не хуже других. Это все жадность... — Светка заревела, и я тоже, но скорее от растерянности, потому что понятия не имела, что теперь делать. А моя мама всегда говорила, «когда не знаешь, как поступить, поступай как положено». Не всегда я была согласна с мамой, но сейчас как раз тот случай, когда следует прислушаться к ее словам. Есть трупы, значит, надо звонить в милицию, есть рефрижераторы, предположительно напичканные оружием, и с этим туда же. Но просто набирать 02 я не стала, им же объяснять замучаешься, что к чему, потому и позвонила Юрке. Само собой, услышав мой голос, он огорчился, а потом и вовсе скис.

— Полина, я ж тебя как человека просил, уезжай от греха подальше, а тебе все неймется. Теперь еще и трупы. Оно тебе надо? И мне тоже. А рефрижераторы эти... зубы ныть начинают, как подумаю. Павел твой фээсбэшник, правда, бывший, но от этого не легче. Поди разберись, что они там затеяли. Это он тогда ко мне приходил и удостоверение в рожу тыкал. Теперь ты говоришь, что к трупам в доме на Паромной прибавились еще четыре.

— Три, — перебила я. — Тумарин жив и Феликс тоже. Вы могли бы их схватить на месте преступления.

— Вот уж счастье привалило...

— Ты сделаешь, что обязан? — рявкнула я. — Или мне твоему начальству звонить?

— Звони куда хочешь, только исчезни из города. Ведь пристрелят тебя, дуру, а жалко. Очень ты девка красивая, хотя почти что идиотка. Но это красоту не портит.

— Сам дурак, — обиделась я и отключилась. А потом задумалась. Доверять Юрке такое дело никак нельзя. Я вздохнула и набрала номер ФСБ, радуясь, что память на цифры у меня отличная. Я коротко сообщила о рефрижераторах с оружием на рыбозаводе и о предполагаемом обмене их на деньги. Мне пробовали задавать вопросы, но не преуспели. Выполнив свой гражданский долг, я успокоилась, но ненадолго. Потому что вспомнила об Ольге. Феликсу отлично известно, где она живет, следовательно, подруга в опасности. Я торопливо набрала Ольгин номер.

— Это ты, — охнула она, — приезжай немедленно. Тут такое...

— Что «такое»? — перепугалась я.

— Приезжай. Бери такси и...

— Ты кому звонила? — насторожилась Светка.

— Подруге.

— Поедешь к ней?

— Ага.
— А я?
— Поехали со мной, если хочешь.
— Поехали, — вздохнула Светка, — вдвоем веселее.

Мы вышли на улицу Гоголя, до которой было рукой подать, остановили такси и вскоре уже звонили в дверь Ольгиной квартиры. Ольга выглядела сердитой и несколько взвинченной.

— Я опять забыла пароль, — вздохнула она.
— Я тоже. Это Света, знакомьтесь. Это Оля. Чего у тебя?
— Сейчас увидишь.

Я прошла вслед за ней в гостиную и в самом деле увидела. На диване сидел Мелех, а у входной двери тут же замаячил Игорек.

— Черт, — фыркнула я.
— Привет, — улыбаясь, приветствовал меня Николай Петрович.
— Когда мы виделись в последний раз, ты собирался умирать, — напомнила я.
— Я передумал.
— Значит, рана не смертельная?
— Так, царапина, — заявил Мелех и улыбнулся еще шире.
— Чему ты радуешься? — осведомилась я, но тут Света кинулась к нему в объятия с радостным воплем:
— Коля, слава богу...
— Вы тут сливайтесь в экстазе, — предложила я, — а я пойду чай пить.
— Чего-то эти приключения перестали мне нравиться, — разливая чай, заметила Ольга. — Сначала появляется один псих, потом эти... Нет возможности спокойно посмотреть телевизор.

— Они тебе угрожали? — кивнув на Гошу, спросила я.

— Нет. И телефон починили, так что польза от них есть. Но все равно, это как-то меня нервирует. Мне на работу надо, а Гоша твердит как попугай — забудь.

— На фига тебе работа, — отозвался Гоша, — у нас скоро денег будет столько, что девать некуда.

— Ничего у вас не будет, — порадовала его я, — если вы о тех рефрижераторах, что на рыбных складах стоят, так в милиции уже все знают.

Гоша замер, потом попытался открыть рот, но тут в кухне появился Мелех, на руке которого висела Светка. Физиономия ее сияла, чувствовалось, что о Витькиной безвременной кончине она успела позабыть и всецело сосредоточилась на новом счастье.

— Николай Петрович, — наконец-то изрек Гоша, — она говорит... — он ткнул в меня пальцем, облизнул губы и выдохнул: — Рефрижераторы...

— Я в курсе, — ответил Мелех как ни в чем не бывало, — Светлана успела мне рассказать.

— Все? — уточнила я.

— Есть еще что-нибудь? — не поверил он.

— Вы решили захапать деньги, — разгневалась я, потому что самообладание Мелеха действовало мне на нервы, — из-за этого таких дел наворотили... Но все это оказалось бесполезным. В милиции знают обо всем, так что денег вы не получите, потому что уже сегодня рефрижераторы с оружием окажутся...

— Ну что ж, — пожал плечами Николай Петрович, — надо уметь проигрывать.

Игорек к проигрышу явно не готовился, у него было такое лицо, что впору огнетушитель нести, еще секунда — и парень взорвется.

— Это все ты, — рявкнул он мне.

— Это не я, это справедливость, которая все-таки на свете есть.

— Где ты ее видела? — фыркнула Светка, а Ольга спросила:

— Вы о чем?

— Я о Николае Петровиче. Он с компаньоном уже сколько лет оружием торгует.

— Ничего об этом я не хочу слышать, — испугалась Ольга, косясь на Мелеха.

— Ты об этом скоро в газете прочитаешь. Бывшие фээсбэшники, которых выперли за лихоимство, заставили Николая Петровича делиться. Они совместно такого напридумывали... начиная с покушения на господина Мелеха... В результате гора трупов, а денежки все равно — тю-тю...

— Тут ты не права, — с величайшей серьезностью покачал головой Мелех. — Трупы да, есть. Незначительные. А все остальное... в общем, все только начинается.

— Для меня уже все закончено, — отрезала я и поднялась с намерением покинуть этот дом.

— Ты куда? — удивился Николай Петрович.

— К себе.

— Это опасно. Феликс быстро очухается.

— Я милицию вызвала.

— Что милиция? Говорю тебе, он быстро очухается. Тебе с ним лучше не встречаться.

— Это точно, — вздохнула Светка, — он же псих.

Я плюхнулась на стул.

— Думаете, здесь безопасно? Феликс знает, где Ольга живет.

— Конечно. Оттого-то мы и покидаем данное место. Оля, вещи собраны?

— А мне зачем ехать? О господи, — простонала она, вспомнив Феликса, и пошла за вещами.

Через пять минут мы вышли во двор, где стоял

вишневый джип. Мелех сел за руль, рядом с ним устроилась Светка, а мы втроем сзади. Не успели мы выехать на проспект, как за нами пристроился еще один джип. Я начала беспокоиться, но Гоша позвонил кому-то и удовлетворенно заметил:

— Все чисто.

Чего там у них чисто, я не знала. Джип держался на расстоянии, а я обратила внимание, что номера у него не местные.

— Куда мы едем? — подала я голос.

— Есть неподалеку славное местечко, — ответил Мелех, — там вы некоторое время отдохнете.

— Пока вы попытаетесь смыться с бабками? — усмехнулась я.

— Можно сказать и так. Главное, что вы будете в безопасности.

— Я так рада, что ты нас нашел, — мурлыкнула Светка, устраивая голову на его плече.

— Рано радуешься. Подожди, когда он бабки получит, — съязвила я. — Или не получит.

— А мне все равно, — отмахнулась она.

— А мне нет. Этому гаду человека подставить — раз плюнуть.

— Кого это я подставлял? — удивился Мелех.

— Меня. Ты втравил меня в такое дерьмо. Меня запугивали, мучили да мне голову пробили...

— За дело, между прочим.

— За дело? — ахнула я.

— Ты сознательно заманивала меня в ловушку. Да тебе по фигу, пристрелят меня или нет. А я после этого должен был беспокоиться о твоем душевном здоровье?

— Телесном. Все это ты начал, а не я.

— Конечно... Да, мне нужен был свидетель, но я не думал использовать тебя. Однако появился Феликс. Ясно было, что в покое он тебя не оставит, следовательно, лучше было иметь тебя под рукой. Но ты ведь не согласилась переехать ко мне. Куда там, для тебя Феликс предпочтительнее.

— У меня не было выбора, — обиделась я.

— Был. Все рассказать мне.

— А как же Витька? Я же не знала...

— Ну, конечно, тебе плевать, что я сдохну, ты хотела спасти своего Витю. А до меня тебе нет никакого дела. А теперь ты сидишь и строишь из себя леди с гражданской совестью. По-моему, страшная гадость.

— Гражданская совесть?

— Лицемерие. Я, по крайней мере, называю вещи своими именами.

— Это да, — нервно хохотнула я, — чего стоит, к примеру, твоя помощь...

— Вот-вот. Тебя всегда бесило, если я искренне хотел помочь. С твоим характером согласиться на такое... ты ж у нас все должна сделать сама...

— О господи, — разозлилась я, — кто это здесь говорил о лицемерии? Да ты мне до сих пор простить не можешь, что я тебе когда-то жизнь спасла. Еще бы, ты у нас крутой...

— Я не мог простить? Что ты лепишь? Да я как последний дурак ждал, когда ты соизволишь обратить на меня внимание. Сидел вечерами на твоей кухне, чтоб только тебя увидеть, и что? Ты презрительно фыркала и уходила в свою комнату. Доброго слова мне ни разу не сказала. Да ты меня по имени и то не назвала...

— Николай Петрович — это что, не имя?

— Заткнись. Ты терпеть меня не могла, за что? Что я тебе сделал?

— У тебя еще совести хватает спрашивать? Ты сам знаешь...

— Знаю. Ты умудрилась довести меня до бешенства. Конечно, я тебе не пара. Кто я такой, черт возьми? Ты меня ненавидела только за то, что у меня были деньги, а у тебя нет, а ты не в состоянии выносить человека, который превосходит тебя хоть в чем-то, даже в такой ерунде.

— Деньги не ерунда, — заметила Светка. Голову с плеча Мелеха она убрала и с интересом следила за нашим разговором.

— Это ты так решил? — задыхаясь от возмущения, спросила я.

— Конечно. А ты решила по-другому?

— Да, я решила... Я решила, что ты сволочь. Ты кому вкручиваешь, гад? Ты забыл... ненавижу...

— Вот-вот, у тебя по-другому не бывает. Ты упрямая дура, и тебя не свернешь. Ты никогда не уступишь, ты будешь стоять насмерть, черт тебя побери.

— А ты что хотел? Чтоб я у тебя в ногах валялась? Не дождешься. Отчего бы тебе не оставить меня в покое?

— Я оставил тебя в покое на целых пять лет. Я даже женился. Дважды. Тебе этого мало?

— Чего? — обалдела я.

— Почему бы тебе не зависнуть там, где ты была все эти пять лет? Нет, ты являешься сюда, и все опять летит в тартарары.

— Ты имеешь в виду свой гениальный план?

— Я имею в виду... — Он внезапно замолчал, а через двадцать секунд изрек: — Лучше б меня пристрелили в тот день. По крайней мере, мы бы не встретились и все эти семь лет... Черт бы тебя побрал с твоим паскудным характером.

— Оставь в покое мой характер.

— По-моему, Николай Петрович только что признался тебе в любви, — вдруг изрекла Ольга, хотя ее никто и не спрашивал.

— Николай Петрович в любви? — захихикала

я. — Да он слова-то такого не слышал. Хочешь знать, почему я тебя послала? — полезла я к Мелеху. — Потому что для таких, как ты, существуют только собственные желания. Их капризы и их деньги. И больше ничего. Конечно, все, что мы хотим, мы купим. Пачками. Баб-то уж точно. У меня паршивый характер, а у тебя чистое золото. И если я не захотела быть сто восемнадцатой в твоем списке, мне следовало переломать все кости.

— А тебе непременно надо быть первой?
— Хуже. Единственной.
— И что мешает? — с трудом сдерживаясь, спросил он.
— Золотой характер. Твой.
— При чем здесь мой характер? Да я сотни раз пытался...
— Конечно. Ты пытался, ты лез ко мне с поцелуями, чтобы через полчаса после этого лежать в одной постели со Светкой.
— Только не говори, что это тебя волнует.
— Речь сейчас не об этом. Для тебя не имеет значения то, что имеет значение для меня. И так было всегда. Ты и сейчас пудришь мне мозги, а она сидит рядом и только что убрала голову с твоего плеча.
— И тебе это не нравится?
— Да. Мне это не нравится. Доволен?
— Отлично, — сказал он, после чего перегнулся к противоположной двери, открыл ее и выпихнул ничего не понимающую Светку на асфальт, захлопнул дверь и помчался дальше. Все обалдело молчали, и я поначалу тоже, а потом заорала:
— Ты что, спятил? Ты же... о господи... а если она... вернись сейчас же.
— Что тебе опять не нравится, дорогая?
— Но я же...

— Ты чертова лицемерка. Я готов сделать для тебя все. Слышишь, все. А ты ничего и никогда. В этом вся разница.

— Боже мой... Хорошо, во всем виновата я. Только вернись. Мы не можем... да поворачивай ты...

Он развернулся. К тому времени, когда мы подъехали, Светка уже стояла на тротуаре, потирая ушибленное колено. Вид у нее был, скажем прямо... Заметив джип, она испуганно заковыляла в сторону, Мелех остановился, и мы, он и я, с двух сторон бросились к ней.

— Ты как? — спросила я.

— Нормально, — буркнула Светка, косясь на Мелеха.

— Ты это... — вздохнул он. — Ты ведь бистро хотела на Никитской. Так?

— Ну...

— Считай, оно твое.

— Да не надо мне ничего, — испуганно попятилась Светка.

— Брось, я серьезно.

— Мелех, ты сволочь, — убежденно заявила я.

— Ладно, извини, — сказал он Светке, взял ее за руку и повел к машине.

— Не хочу я никуда ехать, — волновалась она.

— Почему не хочешь? — хмыкнула я. — Поезжай, раз зовут. Он же хороший, ты мне сама об этом говорила.

— В городе тебе оставаться нельзя, — убеждал ее Мелех.

— Ага. Потому что это помешает его грандиозным замыслам.

— Да иди ты к черту, — рявкнул он мне. — И если с тебя спустят шкуру, я буду только рад.

Тут дверь джипа открылась и Гоша робко спросил:

— Николай Петрович, ребята волнуются, спрашивают, что случилось. Мы уже третий раз площадь по кругу объезжаем.

— Все нормально, — отмахнулся он и перевел взгляд на меня. — Ты едешь?

— Ага. Хочу посмотреть, чем все это кончится.

Вскоре мы покинули город и через полчаса оказались в деревне с симпатичным названием — Ягодное. Дом, к которому мы подъехали, выглядел обычным деревенским домом, с крепким забором и резным крыльцом. Джип бросили во дворе и все вместе вошли в просторные сени.

— Обживайтесь, — кивнул Мелех.

Через полчаса мы втроем оказались около телевизора, а Мелех с Гошей сели пить водку в кухне. Светка, добрая душа, наскоро приготовила им закуску. Сопровождавший нас в городе джип здесь не появился, и это сбивало меня с толку. Таращась на экран, я размышляла о рефрижераторах на рыбозаводе и о том, что задумал Мелех. Не могу я вот так сидеть и ждать, когда этот гад заграбастает деньги и смоется с ними в неизвестном направлении. Мне сделалось так тошно, что хотелось плакать.

Мелех все это время меня игнорировал, а тут вдруг позвал на крыльцо и заявил:

— Потерпи немного. Завтра все кончится. Избавишься от меня навсегда.

— Зачем тебе все это? — хмуро спросила я.

— Что?

— Ты понял что. Тебе своих денег мало?

— Каких денег? Кстати, откуда ты узнала, что я распродал свою собственность?

— От верблюда.

— Опять двадцать пять. Ты хочешь, чтобы я ответил на твой вопрос, но на мой отвечать не желаешь. Ладно, остаемся при своих. Топай в дом.

— А ты?

— А я уезжаю. У меня есть дела поважнее, чем сидеть здесь.

— Знать бы, что это за дела.

— Важные. На всякий случай, прощай. Вряд ли увидимся.

— Хочешь захапать все деньги и смыться?

— А ты хочешь помешать?

— Хочу.

— Почему? Какое тебе до всего этого дело? Ты ж мечтала жить спокойно, вот и живи. Обещаю, никаких проблем у тебя больше не будет. И глаз тебе мозолить не стану. Красота.

— Никаких проблем, — передразнила я. — И у тебя еще хватает совести...

— Я же обещал, значит, так и будет.

— Я тебе не верю.

— Брось. Все проще. Тебе очень хочется, чтобы я проиграл. Хотя бы раз. Зря стараешься. Все равно будет по-моему.

— Да пошел ты к черту, — разозлилась я и вернулась в дом. Игорек тут же выскочил на крыльцо, а я отправилась подслушивать, о чем они говорят с Мелехом.

— Николай Петрович, — сказал Игорь, — может, не стоит вам одному ехать?

— Приглядывай за девчонками. Твоя забота, чтобы с ними ничего не случилось.

Они простились, заработал двигатель, и Мелех уехал, а мне почему-то стало грустно. Не зная, что с этим делать, я пошла спать. Ольга с Игорем устроились в кухне, Светка заняла диван в большой комнате, а мне досталась кровать в маленькой. Сон не шел, я ворочалась с боку на бок, возвращаясь мыслями к недавнему разговору с Мелехом.

— Вот сволочь, — с интервалом в пять минут приговаривала я, но легче мне от этого не становилось.

Вдруг что-то стукнуло в окно. Я подняла голову и прислушалась. Вновь стук. Я подошла, оперлась на подоконник, вглядываясь в темноту.

— Полина, — шепотом позвали с улицы.

Совершенно нелепая мысль пришла мне в голову: Мелех вернулся. С чего б ему возвращаться, когда там деньги, а здесь только я? Да и в окно стучаться глупо. Но, несмотря на здравые мысли, я торопливо распахнула окно и выглянула в сад. Вот уж ума-то нет. Чьи-то руки ухватили меня за шиворот и легко выдернули из комнаты. Я попыталась заорать, но не тут-то было: крепкая ладонь стиснула мне рот, а знакомый до боли голос прошептал:

— Тихо, солнышко.

В темноте видеть Феликса я не могла, но и так знала, что это он, собственной персоной. Феликс потащил меня через сад к забору, в котором было выломано несколько досок. С той стороны забора стояла машина. Он запихнул меня в кабину, сел сам и радостно улыбнулся:

— Я скучал.

— Мелеха здесь нет, — сообщила я.

— Да я знаю. Ничего, еще увидимся. Никуда ему не деться.

Тут я вспомнила обстоятельства нашего последнего свидания с Феликсом и затосковала.

— Слушай, это не я тебя по башке ударила, я хотела предупредить...

— Умница, — перебил он, запечатлев на моих

устах поцелуй. Меня слегка передернуло. — Эта шлюха в доме?

— Нет, — поспешно замотала я головой.

— Нет?

— Ты ведь убил ее парня.

— Ладно, с ней я потом разберусь. А сейчас мы едем в ресторан.

— Куда? — не поняла я.

— В ресторан. Видишь ли, у супруги господина Скуратова сегодня день рождения. Вполне естественно, что друзья собрались отметить его в дружеской компании.

— И нас пригласили? — не поверила я.

— Если честно, нет. Но настоящих друзей приглашать не надо, они сами приходят.

— Я не хочу в ресторан.

— Не капризничай.

— Зачем тебе Скуратов? — спросила я, когда мы подъезжали к городу. — Ты ж за Мелехом охотишься?

— Точно. Я хочу немного поломать игру этой крысе.

— Можно спросить, за что ты его так ненавидишь?

— Можно. Мы были друзьями, потом я решил, что он — как бы это выразиться — лишний в нашем бизнесе.

— Это не ты, часом, мечтал прикончить его семь лет назад? — озарило меня.

— Точно, солнышко. А ты мне помешала.

— Я нечаянно.

— Я помню.

— Может, я не права, но, по идее, это Мелех должен тебя ненавидеть.

— Ты плохо знаешь этого сукиного сына. Если б он решил пристрелить меня, так ведь нет. Он устроил мне ловушку и упек в тюрьму. С его точки зрения, настоящей ненависти я не заслуживаю. Уверяю, он очень пожалеет об этом. Слава богу, у каждого человека есть слабость, у него тоже. Я даже знаю, как ее зовут. Мелех жить не может без двух вещей: денег и своей большой любви. И обе вещи я заберу себе.

— Деньги — это понятно. А вот большая любовь...

— Это ты, солнышко, — лучезарно улыбнулся Феликс. — Последние минуты Мелеха будут весьма мучительны. Представь, каково ему подыхать, зная, что я на его деньги буду веселиться с его подружкой где-нибудь на Канарах.

— Против Канар я ничего не имею, — пробормотала я, — только, боюсь, ты сильно преувеличиваешь его любовь... Ладно, — поспешно кивнула я, — пусть будут Канары... Как ты нас нашел? — поинтересовалась я.

— Это совсем просто. Ясно было, что ты бросишься к подруге.

— Ты нас выследил?

— Конечно.

— Но в этом случае логичнее было отправиться за Мелехом, разве нет?

— Я тебе уже говорил: Мелех никуда не денется.

Вскоре мы затормозили возле ресторана с неброской вывеской. Я взглянула на свой наряд и усомнилась в целесообразности моего появления в общественном месте.

— Меня не пустят в таком виде, — нахмурилась я. — Давай я лучше в машине подожду.

— Я не могу тебя оставить даже на минуту. И об одежде для тебя я побеспокоился. Переодевайся, солнышко. Уверен, ты будешь выглядеть восхитительно. — С этими словами он сунул мне в руки большой пакет.

Перебравшись на заднее сиденье, я торопливо переоделась в костюм, туфли были моего размера, а сумка идеально подходила к туфлям. Я покосилась на Феликса и не придумала ничего умнее, как сказать:

— Спасибо.

— Для тебя все что угодно, солнышко, — ответил он и позвал: — Что ж, пошли.

И я, конечно, пошла.

Ресторан располагался в полуподвальном помещении.

— Я заказывал столик, — сообщил Феликс парню у входа, и через полминуты мы устроились в нише неподалеку от эстрады. Только тут я обратила внимание, что Феликс облачился в костюм, правда, до рубашки с галстуком дело не дошло. Я вынуждена была признать, выглядел он эффектно, но это никак не сказалось на моем к нему отношении. Дениса Скуратова я обнаружила без труда, он сидел за столом в центре зала в большой компании. На нас Скуратов внимания не обратил.

— Ты собираешься предупредить его о затее Мелеха? — спросила я.

— Конечно. А зачем я здесь? Дождусь, когда он останется один...

Объяснение меня удовлетворило, и я сосредоточилась на меню. Между тем веселье было, что называется, в самом разгаре, Денис несколько раз танцевал с супругой, было заметно, что оба они изрядно выпили.

— Может, пройти мимо, чтоб он обратил на меня внимание? — предложила я.

— Не будем спешить. Зачем портить людям праздник?

Через некоторое время Скуратов поднялся и направился к боковой двери, парень у столика напротив, скучавший до той поры, двинулся вслед за ним.

— Ну вот, я пошел, — улыбнулся Феликс.

— По-моему, тот парень из его охраны, — заволновалась я.

— По-моему, тоже. Выпей что-нибудь.

Феликс исчез за дверью, за которой ранее скрылся Скуратов с охранником. Прошло несколько минут.

— Не скучала? — вдруг прошептал мне на ухо Феликс. Я вздрогнула, обернулась и обнаружила его за своей спиной.

— Откуда ты взялся? — спросила я испуганно.

— Прошел через кухню. Ничего не получилось. Парень в самом деле его охранник и очень бдительный. Нам лучше убраться отсюда. — Он бросил на стол деньги и повел меня к выходу.

Через несколько минут мы уже мчались по ночным улицам.

— Извини, солнышко, в эту ночь я не могу предложить тебе ничего, кроме гаража, — чему-то радуясь, заявил Феликс.

— В каком смысле?

— Нам придется переночевать там.

— Я бы предпочла...

— Я тоже. Но придется потерпеть.

Очень скоро мы действительно оказались в гараже недостроенного дома.

— Ну вот, теперь отдохни. Устраивайся на кушетке. Тебе будет удобно. А это на всякий случай... — С этими словами он защелкнул наручник на моей правой руке, приковав меня к железному верстаку. — Вдруг ты надумаешь сбежать?

— Было бы куда, — хмыкнула я, начиная отчаянно трусить. — Может, ты объяснишь, что задумал?

— Все просто. Ты же знаешь, завтра ночью появятся некие люди с большим количеством денег и с желанием поменять их на те два рефрижератора, о которых нам рассказал Витя. Мелех планировал наблюдать этот процесс со стороны, а потом, числясь официально трупом, разделаться с бывшим дружком и компаньоном Скуратовым и смыться с денежками, свалив все при этом на некоего Зураба, которого давно готовил на эту роль. Блестящий план, но он не сработает. Потому что некто Зураб вчера скоропостижно скончался, а сегодня вслед за ним отбыл в мир иной и господин Скуратов.

— Ты убил его, — ахнула я.

— Конечно. Теперь Мелеху придется выползти на свет божий, если он хочет получить деньги. Его блестящий план сыграл в ящик. Что скажешь, солнышко?

— Меня от вас тошнит, — честно ответила я, не в силах больше притворяться. — Я даже не знаю, от кого больше.

— Брось, мы подружимся, вот увидишь. А если нет... лучше подружиться, правда лучше. А сейчас мне придется ненадолго оставить тебя.

— Подожди. Скажи, как ты выбрался из дома Тумарина?

— Ножками. Милиция, это ведь ты их вызвала, слегка опоздала.

— А Тумарин?

— Что Тумарин?

— Он жив?

— Насколько мне известно, Тумарин в настоящий момент в больнице, у него вдруг обнаружились проблемы с сердцем. Очень своевременно. Лев Кириллович мудрый человек и решил выйти из игры.

— Как это выйти, когда в его доме обнаружили три трупа? — не поверила я.

— Но не самого Льва Кирилловича. Уверен, у него есть алиби, и десять человек охотно подтвердят, что в момент убийства он был на другом краю города.

— А я заявлю обратное. Он убил Павла и еще двоих, похитил Виктора...

— А я убил его людей и этого самого Виктора в придачу. Ты это хочешь сказать? Солнышко, мы же собрались на Канары, или ты забыла?

— Я тебе не верю. Такой парень, как ты... Где гарантия, что ты не убьешь и меня?

— Ах, солнышко, я испытываю к тебе самые нежные чувства и мог бы доказать это прямо сейчас, но, к сожалению, нет времени. Мне следует подготовиться к завтрашней ночи. Не скучай, дорогая. — Он поцеловал меня и исчез, не забыв выключить свет. В кромешной тьме нечего было и думать попытаться освободиться. Я отчаянно застонала и закрыла глаза.

Сколько прошло времени, я не знаю. Слабый свет начал пробиваться сквозь щель между полом и воротами, значит, уже день. Потом свет исчез. Рука занемела. К этому прибавилось еще одно неудобство, так что я с нетерпением ожидала, когда вернется Феликс.

Наконец скрипнула дверь, а вслед за этим вспыхнул свет.

— Здравствуй, солнышко. Надеюсь, ты хорошо себя вела. Не шалила, не таскала конфеты из шкафа и не кричала понапрасну, потому что все равно тебя никто не услышит.

— Я в этом не сомневалась. Между прочим, я хочу в туалет.

— Конечно, солнышко, я тебя провожу.

Он и в самом деле проводил. Дом был недостроен, без внутренней отделки, но, к счастью, туалет имелся, правда, без двери.

— Убирайся отсюда, — с досадой сказала я, и он убрался. К сожалению, ненадолго.

Потом мы устроились в большой комнате с заколоченными окнами. Феликс разложил на газете копченую колбасу, салаты в пластиковых банках и с увлечением принялся жевать.

— Я рад, что мы встретились, — разглагольствовал он. — Серьезно, рад. Даже не хочется думать, что могло бы получиться иначе, или что ты, к примеру, оказалась бы другой. Ты упрямая. И у тебя есть принципы. Это хорошо. Нам будет очень весело. Вот увидишь.

— Ничего особо веселого я не вижу, — нахмурилась я.

— Это потому, что в настоящий момент у меня нет для тебя времени. Ты понимаешь?

— Не очень.

— Я хочу, чтобы ты стала моей единственной заботой. Тогда все будет по-настоящему интересно.

— Чего-то мне не хочется с тобой на Канары, — заметила я.

— Почему? — удивился Феликс.

— Боюсь, ты вернешься к прежним штучкам, например, к этому дурацкому лезвию. А у меня на все это аллергия.

— Я научу тебя этому фокусу. Тебе понравится. И многое другое тоже.

— Будем надеяться, — пожала я плечами.

Время тянулось медленно, а для меня и вовсе невыносимо, когда знать не знаешь, что придет в голову этому психу в следующий момент. Правда, он обещал заняться мною позднее, но разве словам такого типа можно доверять?

Наконец Феликс взглянул на часы и сказал:

— Нам пора собираться, дорогая. Наш общий любимый друг выступит сегодня с сольным номером. Грех опаздывать. — Он вышел, а потом вернулся, держа в руках что-то громоздкое. — Наденька эту штуку...

— Что это такое? — удивилась я.

— Бронежилет. Бог знает, что может произойти. Я не хочу, чтобы ты пострадала. Видишь, как я о тебе забочусь?

Он помог мне надеть бронежилет и сам надел точно такой же.

— Ну как? — спросил Феликс, оглядывая меня.

— Нормально.

— Немножко тяжеловато, но зато надежно. Идем.

Мы спустились к машине и вскоре уже ехали в направлении рыбозавода. Темнело рано, а в этом районе фонари, как назло, не горели, так что, кроме силуэтов деревьев, которые выхватывал из темноты свет фар, я ничего не видела.

Хорошая дорога кончилась, машину начало трясти, мы остановились.

— Идем, — позвал Феликс.

— Куда? — насторожилась я.

— Смотреть представление.

Я вышла и огляделась, насколько это позволяла темнота.

— Где мы? — спросила я, с желанием немного потянуть время.

— Идем, солнышко, — повторил Феликс и взял меня за руку.

Спотыкаясь в темноте, я побрела вслед за ним. Впереди виднелась кирпичная стена.

— Нам вон к той башне, — шепнул Феликс, сделал несколько шагов и вдруг замер.

— В чем дело? — прошептала я.

— Что-то не так, — ответил он.

— Что не так?

— Пока не знаю. Но чувствую. Отгадать бы, что задумал этот сукин сын.

Мы все-таки направились к башне, но через минуту Феликс вновь остановился, а потом резко опустился на землю, увлекая меня за собой. Мои глаза к тому времени привыкли к темноте, и я увидела темные силуэты на фоне стены. Один, второй, третий... я насчитала восемь человек.

— Все готово к торжественной встрече, — прошептал Феликс. — Неужто это люди Мелеха? Что-то многовато...

— Это милиция, — тихо заметила я. — То есть ФСБ, конечно.

— ФСБ? — спросил Феликс. — С чего ты взяла?

— С того, что я им звонила. Им и Юрке. Так что они ждут Мелеха с большим нетерпением.

— Когда ты успела позвонить? Вряд ли Мелех позволил бы тебе это.

— Я позаимствовала сотовый у Тумарина.

— Солнышко, почему ты не сказала мне об этом раньше?

— А ты не спрашивал. — Я очень боялась, что вслед за этим последуют карательные меры, и приготовилась орать: вдруг повезет и меня услышат? Но Феликс, как всегда, повел себя оригинально.

— Ты в самом деле его ненавидишь? — спросил он.
— Мелеха? Еще бы.
— Значит, здесь полно фээсбэшников? Занятно, что теперь сделает сукин сын. Неужто отступится?

Феликс опять хохотнул и, взяв меня за руку, повел в темноту. Я еще не успела напугаться как следует, а мы уже оказались возле машины.

— Садись назад, — велел Феликс. Я села, он опять приковал меня наручниками к двери и сказал: — Обещаю, это твое последнее неудобство. Жди здесь, солнышко, а я еще побуду в роли наблюдателя. Пожелай мне удачи, детка.

— Удачи тебе, дорогой, — ласково сказала я и мысленно добавила: «Чтоб ты сдох, зараза».

Феликс скрылся в темноте, а я стала ждать. Ясное дело, ничего хорошего жизнь мне не обещала. Мне было страшно и горько, и я начала реветь, сначала тихо, а потом в голос и так увлеклась, точно именно за этим сюда и приехала.

Вдруг раздался страшный грохот, земля вздрогнула, а небо расцветила яркая вспышка, как при фейерверке. Это и был фейерверк, да еще такой...

— Мама моя, — прошептала я со стоном, сообразив, что довольно существенная часть рыбозавода только что поднялась на воздух. Подозреваю, что это тот самый ангар, в котором ждали своего часа рефрижераторы. Выходит, что-то у них там не заладилось. Вот было бы здорово, окажись Феликс где-то по соседству. Я имею в виду...

Между тем ночную тишину наполнили разнообразные звуки, среди них особо выделялись пожарные сирены. После взрыва прошло минут двадцать, а я все так же сидела в машине, правда, теперь появилась робкая надежда, что все обойдется и чертов Феликс исчез навеки... Когда я решила, что так оно скорее всего и есть, он вдруг возник рядом с машиной, распахнул дверь и пробормотал:

— Ты здесь? Слава богу... — Он так искренне сказал это, что я и вправду поверила, что он страшно рад данному обстоятельству. — А где Мелех? — спросил он.

Это здорово меня разозлило.

— Откуда мне знать? — буркнула я.

— Да здесь я, — раздалось из темноты.

В следующий момент грохнул выстрел, Феликс слабо дернулся и начал сползать на землю. «На нем бронежилет», — хотела предупредить я, но надобность в этом отпала — выяснилось, что стрелял Мелех в ногу.

— Привет, друг, — сказал он, подходя ближе.

— Ты... ты... — начал Феликс, — ты мне ногу прострелил...

— Ну, извини. Ты очень шустрый парень, а я хочу, чтоб ты уже сегодня оказался там, откуда не так давно освободился. — С этими словами Мелех приковал его к дверце машины, совсем как Феликс меня, и обыскал.

— Что ты задумал? — не выдержал Феликс.

— Ничего. Здесь полно ментов, уверен, тебя найдут очень скоро.

— Ты не получил своих денег, — улыбаясь, констатировал Феликс.

— Подумаешь. Не в деньгах счастье.

— Сукин сын... это ты взорвал машины, ты? О черт... ты и не думал брать эти деньги, ты заранее решил... Ну, конечно, какой же я идиот!

— Точно, — охотно согласился Мелех. — Извини, мне некогда болтать с тобой. Пока.

— Лучше пристрели меня.
— И не надейся. Твое место в тюрьме. Хотя лично я отправил бы тебя в сумасшедший дом.
— Ты еще пожалеешь, слышишь? — пробормотал Феликс в ярости. — Ты пожалеешь, я до тебя доберусь.
— У тебя появится такая возможность лет через пятнадцать, не раньше. А может, и вовсе не появится.

Мелех заглянул в машину и с насмешкой уставился на меня.

— Я думал, у вас взаимопонимание, а ты сидишь в наручниках.

Я отвернулась к окну, не желая отвечать. Он освободил меня, воспользовавшись ключами, которые нашел у Феликса.

— Идем, — кивнул он мне, и я пошла.

В полукилометре от этого места среди деревьев стоял джип. Мы сели в него и переулками выехали из города. Примерно к этому моменту я обрела способность говорить.

— Я ничего не понимаю.
— А что конкретно ты хочешь понять? — удивился он.
— Как ты здесь оказался? То есть я имела в виду...
— Ясно было, что Феликс придет за тобой. Он следил за нами, а я за ним.
— Этот взрыв... твоя работа?
— Конечно.
— Значит, никаких денег ты действительно не получил?
— Глупо было бы надеяться на такое. Мне пришлось все это выдумать для Павла. После того как его вышибли с работы, он совершенно спятил, все мечтал о миллионах...
— И шантажировал тебя?

— Конечно. Если честно, они мне все осточертели... Я хотел только одного: жить спокойно.
— Как-то не верится в это.
— Почему? Потому что говорю тебе об этом я?
— Я хорошо тебя знаю.
— Ты знаешь? — Он зло рассмеялся. — Ни черта ты не знаешь. Ты даже и не пыталась узнать. Что бы я ни делал...
— Я не хочу говорить об этом.
— Разумеется. Ты не хочешь. А если ты чего-то не хочешь, лучше сразу пойти и удавиться, чем спорить с тобой.
— Не смей утверждать такое, это неправда, ты все переворачиваешь с ног на голову. Если бы ты не принуждал меня, если бы набрался терпения...
— Я почти год терпел, улыбался и ждал, когда ты наконец соизволишь обратить на меня внимание, а ты демонстрировала мне свое презрение. Ходила себе, как Красная Шапочка, ни на кого внимания не обращала, а на меня тем более. Ты хоть раз улыбнулась мне просто так, от широты души, или сказала для разнообразия что-нибудь доброе? Ты только язвила, выкала, избегала меня и сумела-таки довести меня до бешенства. Но и тогда ты не угомонилась. Ты не пришла и не сказала: «Коля, почему бы нам...»
— Почему бы тебе, Коля, самому не прийти и не сказать: «Мы не с того начали, я вел себя как идиот, и, если ты меня простишь, я попробую вести себя как нормальный человек».
— Не дождешься, — рявкнул он.
— Не сомневаюсь. Ты — сукин сын... И я знаю, как ты все это проделал, — внезапно озарило меня. — Ты же все нарочно... ну, конечно, ты с самого начала хотел одного: стравить их друг с другом, чтобы они перегрызлись. Теперь нет ни Павла, ни

Скуратова, даже Зураба нет, уж не знаю, чем он тебе досадил. Рефрижераторы, деньги... тебя все это нисколько не интересовало. Зачем тебе эти деньги, у тебя своих полно, ты все распродал, соблюдая полную секретность, и теперь твои денежки где-нибудь в Швейцарии. Одного не пойму, что ты делал здесь все это время, почему не сбежал за границу?

— Ну... были причины. Прежде всего я ждал подтверждения, что мои деньги в надежном месте. А еще... Я надеялся, что у тебя прибавится мозгов и ты хоть что-то поймешь.

— Я поняла достаточно. Ты втравил меня во все это, рассчитывая, что у меня просто не останется выбора и придется ехать с тобой.

— Возможно.

— Останови машину, останови, не то выпрыгну, — заорала я.

Он остановил. Теперь мы стояли на лесной дороге, вокруг не было ни души, лишь небо без звезд да за спиной огни города.

— Куда ты собралась? — спросил он.

— Катись к черту. Я ненавижу тебя... я так тебя ненавижу, что с удовольствием убила бы.

— Хватит строить из себя дурочку, — рявкнул он, — ты поедешь со мной. Садись в машину, потом разберемся.

— Я не желаю с тобой разбираться ни потом, ни сейчас. Убирайся к черту. Я не хочу тебя видеть. Да меня тошнит от тебя...

— Ты поедешь со мной, — упрямо повторил он. — Сядь в машину, я сказал. — И он вынул пистолет. Вот придурок, как будто не знал меня.

— О господи, — простонала я и зашагала по дороге. — Вы только посмотрите на него. Будешь стрелять? Валяй.

— Я выстрелю, — сказал он, и голос его звучал

так, что я поверила. Однако никакие силы небесные не заставили бы меня вернуться. Я весело засмеялась и запела:

— У любви, как у пташки, крылья... — Сделала ему ручкой и ускорила шаг.

И он выстрелил. Ей-богу, выстрелил. Меня точно толкнули, я грохнулась на дорогу, перевернулась на спину и с уважением подумала: «Ну надо же...» Мелех кинулся ко мне, вопя на весь лес:

— Черт, черт, черт... Полина, — перешел он на ласковое поскуливание, падая на колени рядом со мной, — посмотри на меня... где болит? Потерпи, я вызову «Скорую».

Он достал сотовый, но я взяла его руку и прижала к своей груди.

— Не надо, — прошептала я тихо и улыбнулась.

— Полина, только не умирай...

— Я, вообще-то, не тороплюсь. — Тут я поняла, что взяла неверный тон, и вновь перешла на шепот: — Знаешь, в чем твоя ошибка? Ты не в силах сделать простой вещи, просто сказать: я люблю тебя. Чего ведь проще?

— Я люблю тебя, — с готовностью заявил он, вновь хватаясь за телефон, но я опять перехватила его руку.

— Я тебя люблю и не могу жить без тебя.

— Не могу, — кивнул он. — Пробовал — не получается. Семь лет — это срок. Правда, какой-то библейский придурок ждал свою жену еще дольше. Надеюсь, она хорошо сохранилась... — Он начал набирать номер.

— Оставь телефон в покое, — разозлилась я. — Я хочу умереть счастливой. Хотя бы перед смертью услышать от тебя... Коля, нам нечего делать за границей, я там с ума сойду...

— Конечно, к черту заграницу. Тебе надо...

— Я знаю, что мне надо. Если я вдруг останусь жива... никакого криминала.

— Конечно.

— И ты будешь прислушиваться к моим словам.

— Клянусь.

— Ты будешь спрашивать, чего хочу я, а не просто ставить меня в известность о том, чего хочешь ты.

— Буду. Только поехали в больницу.

— Мы начнем все сначала, ты проявишь терпение и не станешь меня торопить...

— Разумеется. Что еще?

— Ты оставишь свои дрянные замашки, попытаешься стать нормальным парнем... и не будешь мне изменять.

— Да ради бога...

— Честно?

— Честно.

— Отлично, — вздохнула я с облегчением и закрыла глаза. — Помни, ты человек слова.

— Полина, — испуганно позвал он. — Полина...

— Перестань орать, придурок, — ответила я, — на мне бронежилет.

Литературно-художественное издание

Полякова Татьяна Викторовна
ФИТНЕС ДЛЯ КРАСНОЙ ШАПОЧКИ

Ответственный редактор *О. Рубис*
Редактор *Г. Калашников*
Художественный редактор *Н. Кудря*
Художник *Е. Шувалова*
Технический редактор *Н. Носова*
Компьютерная верстка *Г. Павлова*
Корректор *Г. Гудкова*

Подписано в печать с готовых монтажей 16.08.2002.
Формат 84x108 ^{1}/32. Гарнитура «Таймс».
Печать офсетная. Бум. газ. Усл. печ. л. 18,48. Уч.-изд. л. 14,1.
Доп. тираж 7 000 экз. Зак. № 5360.

ООО «Издательство «Эксмо».
107078, Москва, Орликов пер., д. 6.
Интернет/Home page — www.eksmo.ru
Электронная почта (E-mail) — info@ eksmo.ru

По вопросам размещения рекламы в книгах издательства «Эксмо»
обращаться в рекламное агентство «Эксмо». Тел. 234-38-00

Книга — почтой: Книжный клуб «Эксмо»
101000, Москва, а/я 333. E-mail: bookclub@ eksmo.ru

Оптовая торговля:
109472, Москва, ул. Академика Скрябина, д. 21, этаж 2
Тел./факс: (095) 378-84-74, 378-82-61, 745-89-16
E-mail: reception@eksmo-sale.ru

Мелкооптовая торговля:
117192, Москва, Мичуринский пр-т, д. 12/1.
Тел./факс: (095) 932-74-71

Сеть магазинов «Книжный Клуб СНАРК»
представляет самый широкий ассортимент книг
издательства «Эксмо».
Информация в Санкт-Петербурге по тел. 050.

Книжный магазин издательства «Эксмо»
Москва, ул. Маршала Бирюзова, 17 (рядом с м. «Октябрьское Поле»)

ООО «Медиа группа «ЛОГОС».
103051, Москва, Цветной бульвар, 30, стр. 2
Единая справочная служба: (095) 974-21-31. E-mail: mgl@logosgroup.ru
contact@logosgroup.ru

ООО «КИФ «ДАКС». Губернская книжная ярмарка.
М. о. г. Люберцы, ул. Волковская, 67.
т. 554-51-51 доб. 126, 554-30-02 доб. 126.

Отпечатано в полном соответствии с качеством
предоставленных диапозитивов в Тульской типографии.
300600, г. Тула, пр. Ленина, 109.

Любите читать?
Нет времени ходить по магазинам?
Хотите регулярно пополнять домашнюю библиотеку и при этом экономить деньги?

Тогда каталоги Книжного клуба "ЭКСМО" – то, что вам нужно!

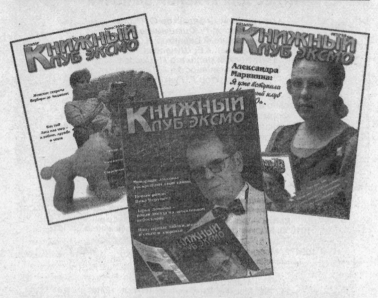

Раз в квартал вы БЕСПЛАТНО получаете каталог с более чем 200 новинками нашего издательства!

Вы найдете в нем книги для детей и взрослых: классику, поэзию, детективы, фантастику, сентиментальные романы, сказки, страшилки, обучающую литературу, книги по психологии, оздоровлению, домоводству, кулинарии и многое другое!

Чтобы получить каталог, достаточно прислать нам письмо-заявку по адресу: **101000, Москва, а/я 333.**
Телефон "горячей линии" **(095) 232-0018**
Адрес в Интернете: http://www.eksmo.ru
E-mail: bookclub@eksmo.ru

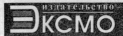 **ПРЕДСТАВЛЯЕТ**

 # Дарью ДОНЦОВУ
в серии «ИРОНИЧЕСКИЙ ДЕТЕКТИВ»

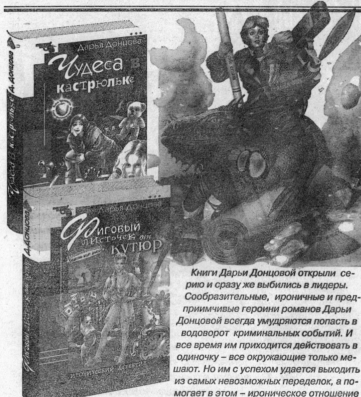

Книги Дарьи Донцовой открыли серию и сразу же выбились в лидеры. Сообразительные, ироничные и предприимчивые героини романов Дарьи Донцовой всегда умудряются попасть в водоворот криминальных событий. И все время им приходится действовать в одиночку – все окружающие только мешают. Но им с успехом удается выходить из самых невозможных переделок, а помогает в этом – ироническое отношение ко всему и к себе в том числе.

НОВИНКИ ЛЕТА – 2002:
«Фиговый листочек от кутюр»
«Бенефис мартовской кошки»
«Букет прекрасных дам»

Все книги объемом 450-550 стр., твердый, целлофанированный переплет, шитый блок.

Книги можно заказать по почте:
101000, Москва, а/я 333, Книжный клуб «ЭКСМО»
Наш адрес в Интернете: http://www.bookclub.ru

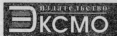

Издательство ЭКСМО ПРЕДСТАВЛЯЕТ

Анну и Сергея Литвиновых

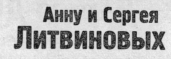

Серия «Русский стиль» — для истинных любителей увлекательного чтения, от которого невозможно оторваться! Это настоящий сплав жанров — авантюрное повествование, детектив, криминал, приключения. Множество сюжетных линий, которые сливаются в единое целое, герои, судьбы которых причудливо переплетаются...

БЕСТСЕЛЛЕР ЛЕТА – 2002:
«Эксклюзивный грех»

Все книги объемом 356-448 стр., твердый, целлофанированный переплет, шитый блок.

Книги можно заказать по почте:
101000, Москва, а/я 333. Книжный клуб «ЭКСМО»
Наш адрес в Интернете: http://www.bookclub.ru